中耳手术
典型病例解析图谱

迟放鲁 审

韩 朝 著

上海科学技术出版社

图书在版编目（CIP）数据

中耳手术典型病例解析图谱 / 韩朝著. -- 上海：
上海科学技术出版社，2022.6
ISBN 978-7-5478-5669-7

Ⅰ. ①中… Ⅱ. ①韩… Ⅲ. ①中耳—耳鼻喉外科手术
—病案—图解 Ⅳ. ①R764.9-64

中国版本图书馆CIP数据核字（2022）第036517号

中耳手术典型病例解析图谱
韩 朝 著

上海世纪出版（集团）有限公司
上海 科 学 技 术 出 版 社 出版、发行
（上海市闵行区号景路 159 弄 A 座 9F－10F）
邮政编码 201101 www. sstp. cn
上海雅昌艺术印刷有限公司印刷
开本 889×1194 1/16 印张 21
字数：200 千字
2022 年 6 月第 1 版 2022 年 6 月第 1 次印刷
ISBN 978－7－5478－5669－7/R·2488
定价：188.00 元

　　本书是作者20余年中耳手术的经验总结，包括耳显微镜和耳内镜手术，按照临床思维习惯，以单个病例形式展开，每个病例的解读包括诊断、手术方式、手术步骤、手术视频、手术分析和随访结果等。本书截取手术步骤关键断面并对术中关键解剖部位进行标注，在图注中详细阐述了此步骤手术的关键点和注意事项，读者可以与视频对照学习，掌握手术方法和要点。手术分析部分不仅解析了每位患者的术式选择依据，还展示了手术效果，有利于读者学习并根据具体情况开展临床工作。本书不仅是青年医生的良好学习资源，对已经具备一定经验的耳外科医生也有裨益。

现代耳内镜外科的迅速发展得益于超细内镜和高清影像设备的发明,通过内镜对中耳及侧颅底解剖和生理功能的深入探索,逐步形成了一整套耳内镜外科学技术体系。采用手术对鼓室和乳突气房进行"通气引流",切除病变组织,并进行功能重建以恢复听力,是大多数耳科疾病的最佳选择。目前耳科手术主要包括耳显微镜和耳内镜两种手术方式,两者各具优势且相辅相成。经典的耳显微外科手术中,因显微镜暴露术腔较好,能提供高质量的光学视野,术者能用双手进行各种精细的手术操作,在病灶清理方面有优势;耳内镜能通过外耳道进行手术,不需要做耳后切口,创伤小,患者术后恢复快,且因内镜能做到抵近观察,视野更加清晰,能在术中对同一解剖结构进行多角度观察,方便教学。随着技术和设备的发展,显微镜与内镜的结合和融合必将给中、内耳疾病的手术治疗提供更为广阔的前景。

需要正确认识的是,尽管耳内镜技术是一种新的治疗手段,耳科医生在开展耳内镜手术之前,需要熟练掌握颞骨外科技术和解剖生理基础,根据病变范围、性质、术者自身具备的经验和技巧以及拥有的手术设备等综合考虑手术方案。但是,我们仍然推荐耳外科医生在熟练掌握显微镜手术的基础上再开展内镜手术,任何时候,患者的安全以及听力、生活质量改善等预后效果都是外科医生选择手术方案时首先要考虑的问题。

韩朝教授所著此书是他多年来耳科手术临床经验和体会的总结,更为可贵的是对各个临床病例的预后和听力恢复效果也进行了详细的记录。我相信无论是初学者还是具有相当经验的耳外科医生,都能从本书中得到启发。

迟放鲁

2021 年 11 月

耳内镜手术的兴起源于内镜技术的进步和耳科医生的勇敢尝试和不断探索，使得一些之前依靠显微镜才能完成的手术逐步被微创内镜手术所替代，但是两者仍然各有优缺点。内镜视野广，可抵近观察，小腔隙操作能力强；显微镜更有立体感，双手操作利于清理病变。对于耳科医生来说，掌握两者同等重要。本书是我个人的手术体验，包括内镜和显微镜下手术，将我的手术方式选择、术中操作技巧和术后效果分享给大家，有成功的经验，也有失败的教训。最重要的是得益于影像技术设备的发展，我们得以将手术过程进行全程录像和回放，使得学习起来比以往更加容易。但是我们应当承认，不管看了多少视频，要想自己做好每台手术，还是需要扎实的训练和丰富的经验积累。目前手术图谱类的著作已经很多，也非常系统，却很少有图书对手术术式选择的依据及后续效果随访进行阐述，尤其是后者；对临床医生来说，针对每个患者的病情选择合适的手术方式更为重要，这也是我编写本书的目的。本书中的病例都是临床上常见的，对每个病例采用了什么样的术式，以及选择该术式的原因都进行了阐述；同时，对每位患者的预后和听力恢复效果也进行了描述和展示。大家阅读此书可以学习，可以作为对照，更可以批判。然本书毕竟是一家之言，希望读者多提宝贵意见，让耳科手术不断精进，从而为广大患者提供最优的治疗方案，使患者获得最佳的治疗效果。

韩朝

2021 年 11 月

术前准备和麻醉　　　　　　　　　　　　　　　　　　　　　　1

单纯鼓膜修补篇　　　　　　　　　　　　　　　　　　　　　　7

鼓膜穿孔复发再修补篇　　　　　　　　　　　　　　　　　　39

复发胆脂瘤手术篇

术前准备和麻醉

目前的耳科手术主要包括耳显微镜和内镜下手术两种手术方式,两者各有优点和不足,根据患者病情和术者操作习惯和水平选择其中一种或两种联合,是耳科手术医生需要面对的问题。合理使用显微镜和内镜,对提高手术质量、最大程度满足患者的需求大有裨益。

显微镜的特点是双目视野,双手处理精细部位的病变可以明显提高手术的安全性;内镜的特点是抵近观察,弯曲视野利于腔隙操作,且不需要增加切口来扩大视野,属于微创手术。目前内镜下手术多选择耳屏软骨及软骨膜复合体作为修补材料,其本身具备的弹性与颞肌筋膜比较优势明显,同时修剪复合体时也增加了重建的材料,不但解决了取材切口的美观问题,也使得单手操作更加容易进行。

随着耳科医生对内镜技术运用的逐渐娴熟、耳科理论的不断进步,内镜的适应范围将越来越广,显微镜的使用机会可能越来越少,这也是为什么本书大部分手术选择内镜的原因。本书对于每一个耳科手术方式的选择都做了详细的阐述。

本篇将对术前准备和麻醉学手术的共性部分予以阐述。

术腔消毒

内镜手术前,使用聚维酮碘(无痛碘,由于不含酒精,可以进行黏膜的消毒,因此用其对术腔进行消毒,减少感染的机会)进行中耳腔、外耳道灌洗3次。显微镜手术前,使用聚维酮碘灌洗或小纱条蘸聚维酮碘消毒外耳道。

术腔填塞明胶海绵

鼓室内、修补好的鼓膜外侧和覆盖筋膜的术腔均需使用浸润生理盐水、半干的明胶海绵固定。半干的明胶海绵不沾器械,松软,利于单手器械操作。

耳内镜局部麻药注射步骤

见图1～图3。

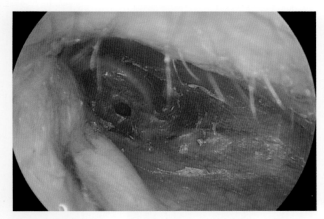

图1 使用5号细针头,5ml针筒,将含有5滴肾上腺素的1%利多卡因5ml,于外耳道后上壁软骨及骨交界处进行注射。从软骨段进针到达骨面后,继续沿着骨面向外耳道骨性段推送,避免穿透骨性段外耳道皮肤,针头斜面朝向骨面,注入2ml左右麻醉剂,可以看到后上方的骨性段外耳道皮肤和相连的鼓膜变白,有时液体会直接进入鼓室。

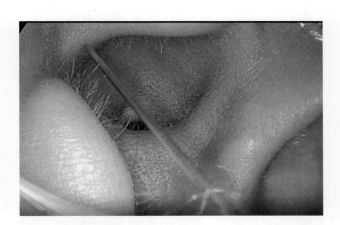

图2 外耳道麻醉剂浸润结束后,针头斜面朝上,刺入耳屏边缘靠后位置,刺入到皮下软骨膜层面,注入麻醉剂。

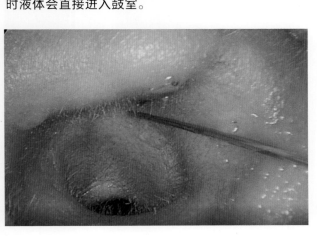

图3 在外耳道前壁耳屏软骨膜层面可以补打一些麻醉剂,利于分离和止血。

见图4～图13。

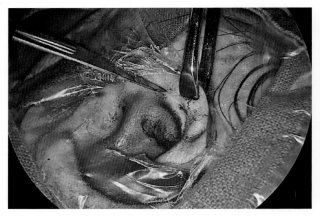

图4 在距离耳屏缘 3 mm 位置，使用尖刀做平行于耳屏缘的横切口，深达耳屏软骨后膜浅面，长度约 1 cm。

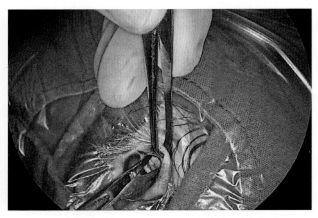

图5 使用弯组织剪沿着耳屏软骨后膜浅面钝性分离至耳屏软骨的上下及内侧缘。

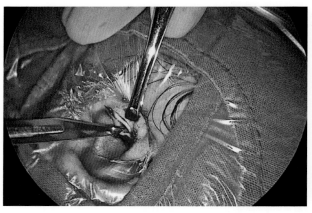

图6 尖刀在距离耳屏软骨缘 2 mm 处，做平行于皮肤切口的切口，切开耳屏软骨后膜及软骨，勿切开耳屏软骨前膜。

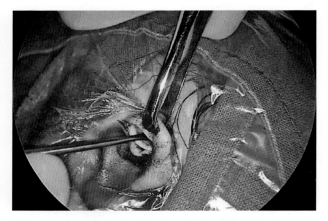

图7 显微剥离子沿着软骨前膜之间的间隙分离，至耳屏软骨上下及内侧缘。保留耳屏软骨外缘一小条软骨的目的是维持耳屏的外观。

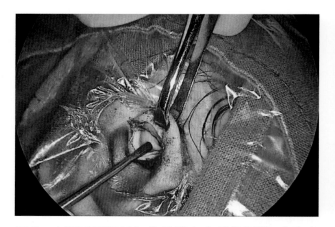

图8 由于耳屏软骨与软骨膜有自然的间隙，分离容易，由于在耳屏软骨膜内分离，边界有软骨膜阻挡，分离范围安全，不出血。

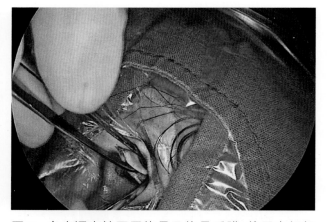

图9 多齿镊夹持耳屏软骨及软骨后膜，使用弯组织剪刀，沿着耳屏软骨上边缘剪断软骨与周围组织的联系。

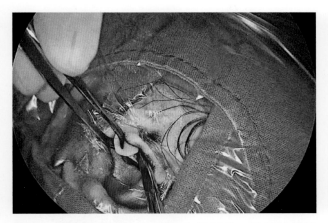

图 10 稍用力牵拉暴露,使用弯组织剪刀剪断耳屏软骨内侧缘与周围组织的联系。

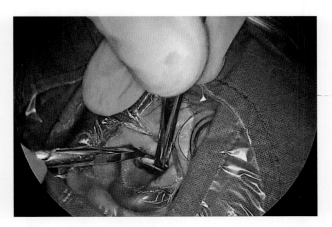

图 11 向上方牵拉软骨及软骨后膜,使用弯组织剪刀剪断耳屏软骨下缘与周围组织的联系。

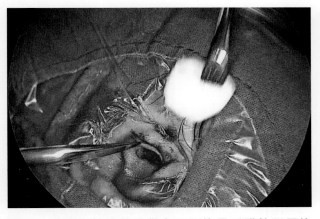

图 12 此时可以将游离带有耳屏软骨后膜的耳屏软骨取出。

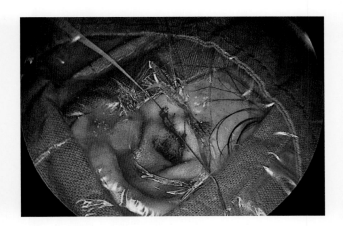

图 13 采用 5-0 丝线缝合皮肤切口。

耳屏软骨及软骨膜复合体修剪步骤

见图 14～图 17。

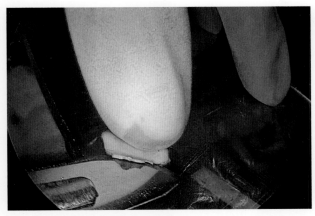

图 14 将耳屏软骨及软骨膜放置在硅胶板上,软骨膜面朝下,使用左手示指固定软骨及软骨膜一侧,大圆刀以软骨膜为标准,将耳屏软骨从中间慢慢剖开。

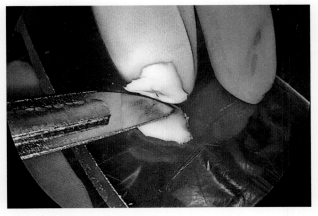

图 15 将剖开的薄层软骨备用作为填充材料。

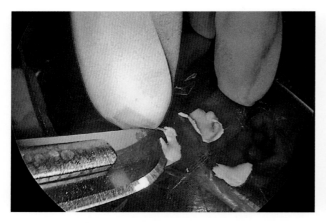 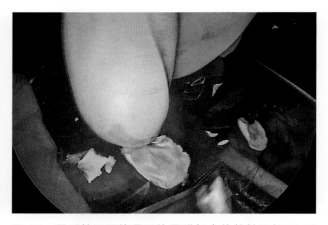

图 16 继续将耳屏软骨膜上残留的软骨分步削薄，此时刀锋从中间向外操作。

图 17 最后的耳屏软骨及软骨膜复合体的外观如图，耳屏软骨膜上残留一薄层软骨，整体厚度为 0.2～0.3 mm。

单纯鼓膜修补篇

早期耳内镜下鼓膜修补通常在新鲜创面的血管床上，主要针对鼓膜的小穿孔，鼓膜边缘有足够的残余空间与移植鼓膜交叉重叠。经过不断改良和尝试，耳内镜已经可以完成所有形式的鼓膜修补术。与传统显微镜相比，耳内镜下手术视野更加宽广，可以在不做额外切口的情况下观察整个鼓膜及穿孔边缘的宽窄情况，翻起外耳道皮肤-鼓膜瓣后进入鼓室，可以选用不同角度的内镜来检查中耳结构，也可在不去除外耳道后上壁骨质的情况下探查上鼓室结构、听骨链完整性及活动度等。由于本术式无外露的皮肤切口，符合美观和微创观念，术后影响轻微，易被患者接受，恢复时间也更短。本篇数个病例，有儿童鼓膜修补，有成人慢性中耳炎湿耳鼓膜修补，有鼓膜严重内陷的粘连性中耳炎，我们多数采用削薄的软骨和软骨膜复合体进行修复。该材料的优势为取材切口隐蔽，有一定弹性，适合单手操作，有较好的抵抗内陷作用，而对于部分听骨链缺失患者，我们在修复鼓膜的基础上同时行听骨链重建。本篇病例充分展示了耳内镜技术在慢性中耳炎单纯鼓膜穿孔疾病中的应用，术后随访发现鼓膜外观良好，听力恢复佳，说明耳内镜在单纯鼓膜修补术中有优势，同时也应该注意耳内镜单手操作较显微镜双手操作需要更多的训练和实践才能掌握。

儿童慢性中耳炎鼓膜修补术

诊断　慢性中耳炎，静止期。　　　　　**手术方式**　内镜下鼓膜修补术。

病史和术前检查

患者　女，8岁，主诉右耳流脓伴听力下降6年，内镜检查见鼓膜大穿孔（图1-1），听力检查右耳轻度混合聋（图1-2），耳CT检查正常。

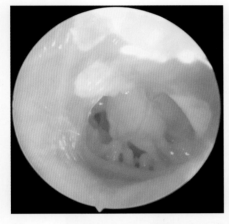

图1-1　内镜检查显示鼓膜中央大穿孔，残余鼓膜菲薄钙化斑，鼓室黏膜正常。

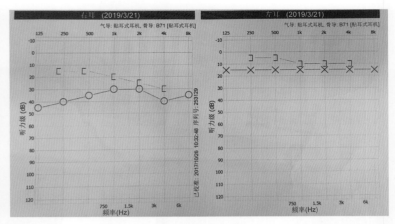

图1-2　纯音听阈测试显示右耳轻度混合型听力下降，左耳听力正常。

手术步骤

见图1-3～图1-11。

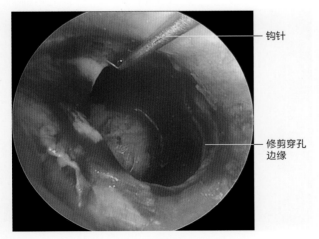

钩针

修剪穿孔边缘

图1-3　使用钩针沿穿孔边缘做新鲜创面。

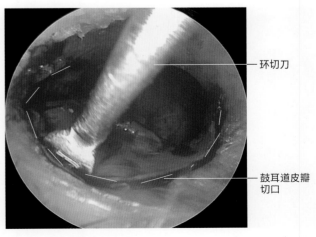

环切刀

鼓耳道皮瓣切口

图1-4　使用环切刀自6点至13点位置做舌形鼓耳道皮瓣，切口如图虚线所示，深达骨质。

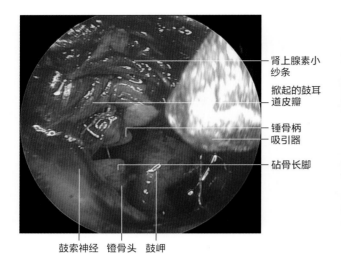

右侧标注（自上而下）：
肾上腺素小纱条
掀起的鼓耳道皮瓣
锤骨柄
吸引器
砧骨长脚

底部标注：鼓索神经　镫骨头　鼓岬

图 1-5 使用浸润肾上腺素的小纱条保护鼓耳道皮瓣和止血，沿着骨面将鼓耳道皮瓣推至鼓环位置，自 6 点位置掀起鼓环，进入鼓室，自下而上沿着骨缘分离鼓环至锤骨外侧韧带处，保护鼓索神经，向前掀起鼓环和鼓耳道皮瓣，暴露中鼓室。

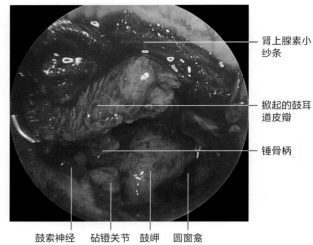

右侧标注（自上而下）：
肾上腺素小纱条
掀起的鼓耳道皮瓣
锤骨柄

底部标注：鼓索神经　砧镫关节　鼓岬　圆窗龛

图 1-6 探查听骨链完整，活动好。

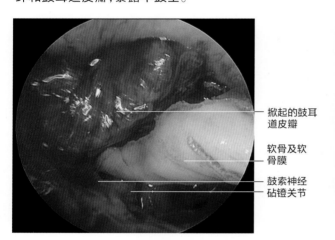

右侧标注（自上而下）：
掀起的鼓耳道皮瓣
软骨及软骨膜
鼓索神经
砧镫关节

图 1-7 将耳屏软骨及软骨膜复合体修移入中鼓室。

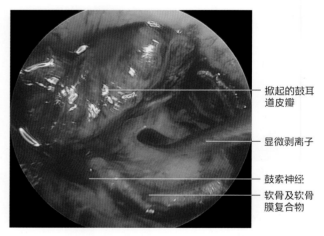

右侧标注（自上而下）：
掀起的鼓耳道皮瓣
显微剥离子
鼓索神经
软骨及软骨膜复合物

图 1-8 小剥离子将耳屏软骨及软骨膜复合体内置法修补鼓膜，位于锤骨柄内侧，调整软骨边缘与鼓膜穿孔边缘贴合紧密。

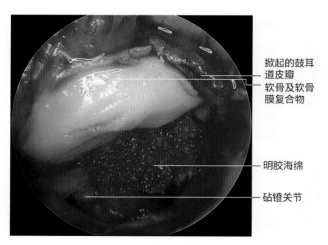

右侧标注（自上而下）：
掀起的鼓耳道皮瓣
软骨及软骨膜复合物
明胶海绵
砧镫关节

图 1-9 半干的明胶海绵填塞鼓室支撑软骨及软骨膜复合体，使之与鼓膜边缘贴合紧密。

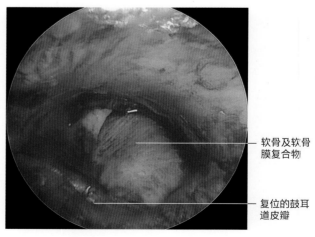

右侧标注（自上而下）：
软骨及软骨膜复合物
复位的鼓耳道皮瓣

图 1-10 复位鼓耳道皮瓣，探查软骨及软骨膜复合体与鼓膜穿孔边缘贴合情况。

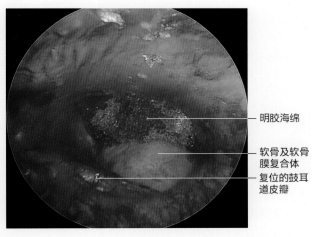

明胶海绵

软骨及软骨膜复合体

复位的鼓耳道皮瓣

图 1-11 鼓膜外侧填塞半干的明胶海绵固定软骨及软骨膜复合体和鼓耳道皮瓣。

回 **手术视频**

右侧内镜鼓膜修补术（病例 1）

手术视频

扫描上方二维码可见本手术过程。

分析

对于小儿的鼓膜穿孔是否做修补，需要考虑穿孔是否是分泌性中耳炎反复发作或置管后引起。如果是，一般不考虑积极行鼓膜修补术，而等到患儿发育完成后再行手术治疗，因为如果术后分泌性中耳炎复发，有引起鼓膜再次穿孔可能。临床上观察到有部分小儿，因为一次化脓性中耳炎后就遗留大穿孔（以锤骨柄沿线 A 和经过脐部垂直于锤骨柄的垂直线 B 将鼓膜分为 4 个象限，穿孔大小局限于一个象限为小穿孔，超过一个象限，限于两个象限为中穿孔，超过两个象限为大穿

孔），这种情况建议积极行鼓膜修补术。本例患儿鼓膜穿孔即为该种情况，因此建议其手术治疗，因采用内镜下操作，损伤小，家属能够接受。术中使用软骨及软骨膜复合物修补，有利于防止鼓膜内陷，且不影响后续鼓膜穿刺。术后随访该患儿出现软骨及软骨膜复合体与原有穿孔边缘的小穿孔，该穿孔属于后期慢慢形成，原因尚不清楚，由于不影响患儿听力，穿孔非常小，和家属商量后随访，没有做进一步处理。

手术后随访

见图 1-12、图 1-13。

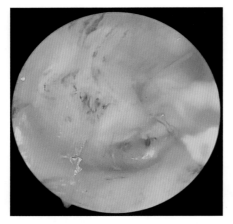

图 1-12 术后 2 个月复诊,右耳清理痂皮后见鼓膜生长好,前下方小裂隙穿孔。右耳纯音听阈测试：125 Hz B-A40；250 Hz B15 A30；500 Hz B15 A30；1 kHz B10 A20；2 kHz B10 A15；4 kHz B15 A20；8 kHz B-A50。

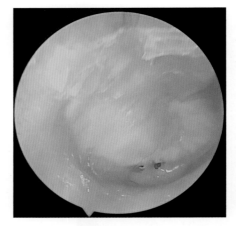

图 1-13 术后 10 个月复诊,右耳清理痂皮后见前下方两个小穿孔。右耳纯音听阈测试：125 Hz B-A10；250 Hz B5 A10；500 Hz B5 A15；1 kHz B10 A15；2 kHz B10 A15；4 kHz B15 A30；8 kHz B-A35。

病例 2

粘连性中耳炎鼓膜加固术

诊断 粘连性中耳炎。　　　　　**手术方式** 内镜下鼓室探查+鼓膜加固术。

病史和术前检查

患者 男,53 岁,主诉右侧听力下降 2 年。既往有耳溢液病史。术前相关检查见图 2-1～图 2-6。

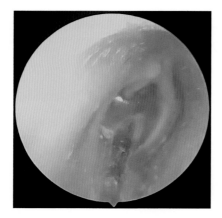

图 2-1 内镜检查外耳道少许痂皮,鼓膜内陷,后部明显,紧张部下份有脓痂皮覆盖。

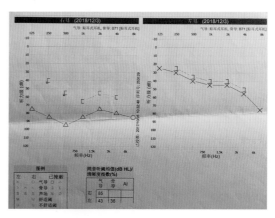

图 2-2 纯音听阈测试右耳混合型听力下降,左耳感音神经性听力下降。

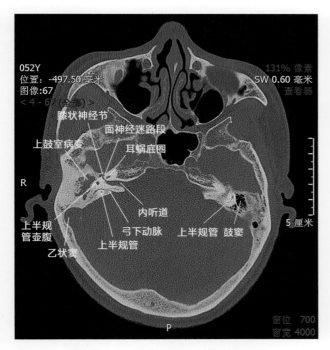

图 2-3 横断面 CT 显示右耳上鼓室软组织影。

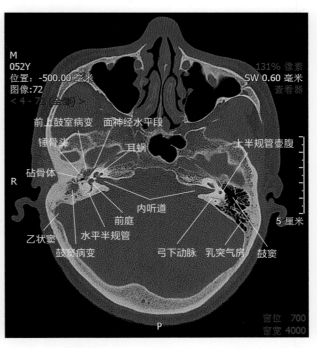

图 2-4 横断面 CT 显示鼓窦、上鼓室有软组织影,听骨链形态欠佳。

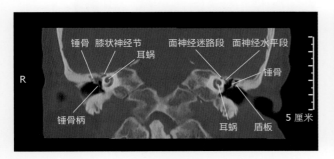

图 2-5 冠状面 CT 显示右侧锤骨头外移,内侧软组织影,鼓膜增厚。

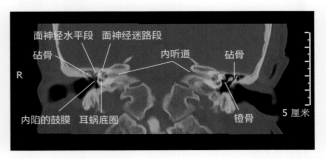

图 2-6 冠状面 CT 显示右侧鼓膜内陷,上鼓室砧骨体周围软组织影。

手术步骤

见图 2-7~图 2-16。

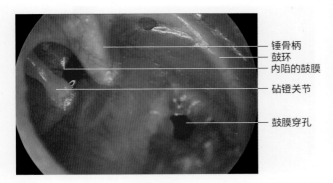

图 2-7 内镜抵近鼓膜观察,见鼓膜整体内陷,后部明显,锤骨柄破坏变短与鼓岬粘连,砧镫关节被内陷的鼓膜包绕,砧骨长脚较正常纤细,鼓膜前下部痂皮去掉后见鼓膜穿孔。

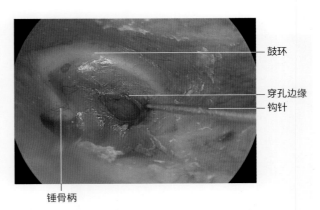

图 2-8 清理痂皮后可以看到鼓膜整体内陷,锤骨柄变短,鼓膜紧张部中等穿孔,使用钩针处理穿孔边缘,制作新鲜创面。

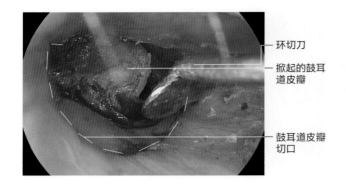

环切刀
掀起的鼓耳道皮瓣
鼓耳道皮瓣切口

图 2-9 使用环切刀自 6 点至 12 点位置做舌形鼓耳道皮瓣，切口如图虚线所示，将鼓耳道皮瓣沿骨面前推。

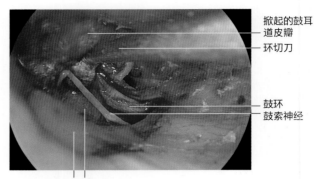

掀起的鼓耳道皮瓣
环切刀
鼓环
鼓索神经
骨性外耳道　内陷的鼓膜

图 2-10 使用环切刀将鼓耳道皮瓣沿着骨面前推至鼓环位置，自 6 点位置抬起鼓环暴露后鼓室黏膜，自下而上继续抬起分离鼓环，注意避免损伤位于骨缘下方的鼓索神经，术中见鼓索神经表浅，操作需要格外仔细，防止损伤。

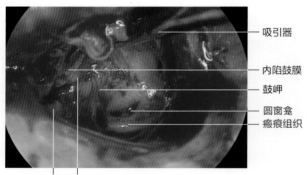

吸引器
内陷鼓膜
鼓岬
圆窗龛
瘢痕组织
砧镫关节　锤骨柄

图 2-11 切开后鼓室黏膜进入鼓室，将内陷的鼓膜与鼓室黏膜分离，避免损伤鼓室黏膜致术后粘连，中鼓室可以看到已经有部分黏膜与内陷的鼓膜形成瘢痕组织。小心分离，避免过度扰动听骨链。

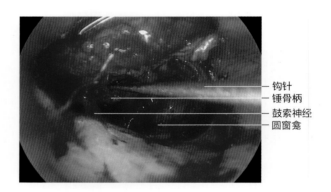

钩针
锤骨柄
鼓索神经
圆窗龛

图 2-12 用显微钩针仔细分离包绕锤骨柄周围的鼓膜，松解被内陷鼓膜拉向鼓岬的锤骨柄。

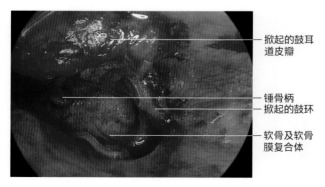

掀起的鼓耳道皮瓣
锤骨柄
掀起的鼓环
软骨及软骨膜复合体

图 2-13 将制作好的耳屏软骨及软骨膜复合体置入术腔，位于锤骨柄下方，内置法修补加固鼓膜。

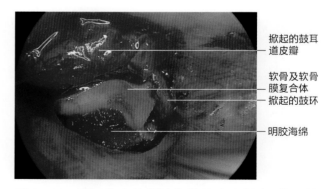

掀起的鼓耳道皮瓣
软骨及软骨膜复合体
掀起的鼓环
明胶海绵

图 2-14 半干的小块明胶海绵填塞中鼓室，将耳屏软骨及软骨膜复合体与残余鼓膜贴合紧密。

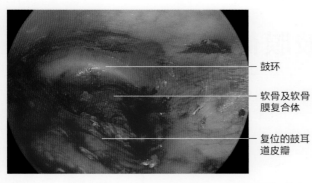

图 2 - 15 复位鼓耳道皮瓣，检查穿孔处软骨及软骨膜复合体与穿孔边缘贴合情况，探查软骨及软骨膜复合体在鼓膜内侧的位置是否合适。

鼓环
软骨及软骨膜复合体
复位的鼓耳道皮瓣

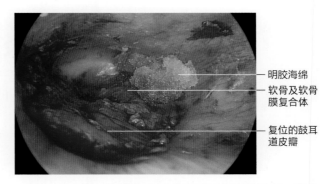

图 2 - 16 半干的小块明胶海绵填塞鼓膜外侧，使穿孔边缘与软骨及软骨膜复合体贴合紧密，保持复位的鼓耳道皮瓣位置良好。

明胶海绵
软骨及软骨膜复合体
复位的鼓耳道皮瓣

手术视频

扫描下方二维码可见本手术过程。

分析

本例患者鼓膜内陷不张，砧镫关节部分压迫吸收，行锤骨松解后，听骨链活动恢复。术中判断乳突内病变无需处理，使用软骨及软骨膜修补鼓膜同时起到支撑作用，利于内陷鼓膜恢复正常形态。术后听力恢复满意。该患者如选择显微镜手术，需要切除部分上鼓室外侧壁才能完整暴露听骨链，创伤大；内镜手术创伤小，但单手操作难度较大。

手术后随访

见图 2 - 17。

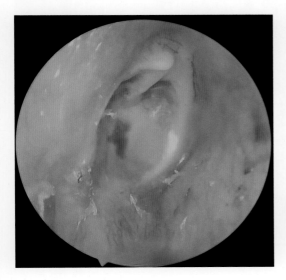

手术视频

不张性中耳炎内镜手术（病例 2）

图 2 - 17 术后 1 个半月复诊，听力改善，右耳清理痂皮后见鼓膜完整，形态良好，纯音听阈测试：右耳 125 Hz B - A65；250 Hz B40 A65；500 Hz B45 A70；1 kHz B55 A80；2 kHz B60 A65；4 kHz B55 A80；8 kHz B - A80。

粘连性中耳炎鼓膜修补听骨链重建术

| **诊断** 粘连性中耳炎。 | **手术方式** 内镜下上鼓室开放重建+钛 PORP 听骨链重建+鼓膜修补术。 |

病史和术前检查

患者 女,29岁,主诉左耳反复流脓伴听力下降3年。术前相关检查见图 3-1～图 3-8。

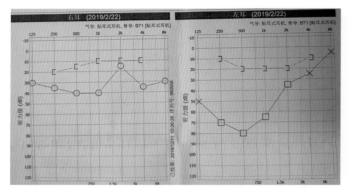

图 3-1 术前纯音听阈测试显示双耳传导性听力下降,左耳气骨导差明显,以中低频为主。

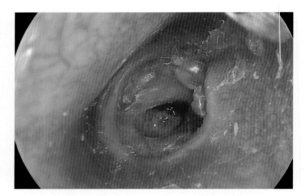

图 3-2 术前内镜检查显示外耳道少许痂皮,鼓膜增厚浑浊内陷,中央中等穿孔,穿孔边缘与增厚水肿的黏膜粘连。锤骨柄结构不清楚。

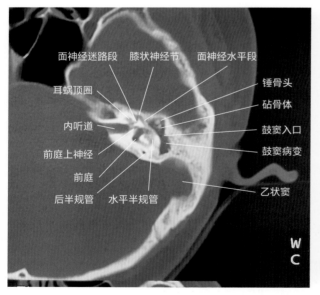

图 3-3 横断面 CT 显示乳突气房未发育,上鼓室鼓窦阴影,砧骨体骨质有吸收破坏。

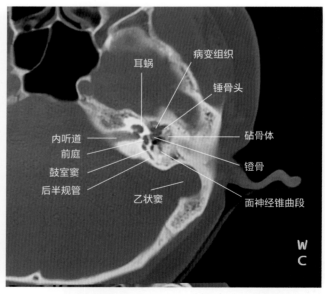

图 3-4 横断面 CT 显示中鼓室听骨链周围有软组织影,乙状窦前位。

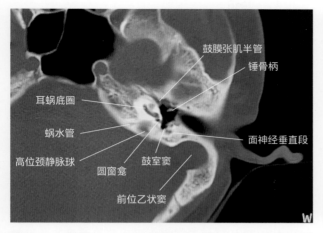

图 3-5 横断面 CT 显示锤骨柄变短粗,鼓膜内陷接近鼓岬。

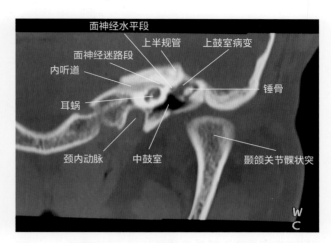

图 3-6 冠状面 CT 显示锤骨头位置上鼓室有阴影,锤骨柄变短。脑板低位。

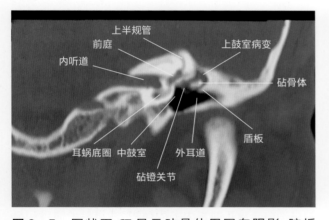

图 3-7 冠状面 CT 显示砧骨体周围有阴影,脑板低位。

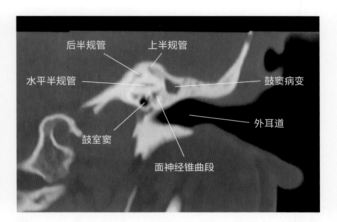

图 3-8 冠状面 CT 显示鼓窦有阴影,乳突未发育,脑板低位。

手术步骤

见图 3-9~图 3-37。

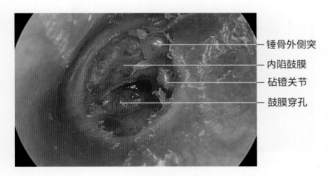

图 3-9 内镜下可见鼓膜整体内陷,鼓环突出,鼓膜中央中等穿孔,部分与鼓室内侧壁粘连,鼓室黏膜增厚,锤骨外侧突和砧镫关节被内陷鼓膜包绕,清晰可见。

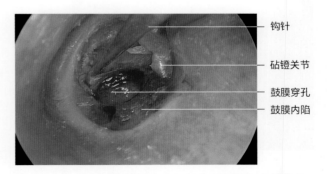

图 3-10 钩针分离穿孔边缘与鼓室内侧壁粘连的部分,避免因过度损伤内侧壁黏膜致术后再次粘连可能。做穿孔边缘新鲜创面,使鼓膜外侧上皮层与内侧黏膜层分开。

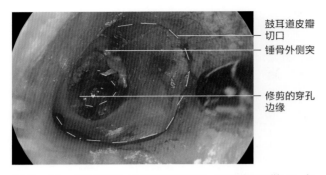

图 3-11　新鲜穿孔边缘如图所示,用环切刀做 11 点至 18 点位置舌形鼓耳道皮瓣切口,深达骨面。

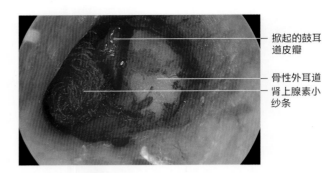

图 3-12　使用浸润肾上腺素的小纱条保护鼓耳道皮瓣和止血,使用环切刀或者小吸引管沿着骨面前推鼓耳道皮瓣至鼓环位置。

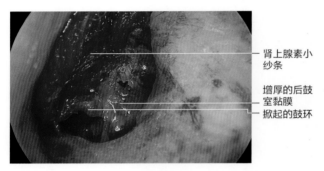

图 3-13　自 18 点位置掀起鼓环,切开后鼓室黏膜进入鼓室,仔细分离内陷的鼓膜,同时自下而上沿着骨缘分离鼓环至锤骨外侧韧带位置,前掀鼓耳道皮瓣及与之相连的鼓膜,可见后鼓室黏膜增厚,钩针或者环切刀仔细分离后鼓室黏膜与鼓环的连接处,保留后鼓室黏膜。

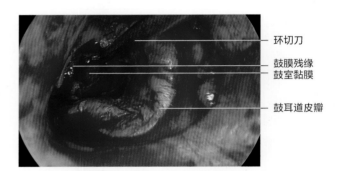

图 3-14　为尽可能前掀鼓耳道皮瓣及鼓膜,使用环切刀仔细分离穿孔前方内陷的鼓膜,注意保护鼓膜和鼓室黏膜的完整。

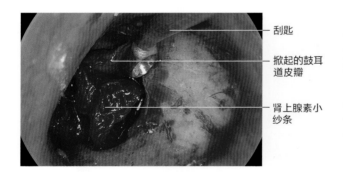

图 3-15　用刮匙刮除上鼓室外侧壁部分骨质以完整探查上鼓室。

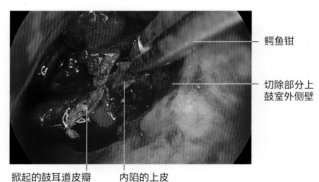

图 3-16　切除部分上鼓室外侧壁后,清理内陷的上皮组织。注意辨别面神经水平段,防止损伤。

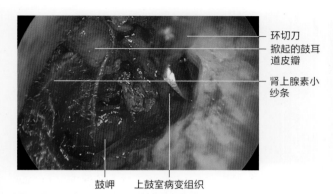

环切刀
掀起的鼓耳道皮瓣
肾上腺素小纱条

鼓岬　上鼓室病变组织

图 3‑17　上鼓室听骨链周围包绕肉芽组织,使用环切刀沿听骨表面仔细分离肉芽组织。

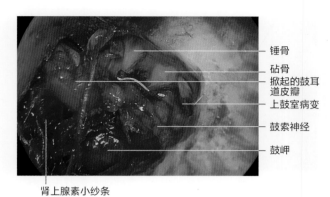

锤骨
砧骨
掀起的鼓耳道皮瓣
上鼓室病变
鼓索神经
鼓岬

肾上腺素小纱条

图 3‑18　清理部分听骨表面的肉芽组织后,见砧骨体及部分锤骨,锤骨柄破坏变短,听骨链内侧仍有肉芽组织。

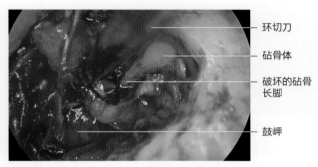

环切刀
砧骨体
破坏的砧骨长脚
鼓岬

图 3‑19　继续沿着砧骨体向长脚方向分离肉芽,可见砧骨长脚破坏变细,与镫骨分离。

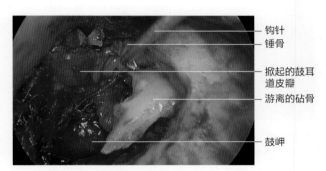

钩针
锤骨
掀起的鼓耳道皮瓣
游离的砧骨
鼓岬

图 3‑20　使用钩针分离锤砧关节,将残余砧骨与周围软组织分离。

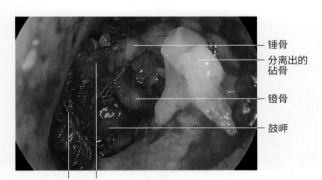

锤骨
分离出的砧骨
镫骨
鼓岬

肾上腺素小纱条　掀起的鼓耳道皮瓣

图 3‑21　将游离砧骨取出,此时可见被肉芽包裹的镫骨头。

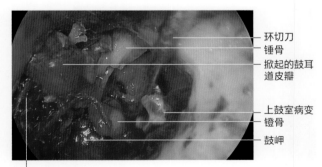

环切刀
锤骨
掀起的鼓耳道皮瓣
上鼓室病变
镫骨
鼓岬

肾上腺素小纱条

图 3‑22　使用环切刀清理上鼓室肉芽组织,从上鼓室上壁向下方沿着骨面分离,下部分稍离开骨面,防止损伤裸露的面神经水平段。

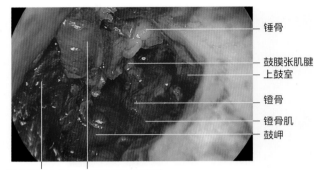

锤骨
鼓膜张肌腱
上鼓室
镫骨
镫骨肌
鼓岬

肾上腺素小纱条　掀起的鼓耳道皮瓣

图 3 - 23 分离锤骨周围的肉芽组织,暴露鼓膜张肌腱。

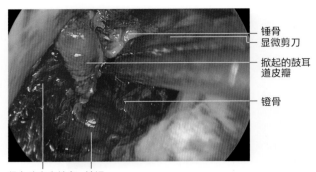

锤骨
显微剪刀
掀起的鼓耳道皮瓣
镫骨

肾上腺素小纱条　鼓岬

图 3 - 24 显微剪刀切断鼓膜张肌腱,清理管上隐窝。

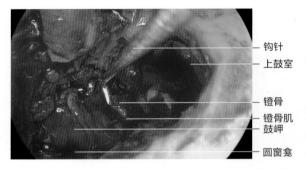

钩针
上鼓室
镫骨
镫骨肌
鼓岬
圆窗龛

图 3 - 25 使用钩针沿与镫骨前后弓平行的方向分离镫骨周围的肉芽组织,在分离镫骨与面神经水平段之间的肉芽前,先明确面神经在该处是否有骨质覆盖,如果没有骨质覆盖需要更加仔细,甚至可以不清理肉芽,只需要镫骨头显露足够就可以。

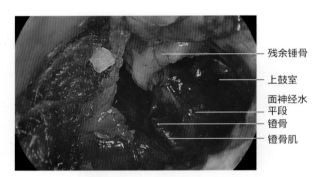

残余锤骨
上鼓室
面神经水平段
镫骨
镫骨肌

图 3 - 26 肉芽清理完毕,可以看到锤骨柄破坏,镫骨和镫骨肌完好,活动良好,面神经水平段无裸露。

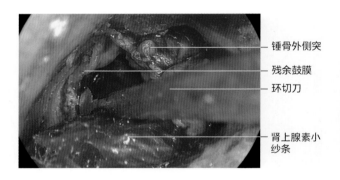

锤骨外侧突
残余鼓膜
环切刀
肾上腺素小纱条

图 3 - 27 进一步用环切刀分离穿孔前方边缘的鼓膜,显露咽鼓管口。

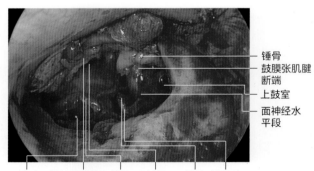

锤骨
鼓膜张肌腱断端
上鼓室
面神经水平段

圆窗龛　掀起的鼓膜　鼓岬　咽鼓管口　镫骨　镫骨肌

图 3 - 28 将鼓耳道皮瓣连同残余鼓膜前掀,充分暴露中鼓室,可以看到咽鼓管口通畅,周围黏膜正常,中鼓室大部分黏膜完整,鼓岬处部分黏膜增厚破坏。

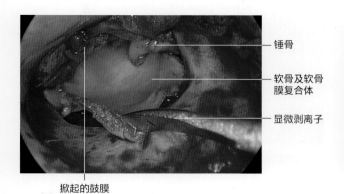

锤骨

软骨及软骨膜复合体

显微剥离子

掀起的鼓膜

图 3-29 使用耳屏软骨及软骨膜复合体内置法修补鼓膜,位于残余锤骨内侧,软骨膜面朝外。

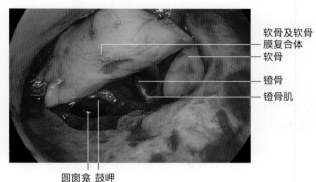

软骨及软骨膜复合体

软骨

镫骨

镫骨肌

圆窗龛 鼓岬

图 3-30 掀起软骨及软骨膜复合体,使用软骨片重建上鼓室。

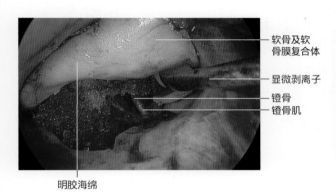

软骨及软骨膜复合体

显微剥离子

镫骨

镫骨肌

明胶海绵

图 3-31 使用半干的明胶海绵填塞鼓室腔,使软骨及软骨膜复合体与鼓膜残缘贴合紧密。

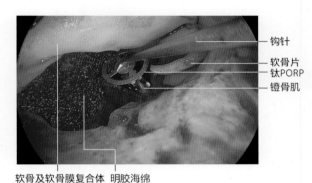

钩针

软骨片

钛PORP

镫骨肌

软骨及软骨膜复合体 明胶海绵

图 3-32 使用钩针将钛 PORP 小心移入术腔,戴帽于镫骨头上,卡紧。

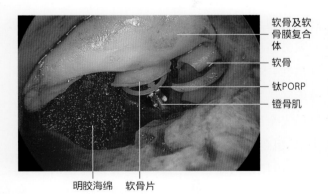

软骨及软骨膜复合体

软骨

钛PORP

镫骨肌

明胶海绵 软骨片

图 3-33 在钛听骨表面覆盖软骨片,防止后期人工听骨外突。

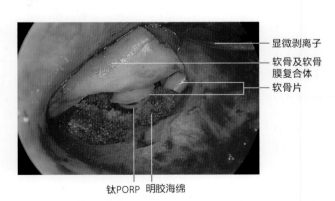

显微剥离子

软骨及软骨膜复合体

软骨片

钛PORP 明胶海绵

图 3-34 继续在人工听骨周围填塞明胶海绵,维持听骨合适角度。

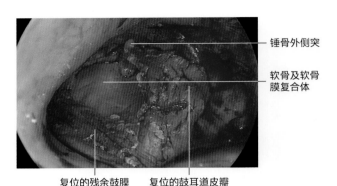

图 3-35 复位软骨及软骨膜复合体和鼓耳道皮瓣，检查边缘是否贴合紧密。

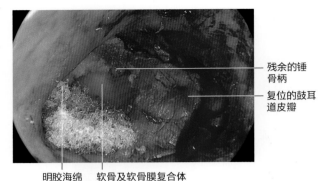

图 3-36 使用半干的明胶海绵填充鼓膜外侧使软骨及软骨膜复合体贴合紧密，固定复位的鼓耳道皮瓣。

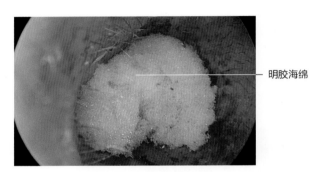

图 3-37 外耳道完成明胶海绵填塞。

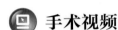手术视频

鼓膜穿孔内陷粘连内镜 PORP（病例 3）

手术视频

扫描上方二维码可见手术过程。

分析

本例患者如按照以往的手术惯例，术者多会选择开放式手术。术前评估患者上鼓室、鼓窦病变并非胆脂瘤，因此我们选择内镜下手术，先探查上鼓室，对病变性质做出判断。术中发现由于某种原因，残余鼓膜严重内陷，听骨链由于长期受压致破坏，去掉残余砧骨后，采用人工听骨重建听骨链。该患者的残余鼓膜内陷情况，包括临床上常见的鼓膜松弛部胆脂瘤内陷袋的形成，咽鼓管功能不良可能是致病因素，但不一定是主要原因，否则很难解释为什么因咽鼓管堵塞鼓室负压造成鼓膜松弛部内陷，其力量大到足以破坏骨质，却对鼓膜紧张部影响不大。该患者术后 2 个月复诊，尽管使用的是软骨及软骨膜复合体修补的鼓膜，新鼓膜仍然出现内陷情况，但是由于软骨的弹性和整体性，术后听力恢复比较满意，如果术中使用单纯的颞肌筋膜或者耳屏软骨膜，新鼓膜可能就会出现完全内陷情况。该患者也可以选择显微镜下手术，但创面大，视野受限，内镜下创面小，视野好，单手操作对于清理上鼓室听骨链周围的病变和重建听骨链比较困难，需要术者具备熟练的手术技巧和经验。

手术后随访

术后 2 周复诊,耳鸣减轻,左耳抽纱条,固态明胶取出大部分。

术后 2 个月复诊,左侧耳鸣较术前好转一半,外耳道痂皮,清理后见鼓膜完整、内陷(图 3-38)。纯音听阈测试,左耳 125 Hz B-A65;250 Hz B15 A60;500 Hz B20 A60;1 kHz B20 A50;2 kHz B25 A30;4 kHz B15 A40;8 kHz B-A50。

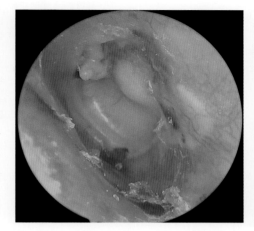

图 3-38 术后 2 个月内镜检查外耳道少许痂皮,鼓膜完整内陷。

<table>
<tr><td>病例 4</td><td>慢性中耳炎鼓膜硬化湿耳鼓膜修补术</td></tr>
</table>

诊断 慢性中耳炎,湿耳,鼓膜硬化,耳鸣。　　**手术方式** 内镜下鼓室探查+鼓膜修补术。

病史和术前检查

患者 女,50 岁,主诉左侧耳鸣 1 年。既往左侧耳溢液史(图 4-1)。术前纯音听阈测试,左耳 125 Hz B-A65;250 Hz B25 A70;500 Hz B15 A55;1 kHz B20 A35;2 kHz B15 A25;4 kHz B25 A50;8 kHz B-A55。

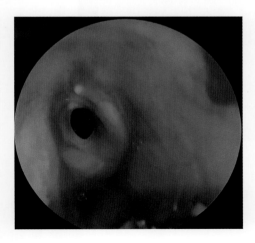

图 4-1 术前内镜检查显示外耳道有黏脓分泌物,鼓膜中央穿孔,残余鼓膜增厚浑浊,周边钙化明显。

见图 4-2～图 4-16。

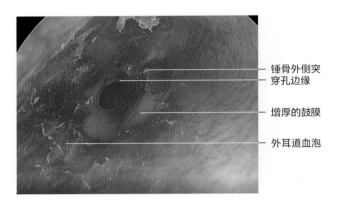

图 4-2 内镜下清理外耳道分泌物和痂皮可见鼓膜中央中等穿孔,残余鼓膜增厚钙化明显。

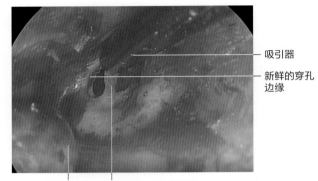

图 4-3 使用钩针做穿孔边缘新鲜创面,将外侧上皮层和内侧黏膜层的结合部位去除。

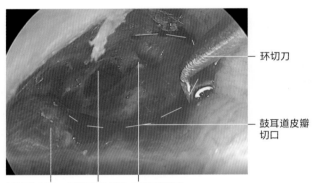

图 4-4 使用环切刀自 11 点至 18 点位置做舌形鼓耳道皮瓣切口,如图虚线所示,深达骨质。

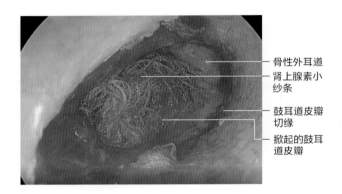

图 4-5 使用浸润肾上腺素的小纱条保护鼓耳道皮瓣和止血,使用环切刀或小吸引器头沿着骨面平行分离前推鼓耳道皮瓣至鼓环位置。

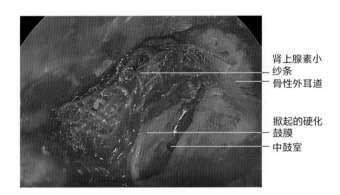

图 4-6 由于整个残余鼓膜钙化严重,鼓膜钙化斑与鼓环融合在一起,从 18 点位置鼓环位置掀起硬化鼓膜,切开后鼓室黏膜进入鼓室。

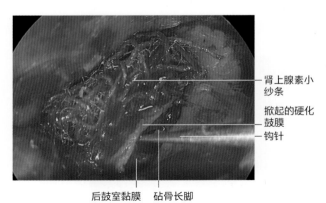

图 4-7 自下而上沿着骨缘将硬化鼓膜后缘分离至锤骨外侧韧带位置,注意保护鼓索神经和砧镫关节。

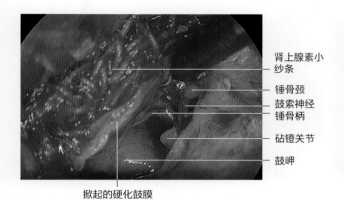

肾上腺素小
纱条

锤骨颈
鼓索神经
锤骨柄

砧镫关节

鼓岬

掀起的硬化鼓膜

图 4-8 分离锤骨外侧韧带,继续前掀鼓膜,暴露中鼓室,可见鼓室黏膜正常,听骨链完整。

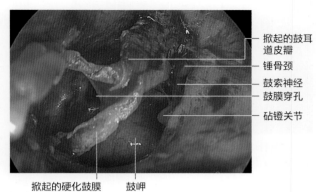

掀起的鼓耳
道皮瓣

锤骨颈

鼓索神经

鼓膜穿孔

砧镫关节

掀起的硬化鼓膜　鼓岬

图 4-9 探查听骨链,听骨链活动度以及是否有硬化灶包绕。

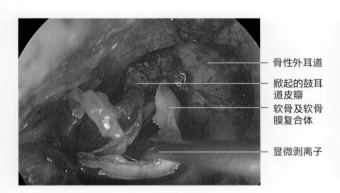

骨性外耳道

掀起的鼓耳
道皮瓣

软骨及软骨
膜复合体

显微剥离子

图 4-10 取耳屏软骨及软骨膜复合体移入术腔内置法修补鼓膜。

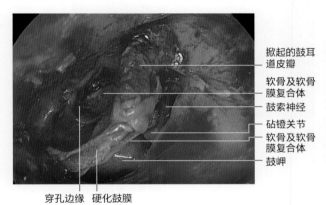

掀起的鼓耳
道皮瓣

软骨及软骨
膜复合体

鼓索神经

砧镫关节

软骨及软骨
膜复合体

鼓岬

穿孔边缘　硬化鼓膜

图 4-11 调整软骨及软骨膜复合体于锤骨柄下方,将穿孔鼓膜完全覆盖。

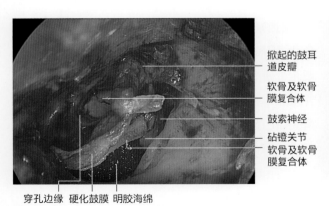

掀起的鼓耳
道皮瓣

软骨及软骨
膜复合体

鼓索神经

砧镫关节

软骨及软骨
膜复合体

穿孔边缘　硬化鼓膜　明胶海绵

图 4-12 半干的明胶海绵填入中鼓室,支撑软骨及软骨膜复合体,使其从内侧贴紧残余鼓膜。

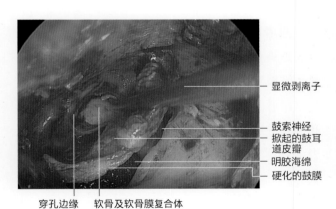

显微剥离子

鼓索神经

掀起的鼓耳
道皮瓣

明胶海绵

硬化的鼓膜

穿孔边缘　软骨及软骨膜复合体

图 4-13 使用钩针或显微剥离子从穿孔边缘调整软骨及软骨膜复合体,使其平整无折叠地衬于穿孔内侧。

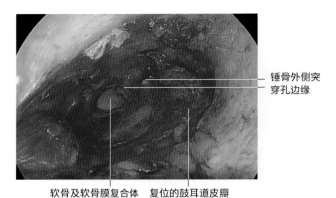

锤骨外侧突
穿孔边缘

软骨及软骨膜复合体　复位的鼓耳道皮瓣

图 4-14 复位鼓耳道皮瓣,继续调整软骨及软骨膜复合体的位置。

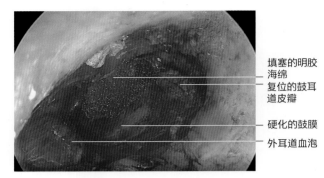

填塞的明胶海绵
复位的鼓耳道皮瓣
硬化的鼓膜
外耳道血泡

图 4-15 半干的明胶海绵填塞于鼓膜外侧固定软骨及软骨膜复合体以及鼓耳道皮瓣。

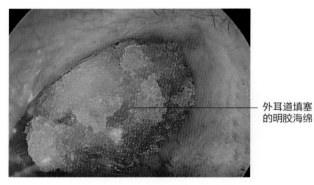

外耳道填塞的明胶海绵

图 4-16 外耳道完成明胶海绵填塞后的外观。

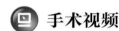 手术视频

残余鼓膜钙化内镜鼓膜修补术(病例 4)

手术视频

扫描上方二维码可见手术过程。

分析

患者因为耳鸣就诊,耳鸣的原因有很多种,中耳炎感染和听力下降是最常见的原因,该患者查体显示鼓膜穿孔合并感染,虽然并不能确定耳鸣是否是这两者引起,但要解决耳鸣问题首先需要解决穿孔引起的感染和听力下降。经过充分沟通后,患者表示理解手术目的,结合术前 CT 显示乳突鼓窦净,遂选择内镜下鼓膜修补术。术中发现鼓膜整体硬化,因硬化灶不影响手术恢复和效果,所以未对硬化灶进行处理,直接采用软骨及软骨膜复合体修补鼓膜。手术后的随访结果显示,术后 1 周耳鸣即消失,比预期要快,说明鼓膜穿孔本身及其引起的听力下降可能就是该例患者耳鸣的主要原因。

手术后随访

术后 2 周随访,左耳抽纱条,明胶流尽,鼓膜完整,术后耳鸣持续 1 周后消失。术后 2 个月随访,取痂皮,鼓膜完整(图 4-17)。纯音听阈测试,左耳 125 Hz B-A35;250 Hz B10 A30;500 Hz B10 A25;1 kHz B10 A20;2 kHz B15 A25;4 kHz B20 A25;8 kHz B-A40。

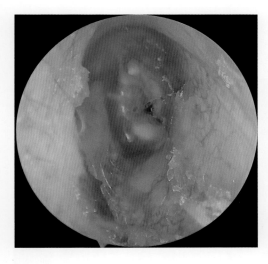

图 4-17 术后 2 个月内镜复查显示外耳道少许痂皮,鼓膜完整平滑。

病例 5　慢性中耳炎湿耳鼓膜修补术

| **诊断**　慢性中耳炎,湿耳。 | **手术方式**　内镜下听骨链探查+鼓膜修补术。 |

病史和术前检查

患者　男,62 岁,主诉双耳反复流水多年。术前相关检查见图 5-1~图 5-6。

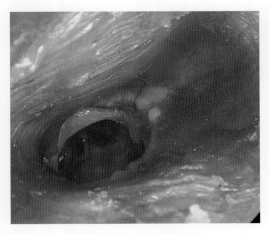

图 5-1　内镜检查双侧鼓膜大穿孔,几乎无残缘,鼓室黏膜潮湿,外耳道有痂皮附着,为长期中耳渗液的结果,锤骨柄远端部分破坏。

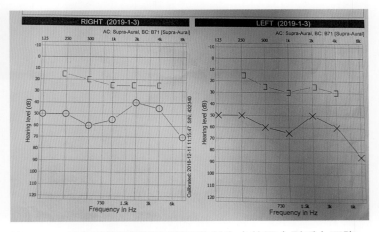

图 5-2　纯音听阈测试显示双耳传导为主的混合型听力下降。

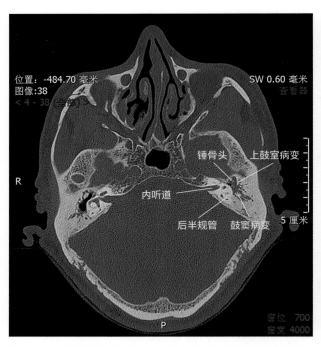

图 5-3 横断面 CT 显示左侧上鼓室、鼓窦软组织影，鼓窦高密度影。

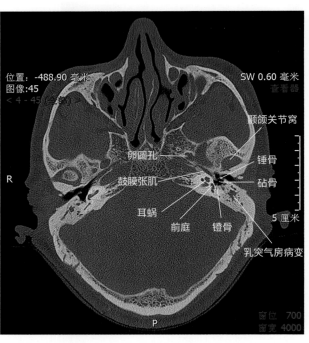

图 5-4 横断面 CT 显示左侧中鼓室良好，乳突气房软组织影。

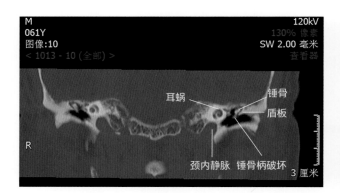

图 5-5 冠状面 CT 显示锤骨柄缺失，上鼓室黏膜增厚。

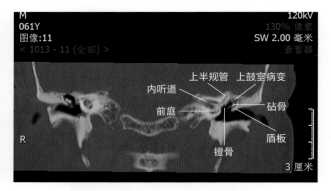

图 5-6 冠状面 CT 显示上鼓室软组织影。

手术步骤

见图 5-7～图 5-20。

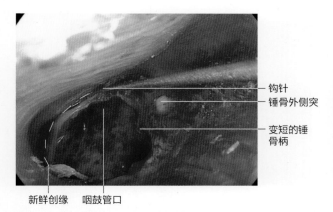

图 5‑7 纤细钩针清理穿孔边缘内翻上皮,做新鲜创面。可以看到锤骨柄破坏变短。

标注：钩针、锤骨外侧突、变短的锤骨柄、新鲜创缘、咽鼓管口

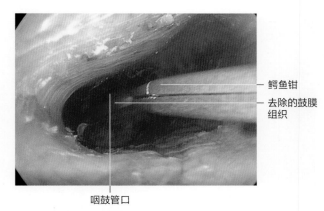

图 5‑8 用鳄鱼钳将新鲜创面边缘的组织去掉,如果组织紧密,需要使用显微剪刀剪断,防止损伤过多的上皮组织。

标注：鳄鱼钳、去除的鼓膜组织、咽鼓管口

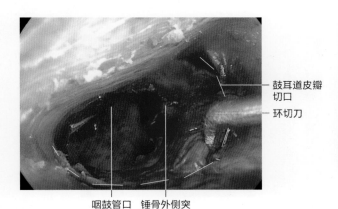

图 5‑9 环切刀距离鼓环 3～4 mm,做 11 点至 18 点位置舌形鼓耳道皮瓣,切口如图虚线所示,深达骨质表面。

标注：鼓耳道皮瓣切口、环切刀、咽鼓管口、锤骨外侧突

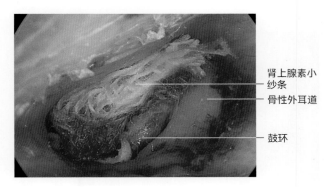

图 5‑10 使用浸润肾上腺素的小纱条保护鼓耳道皮瓣和止血,使用环切刀或吸引器,沿着外耳道骨面分离鼓耳道皮瓣至鼓环处。

标注：肾上腺素小纱条、骨性外耳道、鼓环

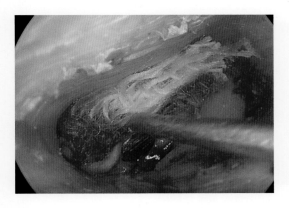

图 5‑11 环切刀从 18 点位置掀起鼓环,暴露后鼓室黏膜,注意避免损伤鼓索神经,鼓索神经位于后鼓室黏膜和骨缘之间,自下向上行走。

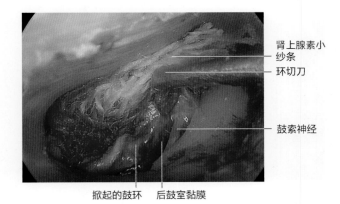

图 5‑12 环切刀自下向上沿着骨缘分离鼓环至锤骨外侧韧带位置,注意保护位于骨缘内侧的鼓索神经。

标注：肾上腺素小纱条、环切刀、鼓索神经、掀起的鼓环、后鼓室黏膜

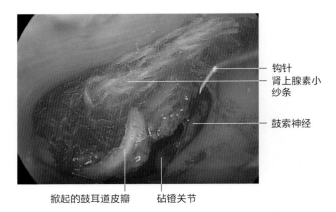

右侧标注（从上到下）：
钩针
肾上腺素小纱条
鼓索神经

左下标注：掀起的鼓耳道皮瓣　砧镫关节

图 5-13　环切刀切开后鼓室黏膜进入鼓室,使用钩针仔细分离与鼓索神经粘连的软组织包括锤骨外侧韧带。

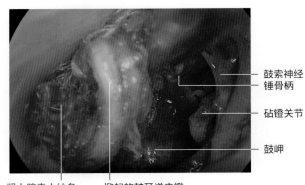

右侧标注（从上到下）：
鼓索神经
锤骨柄
砧镫关节
鼓岬

下方标注：肾上腺素小纱条　掀起的鼓耳道皮瓣

图 5-14　进一步前掀鼓耳道皮瓣及与之相连的残余鼓膜,充分暴露鼓室,探查听骨链完整性和活动度及鼓室黏膜情况。砧镫关节有少许破坏吸收,但是活动度尚可,予以保留。

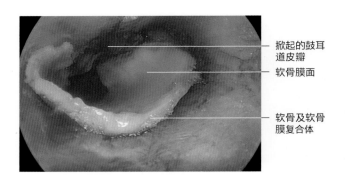

右侧标注（从上到下）：
掀起的鼓耳道皮瓣
软骨膜面
软骨及软骨膜复合体

图 5-15　将耳屏软骨及软骨膜复合体移入术腔。

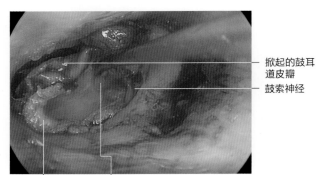

右侧标注（从上到下）：
掀起的鼓耳道皮瓣
鼓索神经

下方标注：软骨及软骨膜复合体　锤骨柄

图 5-16　小剥离子将软骨及软骨膜复合体内置法修补鼓膜,位于残余锤骨柄内侧,边缘置于残余鼓膜边缘内侧,贴合紧密。

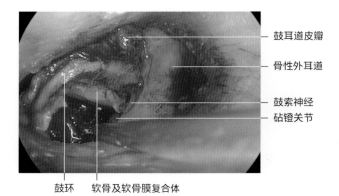

右侧标注（从上到下）：
鼓耳道皮瓣
骨性外耳道
鼓索神经
砧镫关节

下方标注：鼓环　软骨及软骨膜复合体

图 5-17　半干的小块明胶海绵填塞鼓室,确保软骨及软骨膜复合体与鼓膜边缘贴合紧密,利于新生上皮爬行。

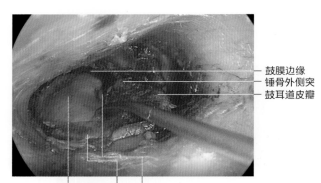

右侧标注（从上到下）：
鼓膜边缘
锤骨外侧突
鼓耳道皮瓣

下方标注：软骨及软骨膜复合体　鼓环　锤骨柄

图 5-18　复位鼓耳道皮瓣,仔细用小剥离子整理软骨及软骨膜复合体的边缘,力求边缘贴合紧密。

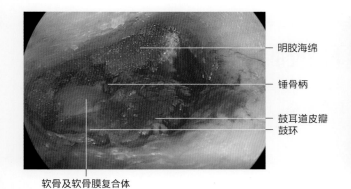

明胶海绵

锤骨柄

鼓耳道皮瓣
鼓环

软骨及软骨膜复合体

图 5-19 半干明胶海绵填塞固定软骨及软骨膜和鼓耳道皮瓣外侧，保持修补结构在正常的位置。

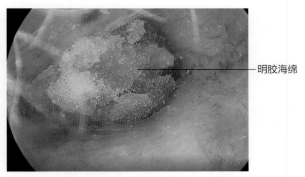

明胶海绵

图 5-20 明胶海绵填塞结束后外耳道的外观。外耳道口使用均匀涂布红霉素眼膏的小纱条封紧，保持外耳道处于一个相对洁净的环境。

手术视频

扫描右方二维码可见手术过程。

 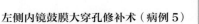

手术视频

左侧内镜鼓膜大穿孔修补术（病例5）

分析

患者鼓膜大穿孔，CT 显示上鼓室、鼓窦，乳突气房病变轻微，遂予以内镜下鼓室探查，并取耳屏软骨和软骨膜复合体修补鼓膜。术中见鼓膜边缘有上皮向内生长，因此处理边缘时，需要仔细把向内侧生长的上皮清理干净，防止术后胆脂瘤形成。

本例选择耳内镜或显微镜下手术均可，区别在于耳内镜手术虽不需要增加耳前切口，但单手操作增加手术难度，显微镜手术需要增加耳前切口和撑开器辅助，但双手操作利于清理病变和降低手术风险。

手术后随访

术后 1 个半月复诊（图 5-21），听力检查与术前比较提高不显著，但患者自觉听力明显改善，术前与人交流困难，术后恢复正常。纯音听阈测试：左侧 125 Hz B-A35；250 Hz B10 A40；500 Hz B20 A45；1 kHz B25 A55；2 kHz B20 A30；4 kHz B40 A75；8 kHz B-A85。

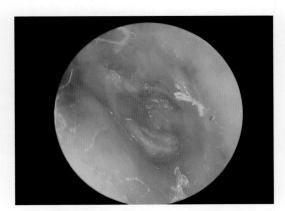

图 5-21 术后 1 个半月内镜检查鼓膜完整，形态良好，覆盖少许痂皮。

慢性中耳炎湿耳鼓膜修补听骨链重建术

| **诊断**　慢性中耳炎,湿耳。 | **手术方式**　内镜下上鼓室开放+钛 PORP 听骨链重建+鼓膜修补术。 |

病史和术前检查

患者　男,60 岁,双耳反复流脓伴听力下降数年。术前纯音听阈测试:右耳 125 Hz B－A80;250 Hz B－A95;500 Hz B50 A80;1 kHz B50 A65;2 kHz B50 A70;4 kHz B45 A55;8 kHz B－A60。术前相关检查见图 6－1～图 6－5。

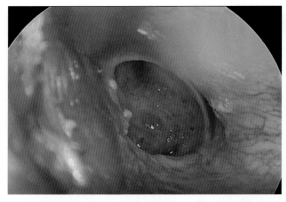

图 6－1　内镜检查显示鼓膜大穿孔,几乎没有残缘,鼓室黏膜水肿增厚,潮湿。

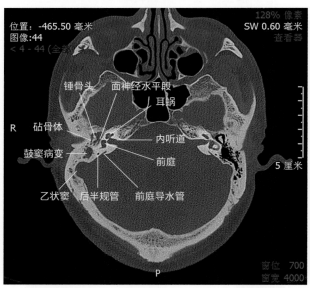

图 6－2　横断面 CT 显示右侧上鼓室软组织影,乳突气房发育不良,听骨结构良好。

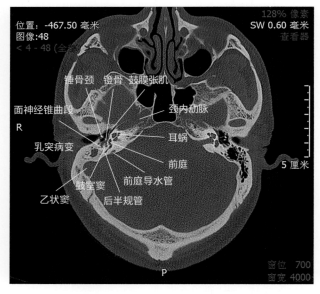

图 6－3　横断面 CT 显示右侧鼓窦阴影,中鼓室少许阴影包绕镫骨。

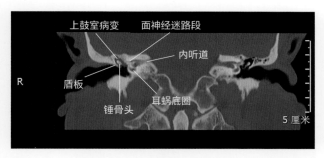

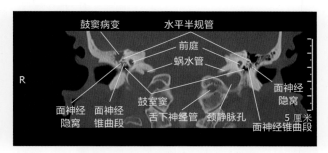

图 6-4 冠状面 CT 显示右侧上鼓室软组织影，上鼓室外侧壁盾板正常。

图 6-5 冠状面 CT 显示右侧鼓窦软组织影。

手术步骤

见图 6-6～图 6-23。

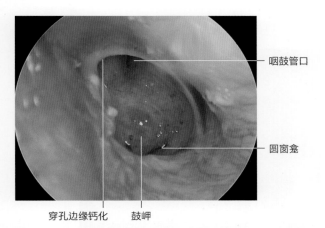

图 6-6 内镜下见鼓膜穿孔几乎没有残缘，残留部分钙化明显，鼓室黏膜水肿增厚、潮湿。

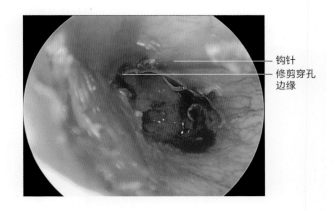

图 6-7 使用钩针沿残缘做新鲜创面，如果残缘没有，可以在相当于鼓环位置将鼓室黏膜和外耳道皮肤连接处分离开，做移植床。

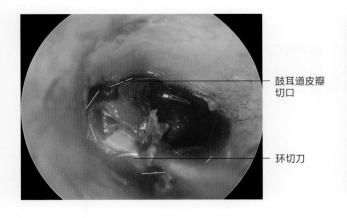

图 6-8 环切刀自 6 点至 13 点位置做鼓耳道皮瓣，切口如图虚线所示，深达骨质。

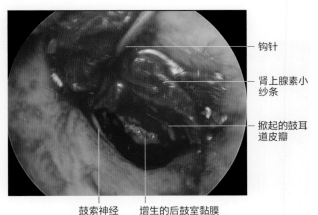

图 6-9 使用浸润肾上腺素的小纱条保护鼓耳道皮瓣和止血。使用环切刀或小吸引器头沿着骨面前推鼓耳道皮瓣至鼓环处，在 6 点位置掀起鼓环进入鼓室，自下而上沿着骨缘继续分离鼓环至锤骨外侧韧带位置，注意保护位于骨缘下方的鼓索神经，在切开后鼓室黏膜时，由于黏膜增生肥厚，注意避免掀起过多，在骨缘处切开即可。

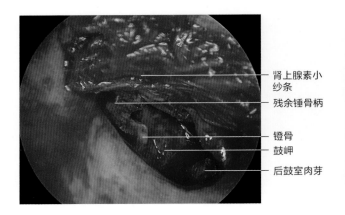

肾上腺素小
纱条
残余锤骨柄

镫骨
鼓岬
后鼓室肉芽

图 6-10 继续前掀鼓耳道皮瓣及残余鼓膜,扩大暴露中鼓室,可以看到锤骨柄破坏,砧骨长脚缺失,镫骨完整,周围包绕肉芽组织。

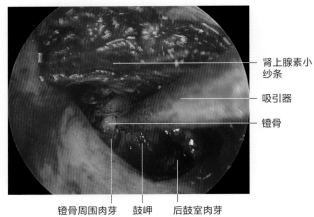

肾上腺素小
纱条
吸引器

镫骨

镫骨周围肉芽　鼓岬　后鼓室肉芽

图 6-11 仔细清理镫骨周围肉芽组织,避免过度损伤鼓室内侧壁黏膜。

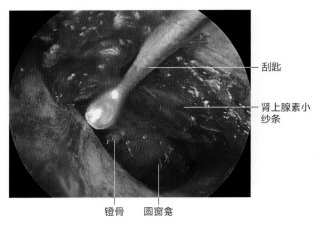

刮匙

肾上腺素小
纱条

镫骨　圆窗龛

图 6-12 为了进一步探查听骨链和上鼓室,使用刮匙刮除部分上鼓室外侧壁。

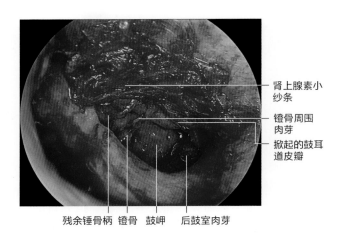

肾上腺素小
纱条
镫骨周围
肉芽
掀起的鼓耳
道皮瓣

残余锤骨柄　镫骨　鼓岬　后鼓室肉芽

图 6-13 仔细清理镫骨周围肉芽组织,为重建听骨链做准备。

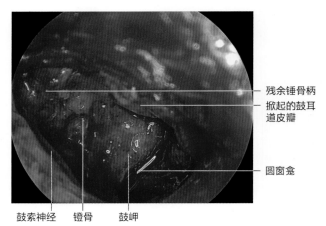

残余锤骨柄
掀起的鼓耳
道皮瓣

圆窗龛

鼓索神经　镫骨　鼓岬

图 6-14 镫骨周围肉芽清理干净,镫骨活动度良好,探查上鼓室有无胆脂瘤组织。

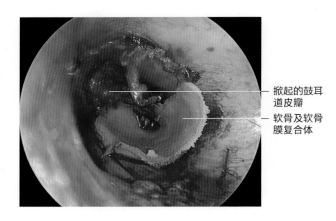

掀起的鼓耳
道皮瓣
软骨及软骨
膜复合体

图 6-15 使用耳屏软骨及软骨膜复合体移入中鼓室,内置法修补鼓膜。

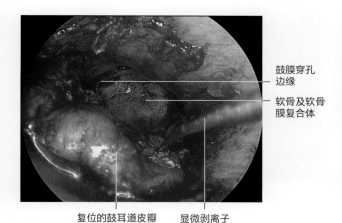

鼓膜穿孔边缘

软骨及软骨膜复合体

复位的鼓耳道皮瓣　　显微剥离子

图 6‑16　由于鼓膜残缘不明显,使用钩针仔细调整软骨及软骨膜复合体,使其边缘贴合紧密。

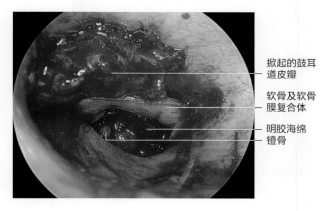

掀起的鼓耳道皮瓣

软骨及软骨膜复合体

明胶海绵

镫骨

图 6‑17　使用半干的明胶海绵填塞鼓室,支撑软骨及软骨膜复合体,使之与鼓膜残缘紧密贴合。

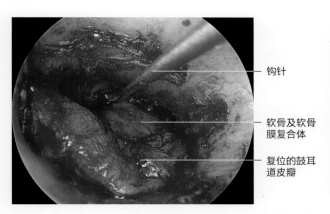

钩针

软骨及软骨膜复合体

复位的鼓耳道皮瓣

图 6‑18　再次用钩针从鼓膜外侧检查软骨及软骨膜复合体是否与鼓膜残缘贴合紧密。

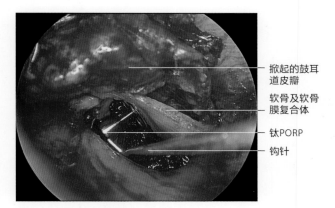

掀起的鼓耳道皮瓣

软骨及软骨膜复合体

钛PORP

钩针

图 6‑19　使用钩针将钛 PORP 小心移入中耳腔。

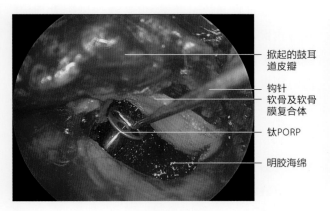

掀起的鼓耳道皮瓣

钩针
软骨及软骨膜复合体

钛PORP

明胶海绵

图 6‑20　将钛 PORP 戴帽于镫骨头上,调整角度,周围填塞半干明胶海绵固定。

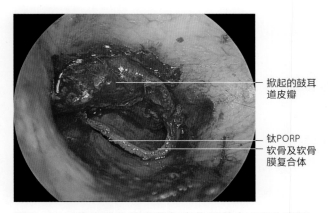

掀起的鼓耳道皮瓣

钛PORP
软骨及软骨膜复合体

图 6‑21　将软骨及软骨膜复合体覆盖在 PORP 表面,该过程需要注意防止 PORP 因为软骨的弹性而移位。

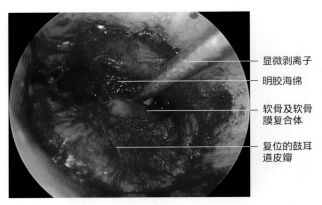

显微剥离子

明胶海绵

软骨及软骨膜复合体

复位的鼓耳道皮瓣

图 6-22 复位鼓耳道皮瓣压迫软骨及软骨膜复合体后份，使用半干的明胶海绵在鼓膜外侧填塞，用以固定软骨及软骨膜复合体和鼓耳道皮瓣。

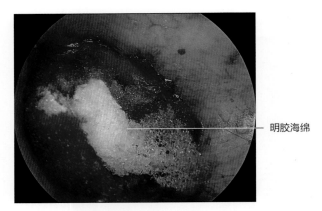

明胶海绵

图 6-23 外耳道填塞半干明胶海绵。

手术视频

扫描右方二维码可见手术过程。

 手术视频

右侧内镜 PORP 修补术（病例 6）

分析

本例患者为慢性中耳炎静止期，鼓室内潮湿属于鼓膜穿孔后正常鼓室内反应。既往多采用开放式鼓室成形术处理乳突鼓窦病变，但是术中往往发现鼓室内只有一些慢性炎症或者已经消退的病变组织，完全没有必要清理。所以本例我们选择内镜下鼓膜修补和听力重建术，不切开乳突，先探查上鼓室排除胆脂瘤可能，术中证实术前判断，

遂仅做了听骨链重建和鼓膜修补，术后恢复良好。术前也可以使用 MRI+DWI 来排除胆脂瘤，如果胆脂瘤累及乳突的患者还是建议采用开放式，当然内镜也可以开放至乳突，但是操作风险大，而且容易残留。由于内镜下单手修补鼓膜和重建听骨链比双手操作难度大，要求也高，医生需要根据自己的特点来合理选择。

手术后随访

术后 2 个月复诊（图 6-24），主诉听力改善，右耳取痂皮，见鼓膜完整。纯音听阈测试：右耳 125 Hz B-A70；250 Hz B35 A55；500 Hz B35 A45；1 kHz B30 A40；2 kHz B20 A30；4 kHz B35 A45；8 kHz B-A50。术后 6 个月复诊见图 6-25、图 6-26。

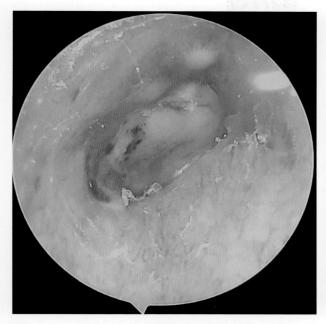

图 6‑24 术后 2 个月内镜检查显示鼓膜完整,形态良好,外耳道少许痂皮。

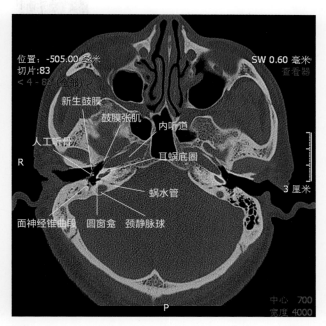

位置: -505.00 毫米
切片:83
< 4 - 83 (全部) >
SW 0.60 毫米
查看器

新生鼓膜　鼓膜张肌　内听道

人工听骨

耳蜗底圈

R

蜗水管

面神经锥曲段　圆窗龛　颈静脉球

3 厘米

中心　700
宽度　4000

P

图 6‑25 术后 6 个月 CT 横断面显示右侧中鼓室净,人工听骨位置良好。

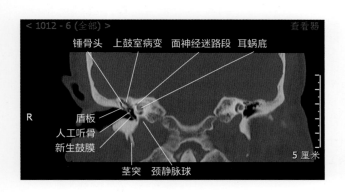

< 1012 - 6 (全部) >
查看器

锤骨头　上鼓室病变　面神经迷路段　耳蜗底

R

盾板
人工听骨
新生鼓膜

茎突　颈静脉球

5 厘米

图 6‑26 术后 6 个月 CT 冠状面显示上鼓室病变变化不明显,中鼓室软组织影消失,人工听骨位置良好。

鼓膜穿孔复发再修补篇

鼓膜修补术后有再次穿孔可能，而复发性鼓膜穿孔手术往往因鼓膜形态异常、术腔粘连、解剖标志不清而使手术难度加大，决策困难。本篇数个病例既有显微镜开放术式后鼓膜再穿孔，也有耳内镜手术后鼓膜再穿孔，再穿孔原因与胆脂瘤上皮残留、咽鼓管功能不良、移植鼓膜内陷等相关。耳显微镜二次手术耳前入路往往视野暴露欠佳，耳后入路会破坏新形成的乳突，手术创伤大，而耳内镜能在最大程度保留原有结构的基础上，通过耳屏小切口获取修补材料达到修复鼓膜、重建功能结构的目的。本篇二次手术均采用耳内镜下完成，术中能多角度观察鼓室内结构，彻底清除病变组织，并重建听骨链，缩小巨大的术腔，减少痂皮残留，结果显示听力恢复良好，并发症少，恢复时间短，患者接受度高。但是同时也应该看到这种操作需要更丰富的经验和更娴熟的操作技能，本篇提供的愈后情况可以增加读者的经验，更好地开展工作。

完壁式术后穿孔复发鼓膜修补术

诊断 慢性中耳炎,完壁式乳突切除鼓室成形术术后复发,湿耳。	**手术方式** 内镜下鼓膜修补术。

病史和术前检查

患者 女,55岁,主诉右耳术后溢液2年。患者2年前曾行完壁式鼓室成形术,术后恢复欠佳,鼓膜局部粘连,穿孔,反复溢液。术前相关检查见图7-1~图7-6。

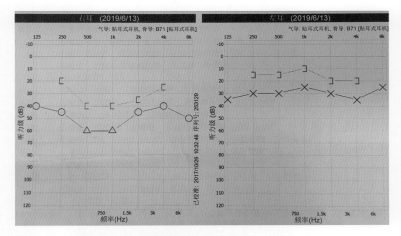

图7-1 纯音听阈测试显示右耳混合型听力下降。

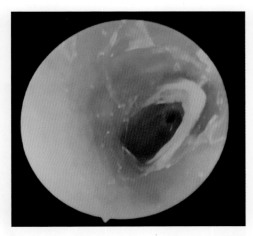

图7-2 内镜检查显示外耳道壁有薄层脓痂皮,鼓膜表面覆盖黏脓分泌物,鼓膜前上方小穿孔。

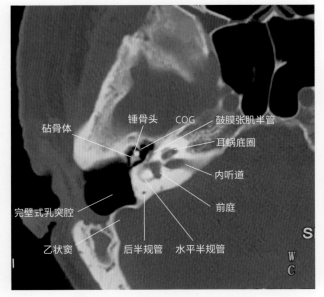

图7-3 横断面CT显示完壁式术后乳突形成一个大空腔,上鼓室黏膜增厚,听骨链形态良好。

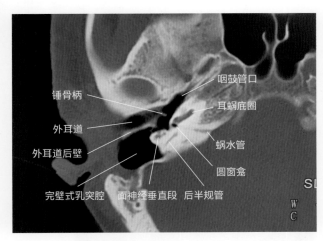

图7-4 横断面CT显示完壁式鼓室成形术后乳突形成一个大空腔,外耳道后壁为一薄层骨质,后鼓室开窗可见,鼓室内未见阴影。

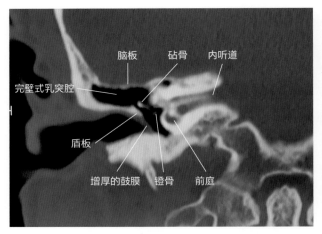

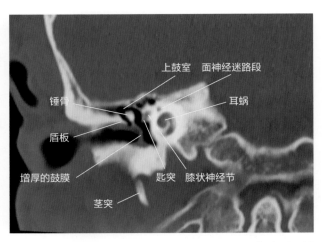

图 7-5 冠状面 CT 显示完壁式鼓室成形术后乳突形成一个大空腔，脑板仅剩一层薄骨质，砧骨镫骨形态良好，上鼓室外侧壁完整，鼓膜增厚。

图 7-6 冠状面 CT 显示上鼓室净，锤骨形态完整，鼓膜增厚，外耳道深处有软组织影。中鼓室良好。

手术步骤

见图 7-7～图 7-16。

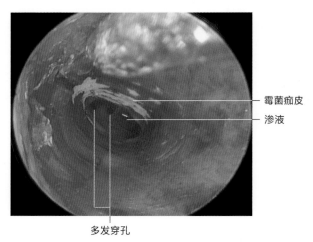

图 7-7 内镜下清理发现外耳道附有黏脓分泌物和霉菌，鼓膜前上两个穿孔，表面有渗液。

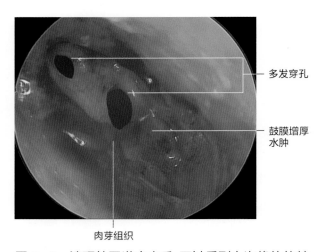

图 7-8 清理外耳道痂皮后，可以看到上次修补的鼓膜前方有两个穿孔，鼓膜水肿增厚，有肉芽组织生长。

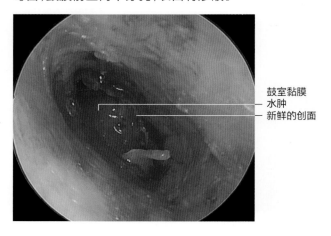

图 7-9 去除肉芽，做新鲜创面，可以看到鼓室黏膜呈水肿外观。

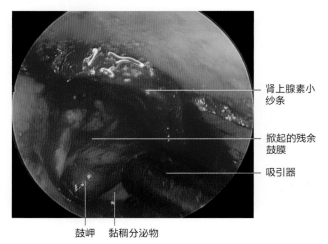

图 7-10 做鼓耳道皮瓣前掀，进入鼓室，可以看到鼓室内有黏稠分泌物。

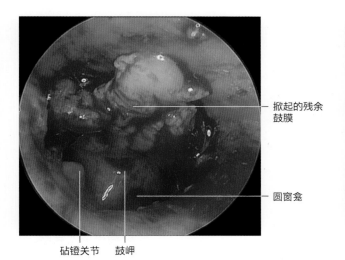

掀起的残余
鼓膜

圆窗龛

砧镫关节　鼓岬

图 7-11　探查听骨链完整活动良好,鼓室黏膜轻度水肿。残余鼓膜增生明显。

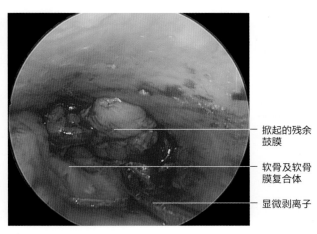

掀起的残余
鼓膜

软骨及软骨
膜复合体

显微剥离子

图 7-12　取耳屏软骨及软骨膜复合体置入术腔,内置法,位于锤骨柄内侧。

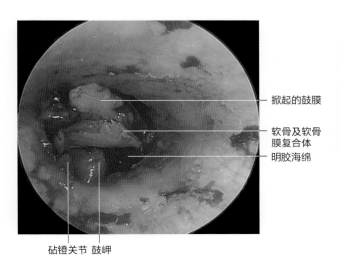

掀起的鼓膜

软骨及软骨
膜复合体

明胶海绵

砧镫关节　鼓岬

图 7-13　使用半干的明胶海绵填入鼓室,将耳屏软骨及软骨膜复合体与残余鼓膜贴合紧密。

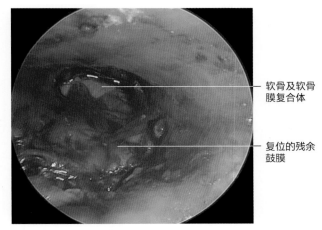

软骨及软骨
膜复合体

复位的残余
鼓膜

图 7-14　复位鼓耳道皮瓣,视察软骨及软骨膜复合体与残余鼓膜贴合情况。

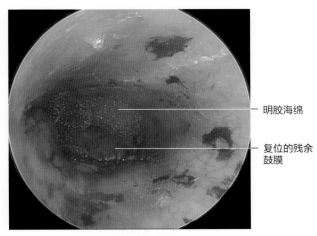

明胶海绵

复位的残余
鼓膜

图 7-15　使用半干的明胶海绵填塞鼓膜外侧,使软骨及软骨膜复合体与残余鼓膜贴合紧密。

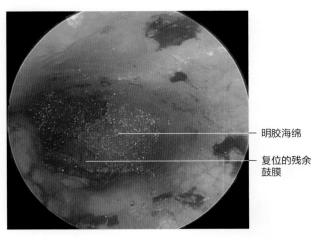

明胶海绵

复位的残余
鼓膜

图 7-16　继续外耳道填塞明胶海绵,固定鼓耳道皮瓣。

手术视频

完壁式术后穿孔内镜修补术（病例7）

扫描右方二维码可见手术过程。

分析

患者2年前行完壁式鼓室成形术，术后不久便出现再次穿孔，而且是多个穿孔，鼓膜肿胀，像这种用自体颞肌筋膜内置法修补鼓膜出现鼓膜不愈合的情况比较少见，也无法解释其原因。CT显示乳突腔、中鼓室、上鼓室含气良好。患者外耳道狭窄，选择显微镜下耳前进路比较困难，耳后进路会破坏新形成的乳突，因此内镜下手术是比较好的选择。

手术后随访

术后2周复诊，抽纱条，明胶固态，吸净后见鼓膜完整。术后1个半月复诊（图7-17），右耳道取痂皮后，见鼓膜完整、潮湿，可见穿孔边缘的痕迹。纯音听阈测试：右耳125 Hz B－A30；250 Hz B15 A30；500 Hz B35 A45；1 kHz B50 A60；2 kHz B45 A50；4 kHz B40 A50；8 kHz B－A45；术后4个月复诊，右耳清理痂皮，鼓膜完整、湿，尚未长全，深处衬有软骨。术后5个月复诊，取痂皮，鼓膜完整。纯音听阈测试：右耳125 Hz B－A45；250 Hz B20 A35；500 Hz B35 A50；1 kHz B40 A55；2 kHz B45 A55；4 kHz B35 A35；8 kHz B－A45。

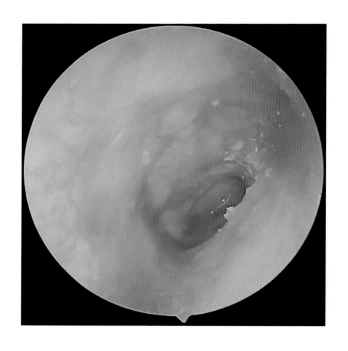

图7-17 术后1个半月内镜检查鼓膜完整，但鼓膜残缘与修补软骨之间的痕迹仍然可以看到。

病例 8　**完壁式术后穿孔复发二次调整听骨链鼓膜修补术**

| **诊断** | 慢性中耳炎,完壁式鼓室成形术后复发。 | **手术方式** | 内镜下鼓室探查+听骨链重建+鼓膜修补术。 |

病史和术前检查

患者　男,62岁,双侧鼓室成形术后,右侧鼓膜再次穿孔(图8-1),伴听力下降。术前纯音听阈测试:左耳全聋;右耳:125 Hz B﹣A70;250 Hz B25 A65;500 Hz B25 A55;1 kHz B30 A65;2 kHz B55 A85;4 kHz B﹣A95;8 kHz B﹣A105。

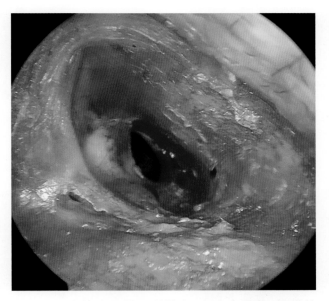

图 8-1　内镜下见外耳道扩大,有痂皮覆盖,鼓膜前上穿孔,无感染迹象。

手术步骤

见图8-2～图8-21。

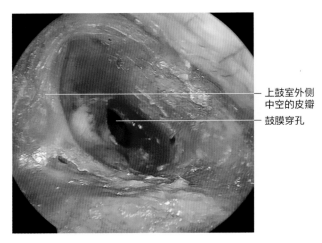

图 8－2　内镜下显示第一次手术切除了部分上鼓室外侧壁，可以看到该部位形成了一层中空的皮瓣，修补鼓膜增厚，并前上穿孔，外耳道布满薄层痂皮。

右侧标注：
上鼓室外侧中空的皮瓣
鼓膜穿孔

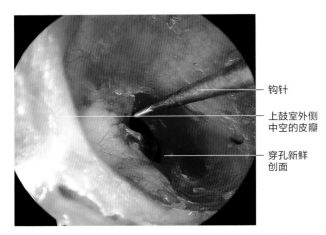

图 8－3　钩针清理鼓膜穿孔边缘的上皮，形成新鲜创面。

右侧标注：
钩针
上鼓室外侧中空的皮瓣
穿孔新鲜创面

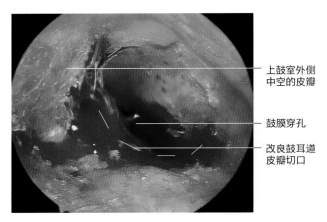

图 8－4　使用环切刀做鼓耳道皮瓣，切口如虚线所示，从 6 点到 1 点位置，距离鼓环 2～3 mm，经过中空的上鼓室外侧壁皮瓣。

右侧标注：
上鼓室外侧中空的皮瓣
鼓膜穿孔
改良鼓耳道皮瓣切口

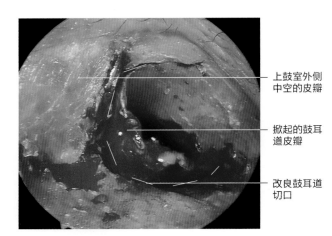

图 8－5　沿着骨面将鼓耳道皮瓣前推。

右侧标注：
上鼓室外侧中空的皮瓣
掀起的鼓耳道皮瓣
改良鼓耳道切口

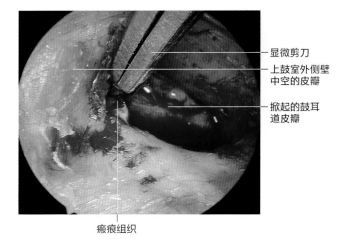

图 8－6　前推皮瓣过程中，使用显微剪刀将遇到的瘢痕组织剪断，松解鼓耳道皮瓣。

右侧标注：
显微剪刀
上鼓室外侧壁中空的皮瓣
掀起的鼓耳道皮瓣

下方标注：
瘢痕组织

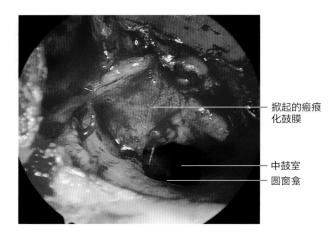

图 8－7　将鼓耳道皮瓣与残余鼓膜一起推向前方，暴露中鼓室。掀起鼓环时注意避免损伤可能存在的鼓索神经以及可能与鼓膜粘连的人工听骨。

右侧标注：
掀起的瘢痕化鼓膜
中鼓室
圆窗龛

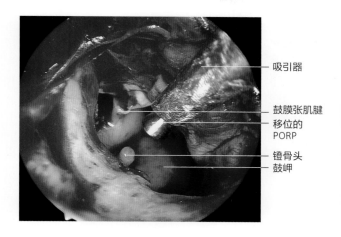

吸引器
鼓膜张肌腱
移位的
PORP
镫骨头
鼓岬

图 8-8 可以看到上次使用的杯型钛 PORP 与镫骨头呈分离状态，原因在于修补鼓膜拉紧后将部分听骨牵拉向外侧与镫骨头分离。

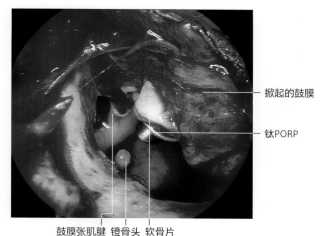

掀起的鼓膜
钛PORP

鼓膜张肌腱　镫骨头　软骨片

图 8-9 可以看到钛听骨表面的软骨片与鼓膜粘连。鼓室黏膜良好。上鼓室外侧壁骨质还在，中空的皮瓣可能是上次手术时修补筋膜没有与骨壁贴合所致。

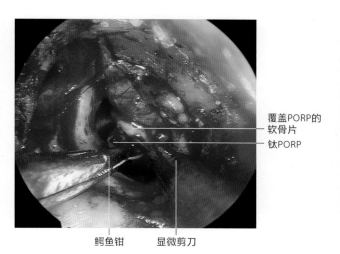

覆盖PORP的
软骨片
钛PORP

鳄鱼钳　　显微剪刀

图 8-10 由于钛听骨和软骨片及鼓膜粘连，术中用显微剪刀仔细分离钛听骨，分离过程需双手操作，由助手扶镜或者使用动力臂支撑内镜。

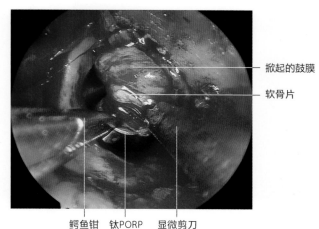

掀起的鼓膜
软骨片

鳄鱼钳　钛PORP　显微剪刀

图 8-11 分离钛听骨与组织的粘连需要仔细，由于组织长入听骨上的孔隙内使得分离困难，如果实在困难可以考虑不保留原有钛听骨，或者听骨变形无法使用时，也可以选择重新植入新听骨。

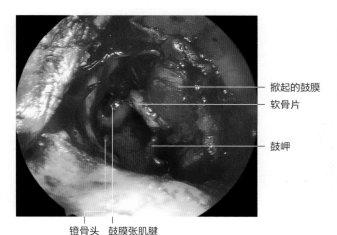

掀起的鼓膜
软骨片
鼓岬

镫骨头　鼓膜张肌腱

图 8-12 显示已成功将钛听骨从粘连的软骨片上分离。

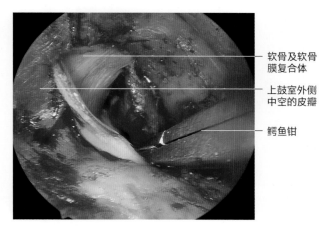

软骨及软骨膜复合体
上鼓室外侧中空的皮瓣
鳄鱼钳

图 8-13 取耳屏软骨及软骨膜复合体修剪后放入锤骨柄内侧，内置法修补鼓膜穿孔。

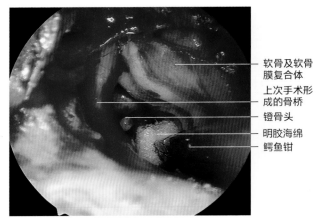

软骨及软骨膜复合体
上次手术形成的骨桥
镫骨头
明胶海绵
鳄鱼钳

图 8-14 鼓室内填塞明胶海绵,使软骨及软骨膜复合体与鼓膜内侧面结合紧密,利于上皮生长。

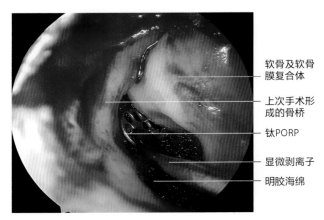

软骨及软骨膜复合体
上次手术形成的骨桥
钛PORP
显微剥离子
明胶海绵

图 8-15 使用原来的钛听骨重建听骨链,吸取前次手术的教训,注意保持听小骨足够的高度,防止分离。

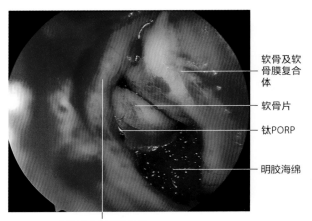

软骨及软骨膜复合体
软骨片
钛PORP
明胶海绵

上次手术形成的骨桥

图 8-16 在钛听骨与软骨及软骨膜复合体之间再加一块软骨片保持足够的听骨高度。

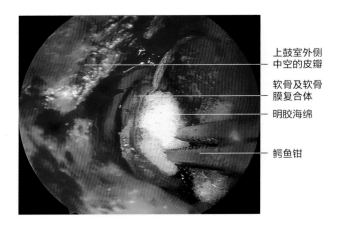

上鼓室外侧中空的皮瓣
软骨及软骨膜复合体
明胶海绵
鳄鱼钳

图 8-17 明胶海绵固定软骨及软骨膜复合体。

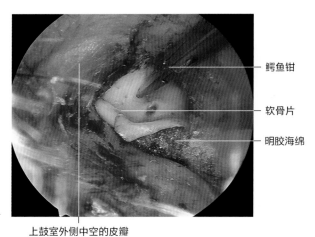

鳄鱼钳
软骨片
明胶海绵

上鼓室外侧中空的皮瓣

图 8-18 使用修剪下来的软骨片重建上次手术造成的鼓窦外侧壁骨质缺损部位。

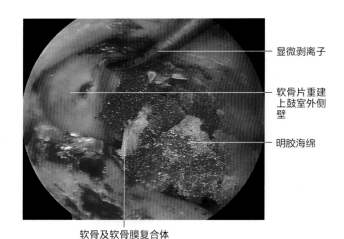

显微剥离子
软骨片重建上鼓室外侧壁
明胶海绵

软骨及软骨膜复合体

图 8-19 将软骨片置入中空的皮肤下面,重建缺失的骨质。

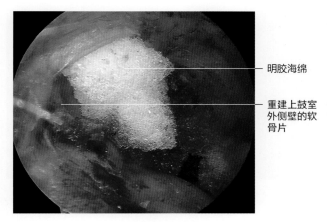

明胶海绵

重建上鼓室
外侧壁的软
骨片

图 8-20 明胶海绵固定重建的软骨片。

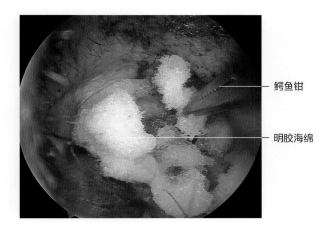

鳄鱼钳

明胶海绵

图 8-21 明胶海绵填塞外耳道,保持重建的软骨和修补的软骨及软骨膜复合体在固定位置。

手术视频

扫描右方二维码可见手术过程。

📺 **手术视频**

二次手术调整听骨链(病例 8)

分析

患者第一次为显微镜下完壁式鼓室成形术,术后再次穿孔,鼓室干燥,听力显示传导性听力下降为主,考虑鼓膜穿孔和第一次重建的听骨链可能出现移位所致。尽管患者一侧耳全聋,手术耳为唯一听力耳,考虑到患者对听力的需要和保持现有听力的要求,恢复鼓膜完整性是首先需要解决的问题,因此在征得患者充分理解情况下决定再次手术。对于选择显微镜下手术还是内镜下手术,从患者情况来看,两者都可以,但是显微镜下手术由于需要采用扩大视野的切口和取筋膜或软骨膜的切口,创伤较大,而内镜手术是只需要做个耳屏切口的微创手术,因此本例患者我们采用内镜手术。但是二期调整听骨链单手操作比较困难,因此对于经验不足的医生建议显微镜下操作。

手术后随访

见图 8-22、图 8-23。

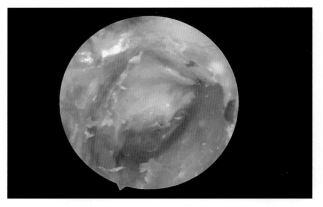

图 8‑22 术后 1 个月复诊,清理痂皮后见鼓膜完整,重建软骨在位,复查听力好。

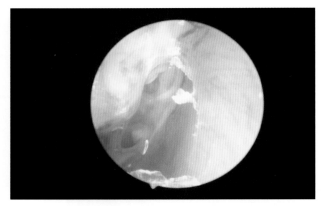

图 8‑23 术后 1 年内镜检查显示鼓膜愈合良好接近正常,重建软骨形态良好。纯音听阈测试:右耳 125 Hz B‑A45;250 Hz B15 A35;500 Hz B10 A25;1 kHz B15 A30;2 kHz B40 A55;4 kHz B‑A75;8 kHz B‑95。

病例 9

完壁式术后内陷袋形成上鼓室及听骨链重建术

诊断 粘连性中耳炎,完壁式鼓室成形术后复发。

手术方式 内镜下鼓室探查+ 钛 TORP 听骨链重建+上鼓室重建。

病史和术前检查

患者 男,24 岁,右侧完壁式鼓室成形术后听力无改善 5 年。术前相关检查见图 9‑1~图 9‑6。

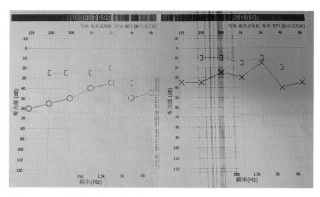

图 9‑1 纯音听阈测试显示右侧传导性听力下降为主的混合型聋。

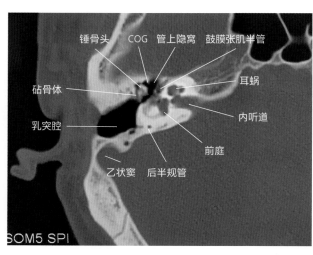

图 9‑2 横断面 CT 显示完壁式鼓室成形术后的乳突腔气化良好,听骨链密度降低。

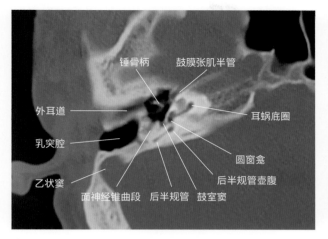

图9-3 横断面CT显示完壁式乳突腔气化良好,砧骨长脚及镫骨缺失。

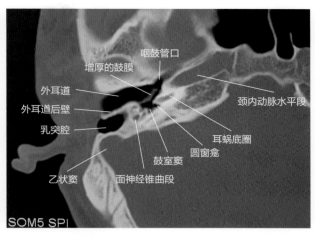

图9-4 横断面CT显示完壁式鼓室成形术后的削薄的外耳道后壁和气化的乳突腔,鼓膜增厚。

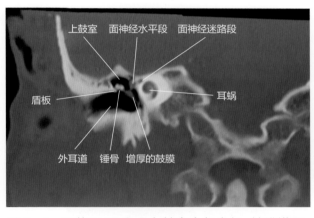

图9-5 冠状面CT显示上鼓室含气良好,鼓膜增厚,锤骨柄缺失。

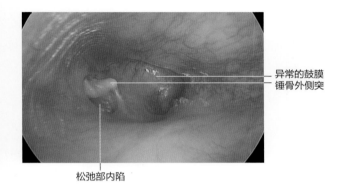

图9-6 内镜检查显示重建的鼓膜增厚、内陷,锤骨后方松弛部内陷袋。

手术步骤

见图9-7～图9-20。

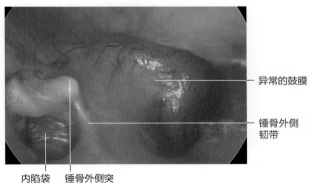

图9-7 内镜下可见鼓膜松弛部后方的内陷袋,上次手术重建的鼓膜增厚内陷。

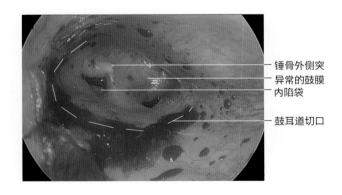

图9-8 环切刀自1点至6点位置做鼓耳道皮瓣,切口如图虚线所示,深达骨质。

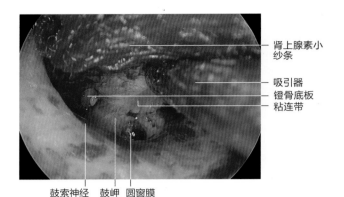

肾上腺素小纱条
吸引器
镫骨底板
粘连带

鼓索神经　鼓岬　圆窗膜

图 9-9 沿着骨面将鼓耳道皮瓣前推,连同重建的鼓膜一起,此过程使用肾上腺素小纱条保护鼓耳道皮瓣和止血,保护鼓索神经,进入鼓室后,见重建鼓膜与鼓室内侧壁形成粘连带(鼓膜内陷的原因)。镫骨板上结构消失,镫骨底板完整,活动好。

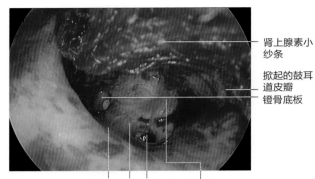

肾上腺素小纱条
掀起的鼓耳道皮瓣
镫骨底板

鼓索神经　鼓岬　圆窗膜　粘连带

图 9-10 可以看到重建鼓膜与鼓室内侧壁粘连带范围广,这可能是第一次重建使用颞肌筋膜加之鼓室内侧壁黏膜有破坏有关系。

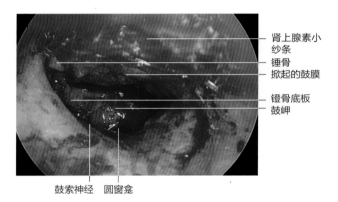

肾上腺素小纱条
锤骨
掀起的鼓膜
镫骨底板
鼓岬

鼓索神经　圆窗龛

图 9-11 仔细分离粘连带,尽量保留鼓室黏膜侧。

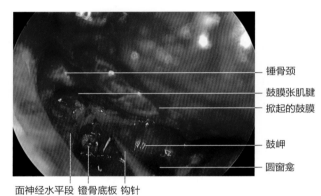

锤骨颈
鼓膜张肌腱
掀起的鼓膜
鼓岬
圆窗龛

面神经水平段　镫骨底板　钩针

图 9-12 用钩针仔细分离镫骨底板周围的粘连组织。避免损伤面神经。

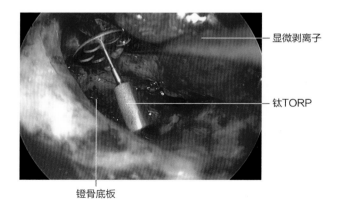

显微剥离子
钛TORP

镫骨底板

图 9-13 用显微剥离子将钛 TORP 缓慢移入术野,放入鼓室。

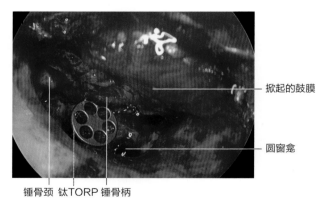

掀起的鼓膜
圆窗龛

锤骨颈　钛TORP　锤骨柄

图 9-14 将钛 TORP 放到镫骨底板上,调节角度和方向,采取最利于声音传导的位置。

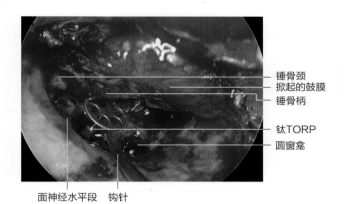

锤骨颈
掀起的鼓膜
锤骨柄

钛TORP

圆窗龛

面神经水平段　钩针

图 9‑15　将钛 TORP 恰好移到镫骨底板和残余锤骨柄之间,有利于钛 TORP 的固定和声音传导。但强调一点,不是所有的患者都能够达到这样的吻合度。

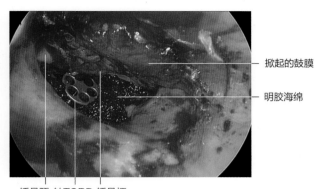

掀起的鼓膜

明胶海绵

锤骨颈　钛TORP　锤骨柄

图 9‑16　鼓室内填塞明胶海绵,目的是让鼓膜与鼓室内侧壁保持距离,减少粘连复发。

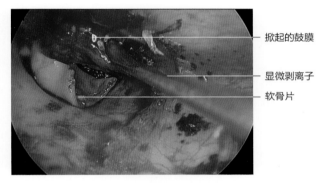

掀起的鼓膜

显微剥离子

软骨片

图 9‑17　为了进一步减少粘连复发可能,取耳屏软骨片覆盖在钛 TORP 表面,同时分隔鼓室内侧壁与粘连鼓膜。

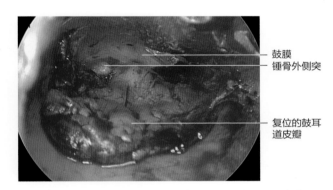

鼓膜
锤骨外侧突

复位的鼓耳道皮瓣

图 9‑18　复位鼓耳道皮瓣,检查钛 TORP 是否移位。

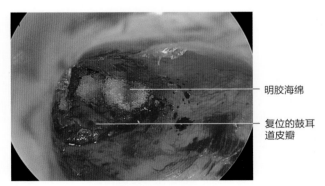

明胶海绵

复位的鼓耳道皮瓣

图 9‑19　外耳道填塞明胶海绵固定复位的鼓耳道皮瓣和内置的软骨片。

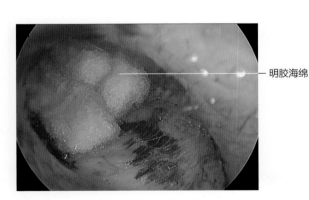

明胶海绵

图 9‑20　外耳道填塞明胶海绵。

手术视频

扫描右方二维码可见手术过程。

 手术视频

二次手术内镜 TORP（病例 9）

分析

本例患者第一次做的是完璧式鼓室成形术，但没有重建听骨链，听力提高不明显，而且松弛部形成了内陷袋，两者均需再次手术处理。本例如果采用显微镜下手术，双手操作对于重建听骨链有优势，但是需要增加耳前切口。内镜手术不需要增加额外切口即可扩大术野，可以在不磨除上鼓室外侧壁骨质的前提下很彻底地检查听骨链周围残留胆脂瘤，创伤小，但内镜下单手操作重建听骨链有一定难度，因此具体采用何种术式，术者应该根据自己和患者的情况综合考虑。

手术后随访

见图 9-21。

术后 1 年半复查，右侧鼓膜良好，略有内陷，CT 显示双侧乳突上鼓室，鼓室气化，右侧鼓室没有再次形成粘连带。纯音听阈测试：右耳 125 Hz B-A30；250 Hz B5 A30；500 Hz B20 A35；1 kHz B20 A30；2 kHz B20 A20；4 kHz B15 A30；8 kHz B-A40。

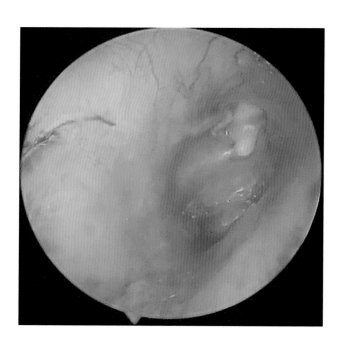

图 9-21 术后一个半月内镜显示鼓膜良好，内陷不明显。内陷袋消失。纯音听阈测试：右耳 125 Hz B-A35；250 Hz B5 A30；500 Hz B10 A20；1 kHz B10 A25；2 kHz B5 A10；4 kHz B15 A30；8 kHz B-A25。

右开放式术后穿孔复发鼓膜修补左听骨链缺失听骨链重建术

诊断 粘连性中耳炎,开放式鼓室成形术后复发。	**手术方式** 内镜下鼓室探查+人工听骨 TORP 听骨链重建术。

病史和术前检查

患者 女,64 岁,主诉双耳反复流脓,听力下降数年。既往右耳曾在外院行鼓室成形术,术后再次发生穿孔。纯音听阈测试显示,右耳 125 Hz B－A65;250 Hz B5 A70;500 Hz B20 A70;1 kHz B10 A60;2 kHz B20 A45;4 kHz B10 A85;8 kHz B－A－;左耳 125 Hz B－A－;250 Hz B0 A70;500 Hz B0 A65;1 kHz B5 A60;2 kHz B10 A45;4 kHz B0 A55;8 kHz B－A90。术前相关检查见图 10－1～图 10－4。

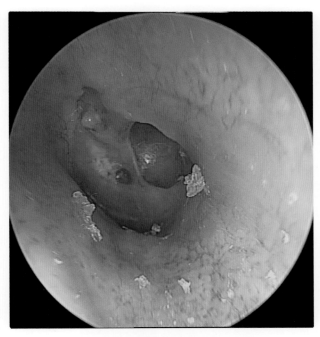

图 10－1 内镜检查显示左耳鼓膜后部内陷,整个鼓膜增厚浑浊。

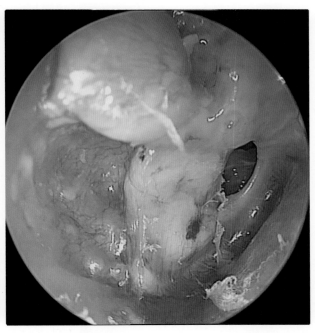

图 10－2 内镜检查显示右耳开放术式术腔改变,鼓膜增厚,前方见穿孔,后部以及上鼓室位置可以看到重建的软骨片。鼓室黏膜略有水肿。

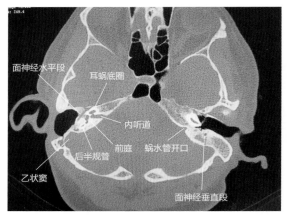

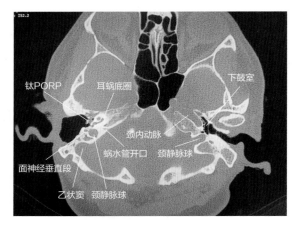

图 10-3 横断面 CT 显示右耳开放术改变,外耳道形成一个大腔,左耳鼓膜后部内陷将锤骨柄拉向鼓岬,鼓膜前部增厚。

图 10-4 横断面 CT 显示右耳重建的人工听小骨,鼓室有软组织影。

手术步骤

右耳手术见图 10-5～图 10-22。

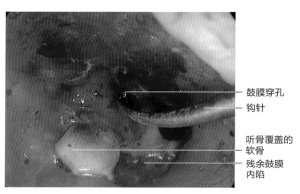

图 10-5 使用弯钩针去除穿孔边缘的瘢痕组织,做新鲜创面。

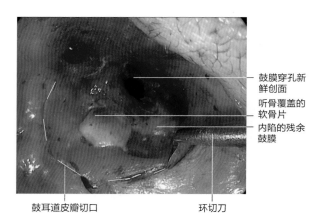

图 10-6 使用环切刀做自 6 点至 12 点位置舌形鼓耳道皮瓣切口,如图虚线所示,深达骨质,在上鼓室和面神经锥区段位置需要边试探边切,防止因裸露面神经与皮肤直接接触而误伤面神经。

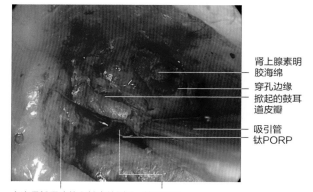

图 10-7 由于鼓膜穿孔新鲜创面出血较多,使用小块浸润肾上腺素的脑棉止血。使用环切刀沿着上次骨粉重建的骨面前推鼓耳道皮瓣至鼓膜边缘,从 6 点位置处掀起进入鼓室,注意人工听骨与鼓膜的关系,防止损伤镫骨。

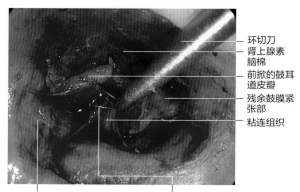

图 10-8 人工听骨周围有瘢痕组织粘连,使用环切刀轻轻探入人工听骨与鼓膜之间并向上抬起,此时粘连组织被同时分离开,这种动作不容易损伤镫骨。

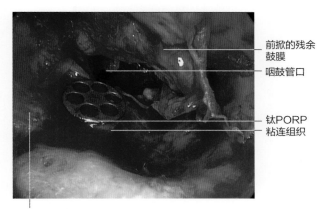

前掀的残余
鼓膜
咽鼓管口

钛PORP
粘连组织

上次骨粉重建的上鼓室外侧壁

图10-9 使用钩针和环切刀仔细清理听骨周围的粘连组织,将鼓耳道皮瓣及残余鼓膜进一步前掀,探查咽鼓管口周围情况。

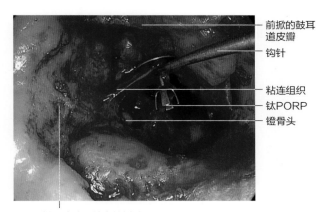

前掀的鼓耳
道皮瓣
钩针

粘连组织
钛PORP
镫骨头

上次骨粉重建的上鼓室外侧壁

图10-10 用钩针轻轻掀起人工听骨,使其与镫骨分离,同时离断周围粘连组织。

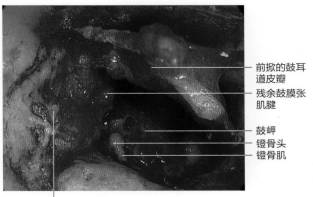

前掀的鼓耳
道皮瓣
残余鼓膜张
肌腱

鼓岬
镫骨头
镫骨肌

上次骨粉重建的上鼓室外侧壁

图10-11 仔细分离镫骨周围的瘢痕组织,尽量保持原有的鼓室黏膜完整,可见锤骨砧骨缺失。

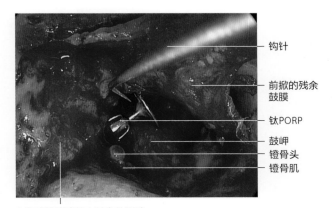

钩针

前掀的残余
鼓膜
钛PORP
鼓岬
镫骨头
镫骨肌

上次骨粉重建的上鼓室外侧壁

图10-12 将清理过的人工听骨小心移入术腔。

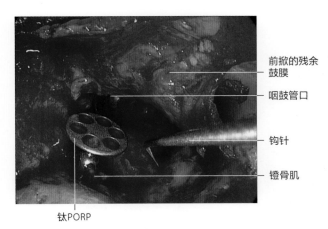

前掀的残余
鼓膜
咽鼓管口

钩针

镫骨肌

钛PORP

图10-13 使用钩针重新戴帽于镫骨头上,重建听骨链。

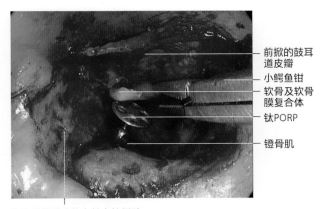

前掀的鼓耳
道皮瓣
小鳄鱼钳
软骨及软骨
膜复合体
钛PORP

镫骨肌

上次骨粉重建的上鼓室外侧壁

图10-14 取耳屏软骨及软骨膜复合体衬于鼓膜内侧,内置法修补穿孔,后份盖在听骨表面。

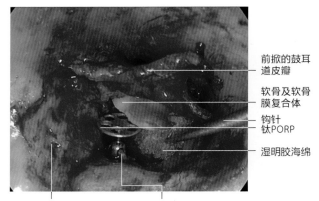

图 10 – 15　使用半干的明胶海绵填塞鼓室,将软骨及软骨膜复合体与鼓膜穿孔缘贴合紧密,保持在适当位置。

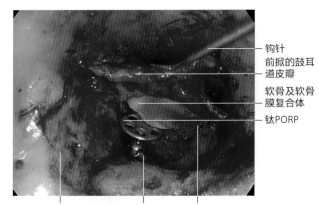

图 10 – 16　调整人工听骨表面使其与软骨及软骨膜复合体所在平面处于合适的角度。

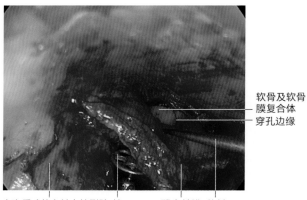

图 10 – 17　复位前掀的鼓耳道皮瓣和鼓膜,使用钩针调整软骨及软骨膜复合体,使其与鼓膜穿孔边缘贴合紧密,无裂隙。

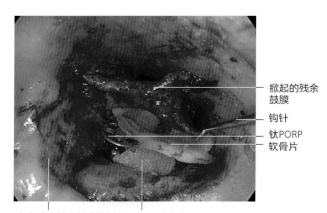

图 10 – 18　取剩余的软骨片修补鼓膜后方,防止粘连。

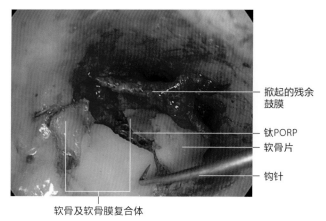

图 10 – 19　软骨片采用叠瓦样如图放置,既可以防止粘连内陷,也可以加高上鼓室外侧壁。

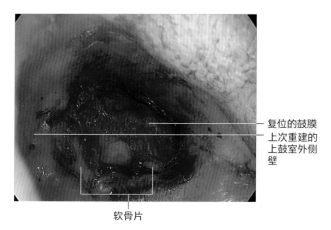

图 10 – 20　复位鼓耳道皮瓣和残余鼓膜,覆盖在重建的软骨片上。

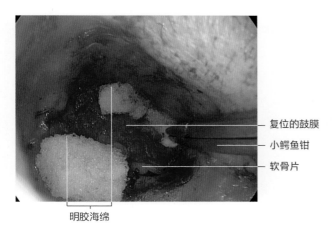

复位的鼓膜
小鳄鱼钳
软骨片

明胶海绵

图 10 - 21 半干的明胶海绵填塞鼓膜外侧,固定鼓耳道皮瓣和重建的软骨片。

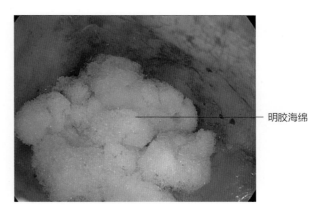

明胶海绵

图 10 - 22 外耳道填塞半干的明胶海绵。

左耳手术见图 10 - 23～图 10 - 41。

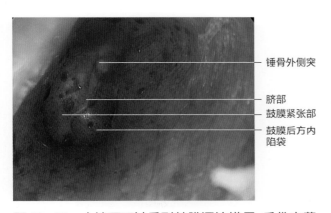

锤骨外侧突

脐部
鼓膜紧张部
鼓膜后方内陷袋

图 10 - 23 内镜下可以看到鼓膜浑浊增厚,后份变薄内陷与鼓室内侧壁相贴。

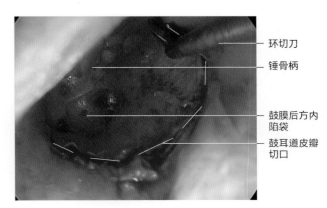

环切刀
锤骨柄

鼓膜后方内陷袋
鼓耳道皮瓣切口

图 10 - 24 使用环切刀从 11 点至 18 点位置做舌形的鼓耳道皮瓣切口,如图虚线所示,深达骨质。

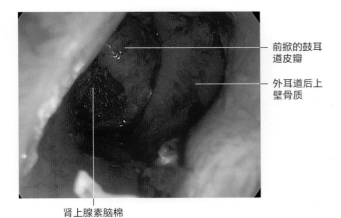

前掀的鼓耳道皮瓣

外耳道后上壁骨质

肾上腺素脑棉

图 10 - 25 使用浸润肾上腺素的小块脑棉保护鼓耳道皮瓣和止血,使用环切刀沿着骨面平行将鼓耳道皮瓣前推至鼓环位置。

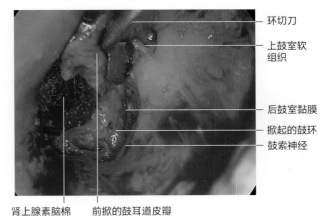

环切刀
上鼓室软组织

后鼓室黏膜
掀起的鼓环
鼓索神经

肾上腺素脑棉   前掀的鼓耳道皮瓣

图 10 - 26 自 18 点位置抬起鼓环,见后鼓室黏膜增厚粘连,在看清鼓索神经的前提下,逐步自下而上抬起鼓环,至锤骨外侧韧带处。

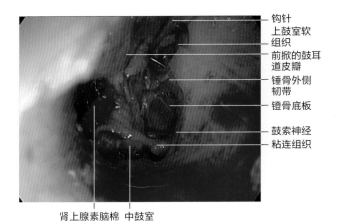

钩针
上鼓室软组织
前掀的鼓耳道皮瓣
锤骨外侧韧带
镫骨底板
鼓索神经
粘连组织

肾上腺素脑棉　中鼓室

图 10-27　进一步前掀鼓耳道皮瓣,暴露鼓室,可见内陷袋与鼓室内侧壁有粘连组织,镫骨仅剩镫骨底板,用钩针仔细自内侧向外离断锤骨外侧韧带,注意分辨鼓索神经,前掀鼓膜松弛部,暴露上鼓室软组织。

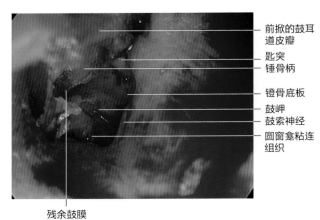

前掀的鼓耳道皮瓣
匙突
锤骨柄
镫骨底板
鼓岬
鼓索神经
圆窗龛粘连组织

残余鼓膜

图 10-28　去除内陷的鼓膜,清理粘连组织,尽可能保留鼓室黏膜完整,可见圆窗龛也有粘连组织覆盖。

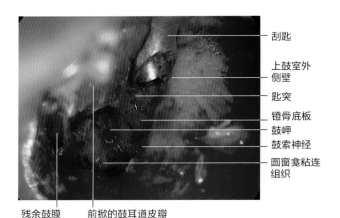

刮匙
上鼓室外侧壁
匙突
镫骨底板
鼓岬
鼓索神经
圆窗龛粘连组织

残余鼓膜　　前掀的鼓耳道皮瓣

图 10-29　为了探查上鼓室,使用刮匙去除上鼓室外侧壁骨质,注意避免损伤鼓索神经。

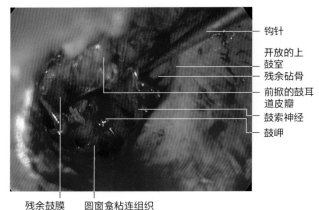

钩针
开放的上鼓室
残余砧骨
前掀的鼓耳道皮瓣
鼓索神经
鼓岬

残余鼓膜　　圆窗龛粘连组织

图 10-30　探查上鼓室,清理上鼓室肉芽组织,砧骨长脚破坏,分离锤砧关节。

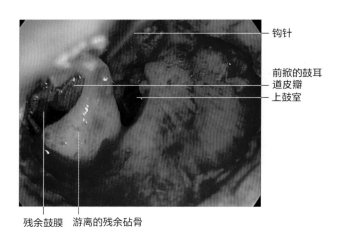

钩针
前掀的鼓耳道皮瓣
上鼓室

残余鼓膜　　游离的残余砧骨

图 10-31　为了通畅引流,取出残余砧骨。

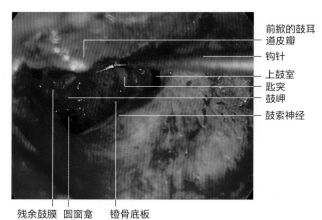

前掀的鼓耳道皮瓣
钩针
上鼓室
匙突
鼓岬
鼓索神经

残余鼓膜　圆窗龛　镫骨底板

图 10-32　使用小钩针轻触镫骨底板,观察圆窗龛内积液的波动情况,判断底板活动度。

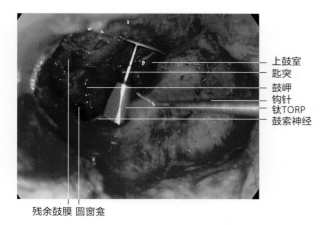

上鼓室
匙突
鼓岬
钩针
钛TORP
鼓索神经

残余鼓膜 圆窗龛

图 10‒33 使用钩针将钛 TORP 小心地移入术腔。

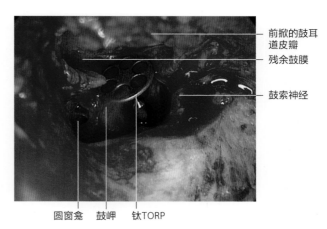

前掀的鼓耳道皮瓣
残余鼓膜
鼓索神经

圆窗龛 鼓岬 钛TORP

图 10‒34 将钛 TORP 放置在镫骨底板上。

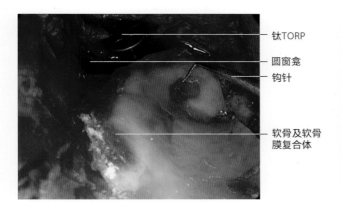

钛TORP
圆窗龛
钩针

软骨及软骨膜复合体

图 10‒35 取耳屏软骨及软骨膜复合体移入术腔。

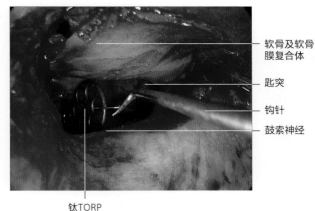

软骨及软骨膜复合体
匙突
钩针
鼓索神经

钛TORP

图 10‒36 将耳屏软骨及软骨膜复合体内置法置于锤骨柄内侧，此过程为了操作方便，避免过度碰撞人工听骨，将人工听骨侧放。

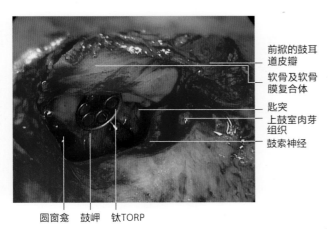

前掀的鼓耳道皮瓣
软骨及软骨膜复合体
匙突
上鼓室肉芽组织
鼓索神经

圆窗龛 鼓岬 钛TORP

图 10‒37 使用钩针小心地将钛合金全听骨扶正，由于是单手操作，这个过程很费力，需要仔细操作，善于借力。

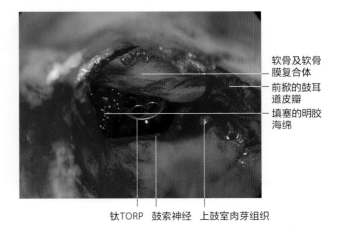

软骨及软骨膜复合体
前掀的鼓耳道皮瓣
填塞的明胶海绵

钛TORP 鼓索神经 上鼓室肉芽组织

图 10‒38 将钛 TORP 扶正后，借助底板和软骨及软骨膜复合体的弹性将人工听骨固定，此时鼓室填塞半干的明胶海绵，进一步固定软骨及软骨膜复合体，使其与残余鼓膜边缘贴合紧密。

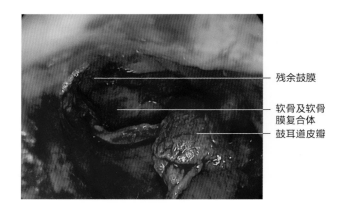

残余鼓膜

软骨及软骨膜复合体

鼓耳道皮瓣

图 10 - 39 将软骨及软骨膜复合体覆盖听骨和鼓室边缘骨质,此过程仍然要注意避免听骨移位。

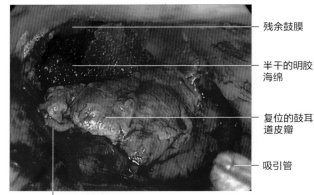

残余鼓膜

半干的明胶海绵

复位的鼓耳道皮瓣

吸引管

软骨及软骨膜复合体

图 10 - 40 将鼓耳道皮瓣复位盖在软骨及软骨膜复合体上面,半干的明胶海绵填塞鼓膜外侧,保持软骨及软骨膜复合体与残余鼓膜贴合紧密。

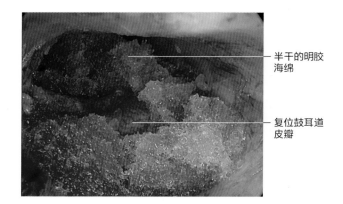

半干的明胶海绵

复位鼓耳道皮瓣

图 10 - 41 外耳道继续填塞半干的明胶海绵固定鼓耳道皮瓣。

手术视频

 手术视频

后天听骨链缺失内镜 TORP 重建(病例 10 - 1)

 手术视频

右侧开放术式复发内镜二次手术(病例 10 - 2)

分析

患者右耳为显微镜开放术后鼓膜再次穿孔,可以看到第一次成形术中听骨表面的软骨片以及用于鼓膜重建的软骨成分,尽管上次做了耳甲腔成形术,但是如本次手术选用显微镜下操作,视野仍然不够,需要做耳前切口,而且重建仍然需再次做切口取修补组织,因此我们采用耳内镜下操作,无需做耳前切口,只需要做取耳屏软骨及软骨膜复合体的小切口,创伤较小。本例患者左耳鼓膜后方的内陷袋,考虑可能是胆脂瘤破坏听骨后致鼓膜穿孔,并反复感染,后期鼓膜穿孔愈合内陷而成,而非鼓膜穿孔愈合形成的内陷袋破坏了板上结构。之所以如此考虑，是因为单纯中耳炎不足以将板上结构破坏殆尽。本例采用内镜操作优势比较明显，唯一的缺点是单手操作困难，需要医生有良好的单手操作经验。本例同时完成双侧耳手术，目的是取单侧耳屏软骨就可以为双侧提供修补材料。

手术后随访

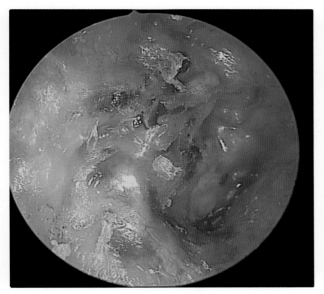

图 10 - 42 术后 1 个月右耳内镜检查可见鼓膜完整，形态良好。

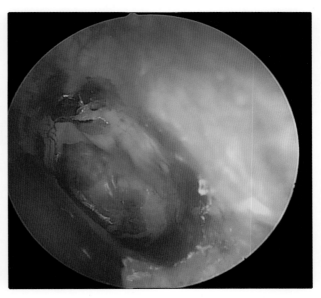

图 10 - 43 术后 1 个月左耳内镜检查鼓膜完整，形态良好。

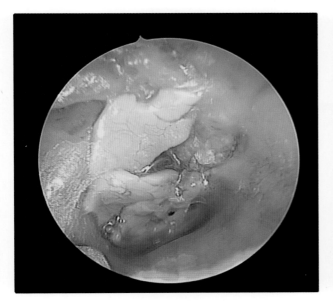

图 10 - 44 术后 3 个月右耳内镜检查可见软骨形态，人工听骨部分脱离软骨覆盖，鼓膜前方似有小穿孔，实则有薄层膜覆盖。

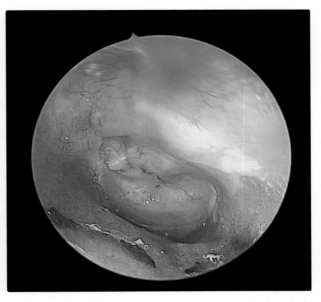

图 10 - 45 术后 3 个月左耳内镜检查显示鼓膜形态良好，可隐约看到人工听骨。

术后1个月复诊(图10-42、图10-43)耳鸣好转。纯音听阈测试：右耳125 Hz B-A55；250 Hz B0 A65；500 Hz B15 A60；1 kHz B15 A45；2 kHz B20 A40；4 kHz B30 A55；8 kHz B-A90；左耳125 Hz B-A55；250 Hz B5 A50；500 Hz B10 A40；1 kHz B10 A35；2 kHz B20 A20；4 kHz B10 A40；8 kHz B-A70。

术后3个月复诊(图10-44、图10-45)，双耳道净。纯音听阈测试：右耳125 Hz B-A65；250 Hz B15 A55；500 Hz B20 A50；1 kHz B25 A55；2 kHz B40 A40；4 kHz B50 A55；8 kHz B-A80；左耳125 Hz B-A60；250 Hz B0 A60；500 Hz B0 A50；1 kHz B5 A35；2 kHz B15 A30；4 kHz B10 A40；8 kHz B-A60。

病例 11　开放式术后穿孔复发鼓膜修补听骨链重建术

| **诊断** | 慢性中耳炎，开放术式术后复发。 | **手术方式** | 内镜下鼓室探查+钛PORP重建听骨链+鼓膜修补术。 |

病史和术前检查

患者　女，44岁，主诉右耳反复流脓20年。既往15年前曾行鼓室成形术，近几年再次出现流脓，伴听力下降。术前相关检查见图11-1～图11-6。

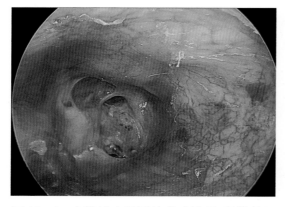

图11-1　内镜检查示开放术式外观，鼓膜前下大穿孔，残余鼓膜内陷，鼓室黏膜增厚覆盖脓性分泌物。

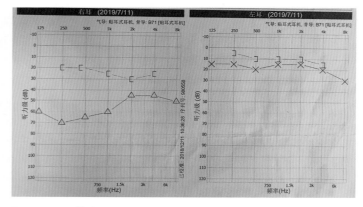

图11-2　纯音听阈测定显示右耳传导性听力下降为主的混合型聋。

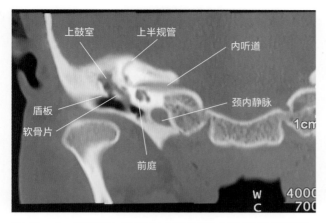

图 11-3 冠状面 CT 显示上鼓室及中鼓室软组织影，听骨链缺失。

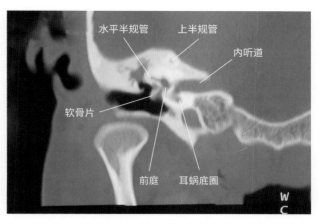

图 11-4 冠状面 CT 显示鼓膜缺失，上鼓室软组织影，听骨链缺失。

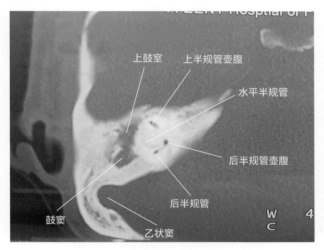

图 11-5 横断面 CT 显示鼓窦、上鼓室软组织影，乳突未发育。听骨链缺失。

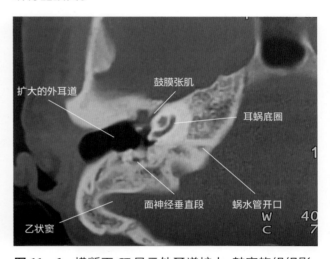

图 11-6 横断面 CT 显示外耳道扩大，鼓室软组织影，听骨链结构不清。

手术步骤

见图 11-7～图 11-26。

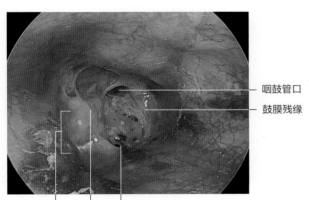

图 11-7 内镜下可以看到开放术式术腔，上鼓室开放重建，残留锤骨，鼓膜大穿孔，残余鼓膜内陷，边缘与鼓室黏膜粘连，鼓室黏膜增厚，表面覆盖黏脓分泌物。咽鼓管口尚通畅。

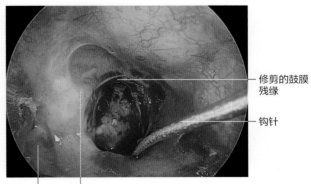

图 11-8 使用弯钩针处理穿孔边缘，去除瘢痕组织，修出新鲜创面，该过程尽量不要过度损伤鼓室原有黏膜。

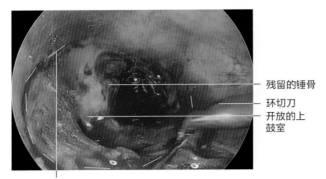

残留的锤骨

环切刀

开放的上鼓室

鼓耳道皮瓣切口

图 11-9 使用环切刀自 1 点到 6 点位置做鼓耳道皮瓣，切口如图虚线所示，距离鼓环位置 2～3 mm。深达骨质。

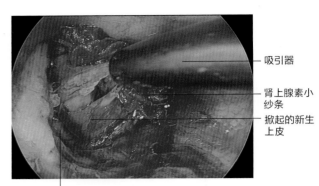

吸引器

肾上腺素小纱条

掀起的新生上皮

开放的上鼓室

图 11-10 分离并前推鼓耳道皮瓣，连同残余鼓膜掀向前方，该过程使用肾上腺素小纱条保护鼓耳道皮瓣和止血，注意进入鼓室时，须分清楚鼓膜与鼓室黏膜的界限，防止切除过多的鼓室黏膜，同时需要分辨内陷的上皮，将其与鼓室黏膜分离并去除。

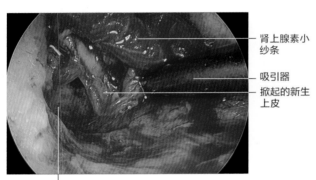

肾上腺素小纱条

吸引器

掀起的新生上皮

开放的上鼓室

图 11-11 进入鼓室，仔细分辨残余听骨和面神经水平段，防止损伤。

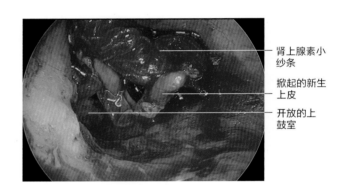

肾上腺素小纱条

掀起的新生上皮

开放的上鼓室

图 11-12 将内陷的新生上皮去除，保护鼓室原有黏膜，继续将鼓耳道皮瓣连同残余鼓膜向前掀。

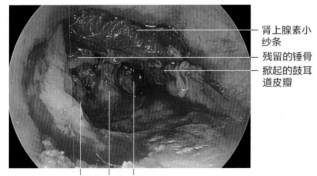

肾上腺素小纱条

残留的锤骨

掀起的鼓耳道皮瓣

开放的上鼓室　软骨片　鼓室黏膜

图 11-13 此时可以看到镫骨位置有上次手术填充的软骨片及残留锤骨。

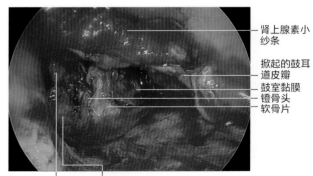

肾上腺素小纱条

掀起的鼓耳道皮瓣

鼓室黏膜

镫骨头

软骨片

鼓膜张肌腱残端　开放的上鼓室

图 11-14 仔细分离鼓室填充的软骨片，看到残存镫骨，及镫骨头上用于解决传音问题的软骨片。

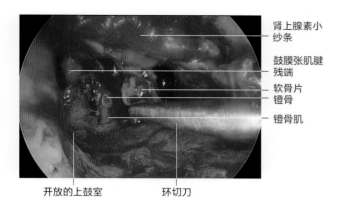

肾上腺素小
纱条

鼓膜张肌腱
残端

软骨片

镫骨

镫骨肌

开放的上鼓室　　环切刀

图 11 – 15　仔细分离软骨片,彻底暴露镫骨,探查镫骨活动良好,鼓膜张肌腱遗留残端,面神经水平段无裸露,有病变组织覆盖。

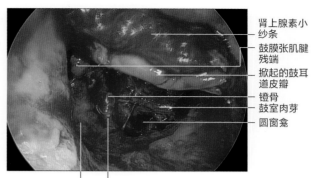

肾上腺素小
纱条

鼓膜张肌腱
残端

掀起的鼓耳
道皮瓣

镫骨

鼓室肉芽

圆窗龛

开放的上鼓室　　镫骨肌

图 11 – 16　取出填充的软骨片,见鼓室肉芽封闭圆窗龛,略加清理,保留鼓室肉芽。

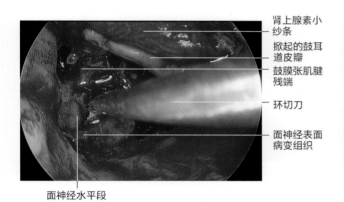

肾上腺素小
纱条

掀起的鼓耳
道皮瓣

鼓膜张肌腱
残端

环切刀

面神经表面
病变组织

面神经水平段

图 11 – 17　环切刀小心去除面神经水平段表面的病变组织,为重建听骨链留出空间。

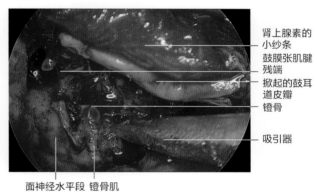

肾上腺素的
小纱条

鼓膜张肌腱
残端

掀起的鼓耳
道皮瓣

镫骨

吸引器

面神经水平段　镫骨肌

图 11 – 18　面神经水平段暴露,镫骨结构保留完整,活动好。

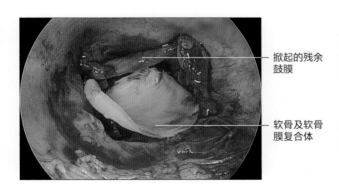

掀起的残余
鼓膜

软骨及软骨
膜复合体

图 11 – 19　将耳屏软骨及软骨膜复合体移入术腔,内置法修补鼓膜。

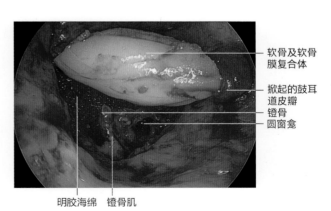

软骨及软骨
膜复合体

掀起的鼓耳
道皮瓣

镫骨

圆窗龛

明胶海绵　镫骨肌

图 11 – 20　明胶海绵填塞鼓室,将软骨及软骨膜复合体与残余鼓膜边缘贴合紧密。

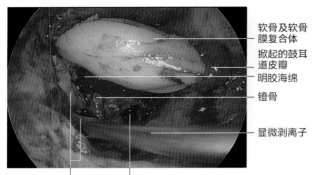

软骨及软骨
膜复合体

掀起的鼓耳
道皮瓣

明胶海绵

镫骨

显微剥离子

上鼓室填塞软骨片 圆窗龛

图 11-21 剩余软骨用来填塞上鼓室残余的空间,防止内陷。

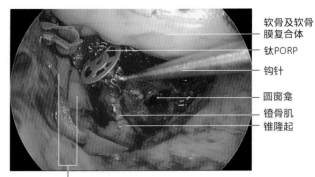

软骨及软骨
膜复合体

钛PORP

钩针

圆窗龛

镫骨肌

锥隆起

上鼓室填塞软骨片

图 11-22 小钩针将钛 PORP 移入术腔,避免碰撞,戴于镫骨头上,用来重建听骨链。

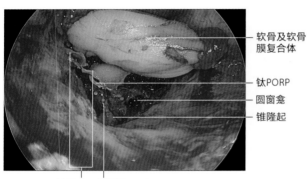

软骨及软骨
膜复合体

钛PORP

圆窗龛

锥隆起

软骨片 镫骨肌

图 11-23 在钛 PORP 表面覆盖一小块软骨片,增加软骨的厚度,防止听小骨外移。

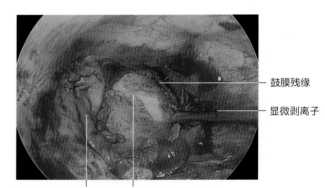

鼓膜残缘

显微剥离子

复位的鼓耳道皮瓣 软骨及软骨膜复合体

图 11-24 将软骨及软骨膜复合体覆盖在听骨表面,复位鼓耳道皮瓣。调整软骨及软骨膜复合体,使之与穿孔边缘贴合紧密。

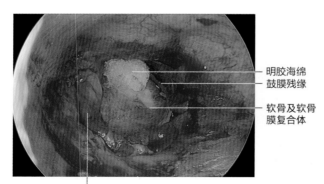

明胶海绵

鼓膜残缘

软骨及软骨
膜复合体

复位的鼓耳道皮瓣

图 11-25 外耳道填塞半干明胶海绵,保持软骨及软骨膜复合体与鼓膜穿孔边缘贴合紧密,复位鼓耳道皮瓣压住软骨及软骨膜复合体。

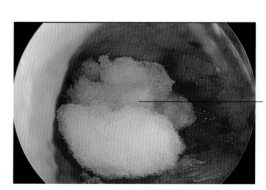

明胶海绵

图 11-26 外耳道填塞明胶海绵固定鼓耳道皮瓣。

扫描右方二维码可见手术过程。

手术视频

鼓室粘连内镜听骨链 PORP
重建（病例 11）

分析

患者 15 年前行显微镜下开放式手术，推测当时因技术受限，手术以清理病变为主，未行鼓室重建。术前 CT 显示乳突未发育，上鼓室及鼓窦软组织影，查体见鼓膜大穿孔，鼓室内病变组织，经过评估我们认为内镜下手术视野已足够，且无需额外增加切口，创伤小，因此我们选择内镜下手术治疗，最后结果也比较满意，患者对于这种微创的手术体验比较认可。如采用显微镜下手术，即使选择耳前入路也需要增加切口。但需要强调的是，内镜下操作这种术腔有粘连、二次手术解剖不清楚的情况，需要术者具备丰富的临床经验和操作技能，针对本患者面神经裸露和镫骨周围组织粘连的情况，我们还是建议显微镜下操作，立体视野下能最大程度降低风险，保护面神经等重要结构。

手术后随访

术后 1 个月复查内镜显示鼓膜完整，可见软骨片形态（图 11 - 27）。术后 3 个月复诊，耳鸣有改善。纯音听阈测试：左耳 125 Hz B－A25；250 Hz B10 A20；500 Hz B10 A15；1 kHz B10 A15；2 kHz B10 A15；4 kHz B30 A35；8 kHz B－A50。

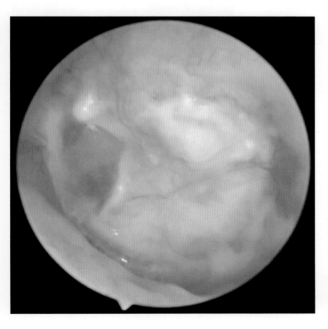

图 11 - 27 术后 1 个月内镜检查显示鼓膜完整，重建的软骨片清晰可见。

开放式术后穿孔复发鼓膜修补听骨链重建术

诊断	慢性中耳炎,开放术鼓室成形术后复发,湿耳。	**手术方式**	内镜下鼓室探查+钛 PORP 听骨链重建+鼓膜修补术。

病史和术前检查

患者 男,57 岁,双耳开放术式鼓室成形术后 10 年,复发。术前相关检查见图 12-1～图 12-5。

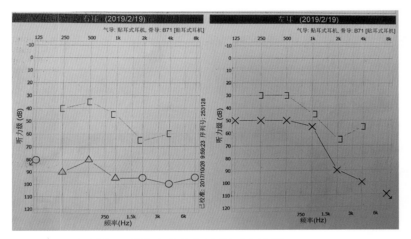

图 12-1 右侧传导成分为主的混合型听力下降。

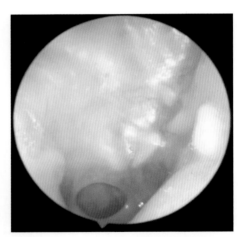

图 12-2 内镜检查显示右侧鼓膜前下方中等穿孔,鼓室黏膜略水肿,潮湿。

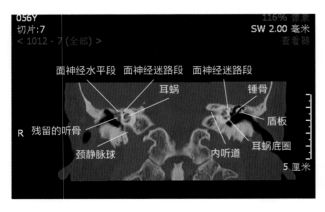

图 12-3 冠状面 CT 显示右侧上鼓室外侧壁缺失,听骨结构异常,内侧软组织影。

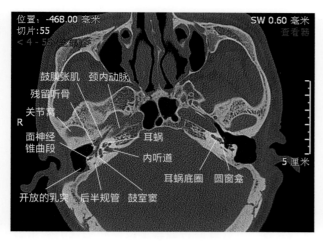

图 12-4 横断面 CT 显示右侧乳突开放,形成大的外耳道腔,鼓室阴影,听骨链结构异常。左侧乳突开放,形成大的外耳道腔,面神经嵴高。

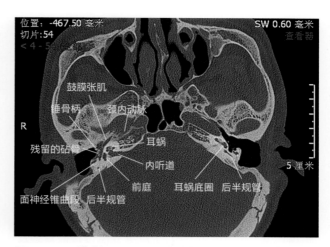

图 12-5 横断面 CT 显示右侧可见锤骨柄和残留砧骨,鼓室充满软组织影。

手术步骤

见图 12-6～图 12-28。

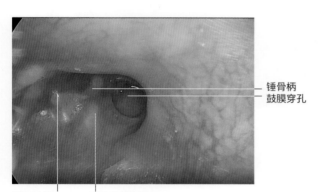

图 12-6 内镜下可见外耳道为开放术式外观,鼓膜前下方大穿孔,鼓膜内陷,隐约可见锤骨柄和移位的残留砧骨。鼓室潮湿。

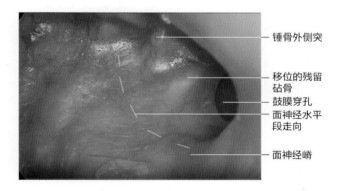

图 12-7 图中虚线为面神经水平段可能走行,做切口和分离时需注意,防止因裸露面神经与组织粘连意外损伤。

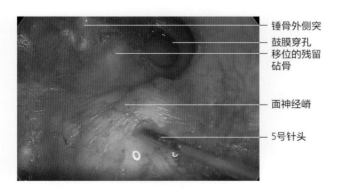

图 12-8 做乳突区鼓耳道皮瓣前,利多卡因加少许肾上腺素皮下浸润麻醉,减少分离时的出血和刺激。

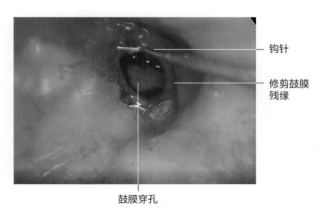

图 12-9 钩针清理穿孔边缘的瘢痕组织,做新鲜创面,利于上皮沿重建材料爬行。

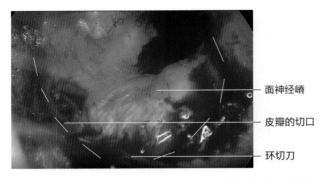

图 12‐10 使用环切刀做 11 点至 6 点位置鼓耳道皮瓣切口，如图虚线所示，深达骨质，注意避开面神经走行位置。

右侧标注：
面神经嵴
皮瓣的切口
环切刀

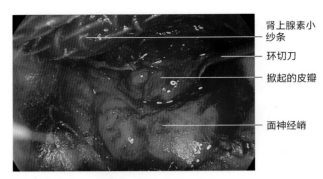

图 12‐11 沿着骨面将鼓耳道皮瓣和相连的残余鼓膜向前推，使用肾上腺素小纱条保护鼓耳道皮瓣和止血。

右侧标注：
肾上腺素小纱条
环切刀
掀起的皮瓣
面神经嵴

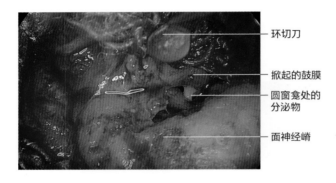

图 12‐12 仔细分离鼓耳道皮瓣和残余鼓膜，进入鼓室，从 6 点位置进入可以避开鼓索神经位置。见鼓室内圆窗龛位置附着黏脓分泌物。

右侧标注：
环切刀
掀起的鼓膜
圆窗龛处的分泌物
面神经嵴

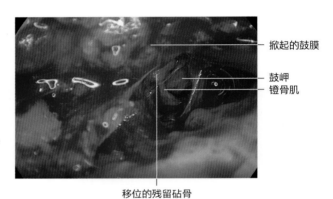

图 12‐13 继续前推鼓耳道皮瓣和相连的鼓膜，进一步暴露鼓室，可见鼓室内移位的残留砧骨位于镫骨头上，应该是上次手术重建的听骨链。

右侧标注：
掀起的鼓膜
鼓岬
镫骨肌

底部标注：
移位的残留砧骨

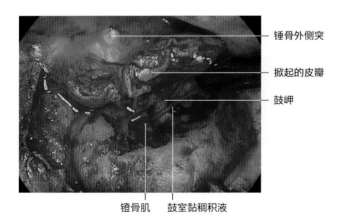

图 12‐14 可以看到上鼓室位置有黏稠积液，说明引流不畅，黏液潴留。

右侧标注：
锤骨外侧突
掀起的皮瓣
鼓岬

底部标注：
镫骨肌　鼓室黏稠积液

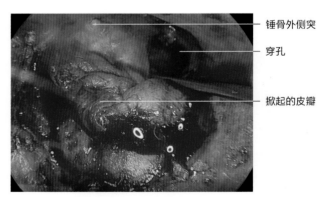

图 12‐15 由于锤骨与鼓室内侧壁粘连，复位鼓耳道皮瓣，从穿孔外侧深入钩针进行松解，注意避免过度损伤鼓室内黏膜。

右侧标注：
锤骨外侧突
穿孔
掀起的皮瓣

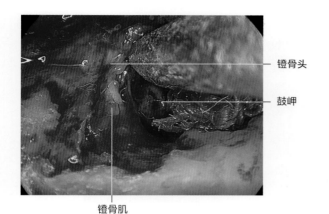

镫骨头

鼓岬

镫骨肌

图 12－16 松解锤骨后,从鼓耳道皮瓣内侧,使用小吸引器边吸引边分离,仔细暴露镫骨肌,镫骨头,避免过度扰动镫骨。

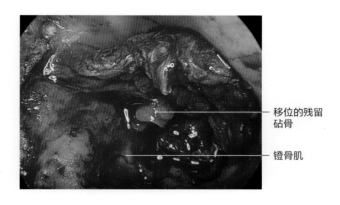

移位的残留砧骨

镫骨肌

图 12－17 分离镫骨头和镫骨肌后,分离移位的残留砧骨。

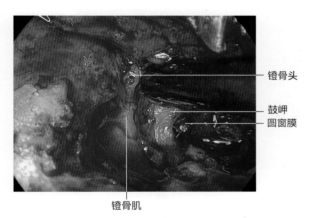

镫骨头

鼓岬

圆窗膜

镫骨肌

图 12－18 取出残留砧骨,进一步探查鼓室结构,可见圆窗膜,连接镫骨肌的镫骨头。

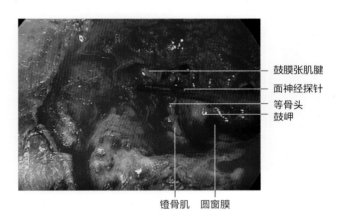

鼓膜张肌腱

面神经探针

等骨头

鼓岬

镫骨肌 圆窗膜

图 12－19 彻底松解内陷粘连的残余鼓膜,面神经探针判断面神经位置,避免损伤。

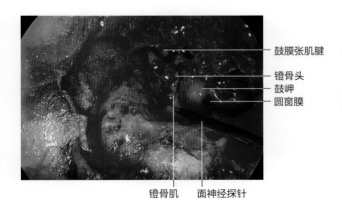

鼓膜张肌腱

镫骨头

鼓岬

圆窗膜

镫骨肌 面神经探针

图 12－20 鼓室结构辨认清楚,镫骨完整活动良好。

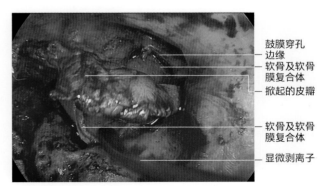

鼓膜穿孔边缘
软骨及软骨膜复合体
掀起的皮瓣

软骨及软骨膜复合体

显微剥离子

图 12－21 取耳屏软骨及软骨膜复合体移入术腔,采用内置法修补鼓膜,与鼓膜穿孔边缘新鲜创面贴合紧密。

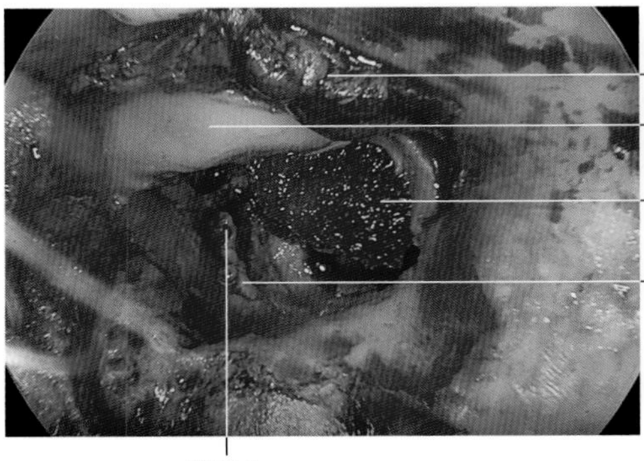

掀起的皮瓣
软骨及软骨膜复合体
明胶海绵
镫骨肌
镫骨头

图 12-22 半干的明胶海绵填塞鼓室，使软骨及软骨膜复合体与残余鼓膜贴合紧密。

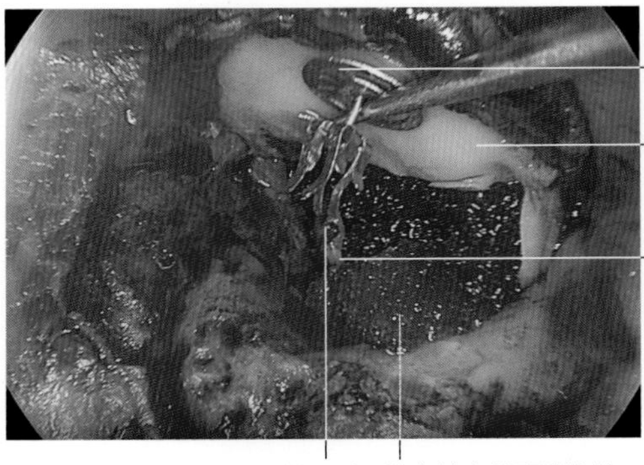

钛PORP
软骨及软骨膜复合体
镫骨肌
镫骨头
鼓室填塞的明胶海绵

图 12-23 使用小钩针将钛 PORP 缓慢移入术腔，避免与周围碰撞。

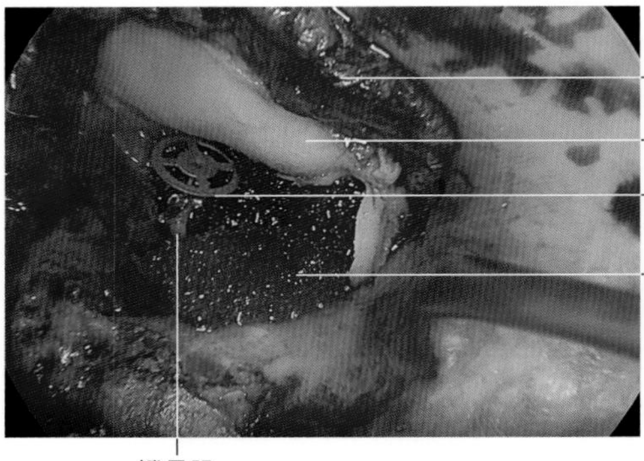

掀起的皮瓣
软骨及软骨膜复合体
钛PORP
鼓室填塞的明胶海绵
镫骨肌

图 12-24 将钛 PORP 戴帽于镫骨头上，卡紧，周围填塞明胶海绵。

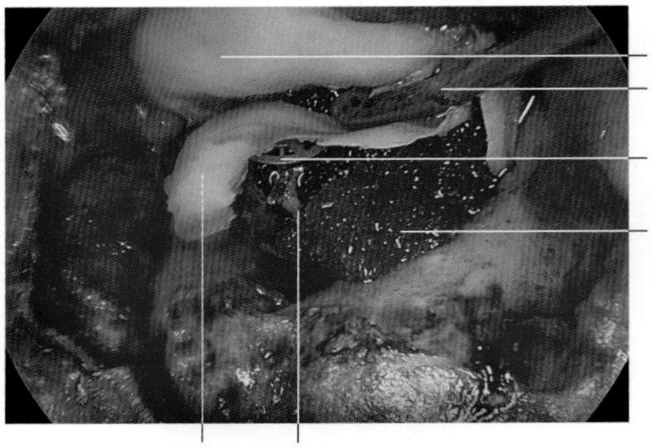

软骨及软骨膜复合体
显微剥离子
钛PORP
鼓室填塞的明胶海绵
软骨片
镫骨肌

图 12-25 取小块软骨片覆盖听骨表面，减少钛听骨外移脱出的机会。

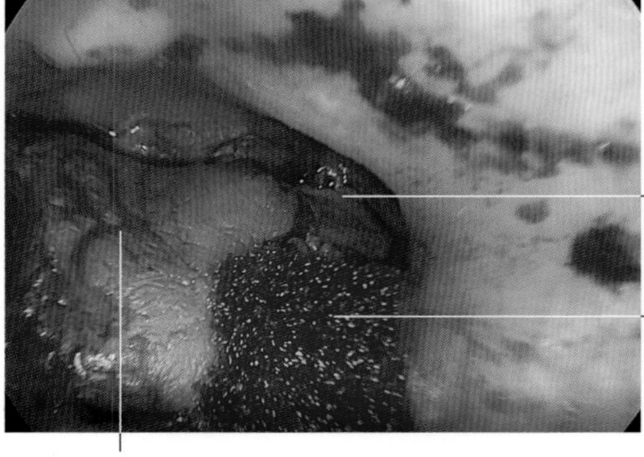

软骨及软骨膜复合体
填塞的明胶海绵
复位的皮瓣

图 12-26 将软骨及软骨膜复合体覆盖听骨，复位鼓耳道皮瓣，鼓膜外侧填塞明胶海绵固定。

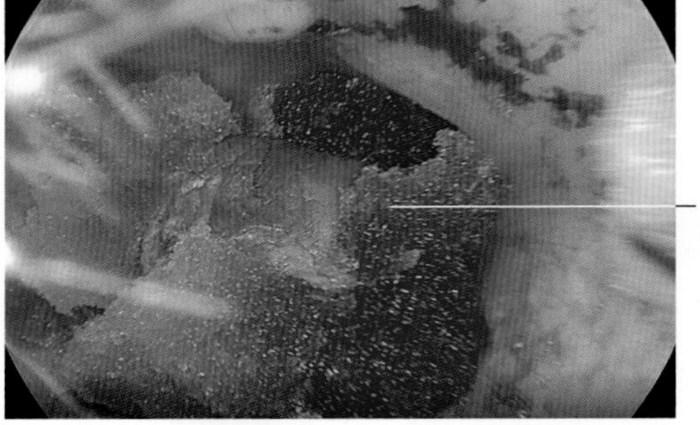

外耳道填塞的明胶海绵

图 12-27 外耳道填塞明胶海绵固定鼓耳道皮瓣。

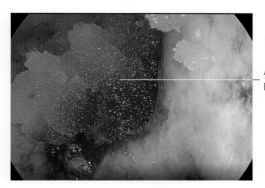

外耳道填塞
的明胶海绵

图 12-28 外耳道填塞明胶海绵。

 手术视频

显微镜失败内镜二次手术（病例 12）

手术视频

扫描上方二维码可见手术过程。

分析

本患者上次手术为开放式鼓室成形术，术后鼓膜再次穿孔，临床比较常见。CT 显示乳突鼓窦已开放，外耳道较宽敞，病变仅局限于鼓室，使得鼓膜修补工作较容易，因而选择内镜下手术，术中只需做一个取耳屏软骨的切口，属于微创手术，术后患者恢复快。本例患者也可以采用显微镜手术，但需要做耳前切口和修补材料的取材切口。

手术后随访

术后 1 个半月随访见图 12-29。术后 2 个月随访，右耳大量痂皮，清理后见鼓膜完整。纯音听阈测试：右耳 125 Hz B-A-；250 Hz B-A100；500 Hz B55 A95；1 kHz B50 A100；2 kHz B65 A95；4 kHz B55 A100；8 kHz B-A95。

术后 6 个月复诊，右耳鼓膜完整，CT 显示鼓室部分含气。纯音听阈测试：右耳 125 Hz B-A75；250 Hz B40 A80；500 Hz B55 A75；1 kHz B60 A90；2 kHz B60 A80；4 kHz B-A90；8 kHz B-A95。

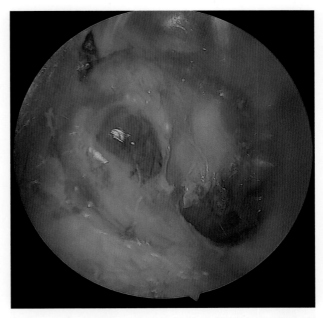

图 12-29 术后 1 个半月内镜检查鼓膜完整，表面覆盖薄层痂皮，后上方少许肉芽组织。

开放式术后鼓膜修补听骨链重建术

诊断	慢性中耳炎,开放式鼓室成形术后复发。	手术方式	内镜下外耳道成形术+PORP 听骨链重建+鼓膜修补术。

病史和术前检查

患者 女,73 岁,左耳开放术式中耳胆脂瘤术后反复流脓数年。术前相关检查见图 13‑1～图 13‑6。

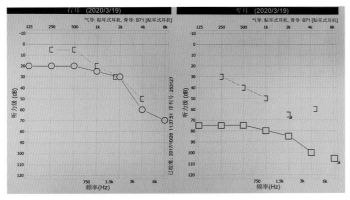

图 13‑1 纯音听阈测试显示左耳以传导为主的混合型听力下降,右耳高频感音性听力下降。

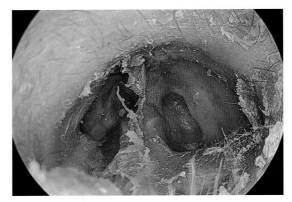

图 13‑2 内镜检查显示开放式外观,乳突鼓窦成为一个大腔向外耳道敞开,与上鼓室有间隔,鼓膜紧张部前份完整浑浊,后份有分泌物覆盖,可见镫骨头,面神经嵴较高,表面覆盖一层脓痂皮。

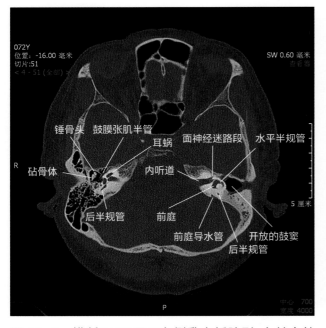

图 13‑3 横断面 CT 显示左侧乳突板障型,上鼓室外侧壁缺失,与外耳道相通,表面覆盖软组织。砧骨缺失。

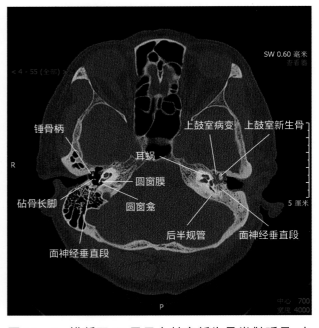

图 13‑4 横断面 CT 显示上鼓室新生骨类似听骨,上鼓室软组织影,外耳道扩大。

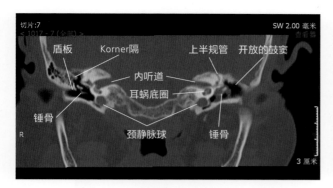

图 13-5 冠状面 CT 显示鼓窦乳突形成一个空腔向外耳道开放,锤骨柄可见,周围包绕软组织影,鼓膜增厚。咽鼓管口通畅。

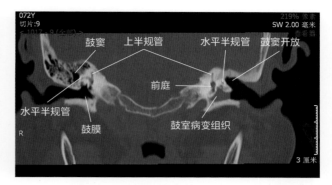

图 13-6 冠状面 CT 显示鼓窦乳突成一个大腔向外耳道敞开,面神经嵴较高,后鼓室软组织影。

手术步骤

见图 13-7～图 13-22。

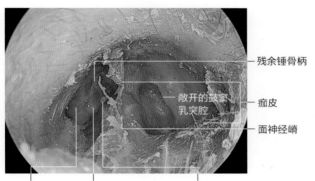

图 13-7 内镜下见开放术式外观,乳突鼓窦成为一个大腔向外耳道敞开,与上鼓室有组织间隔,鼓膜紧张部前份完整浑浊,后份有分泌物覆盖,可见镫骨头,面神经嵴较高,表面覆盖一层脓痂皮。

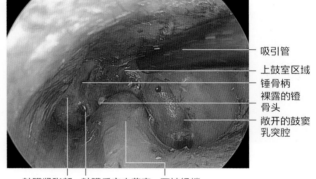

图 13-8 用吸引器和环切刀仔细清理皮肤上皮表面的痂皮,可以清楚看到上鼓室区域处于封闭状态,鼓膜后份内陷肉芽变,镫骨头外突于鼓膜平面以外,面神经嵴高起,鼓窦乳突形成一个大腔上皮化。

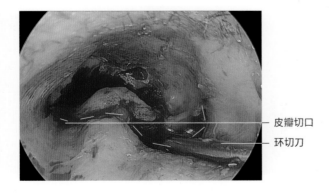

图 13-9 使用环切刀做如图虚线所示的鼓耳道皮瓣切口,切口从鼓膜 6 点位置越过面神经嵴,延伸至开放的乳突腔边缘。深达骨质。

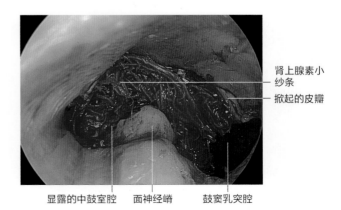

图 13-10 肾上腺素小纱条保护鼓耳道皮瓣和止血,小吸引器边吸血边沿着骨面将鼓耳道皮瓣和覆盖乳突鼓窦腔的皮肤向前推移,暴露中鼓室及上鼓室。

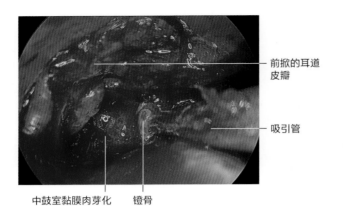

前掀的耳道
皮瓣

吸引管

中鼓室黏膜肉芽化　　镫骨

图 13-11　继续将鼓耳道皮瓣和覆盖乳突、鼓窦及上鼓室的皮肤向前掀起暴露鼓室,可见中鼓室黏膜肉芽,镫骨完整,周边包绕肉芽组织,活动尚可。

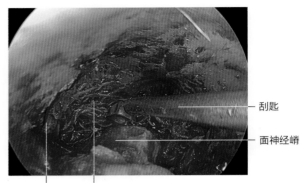

刮匙

面神经嵴

前掀的鼓耳道皮瓣　肾上腺素小纱条

图 13-12　面神经嵴过高,影响后鼓室探查和上鼓室重建,先探查面神经的高度,使用刮匙去除高起的骨质,防止损伤面神经锥区段。

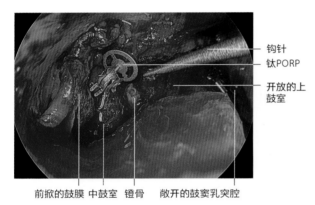

钩针

钛PORP

开放的上
鼓室

前掀的鼓膜　中鼓室　镫骨　敞开的鼓窦乳突腔

图 13-13　彻底清理镫骨周围和上鼓室的肉质组织,避免损伤面神经水平段。将钛 PORP 用小钩针小心移入鼓室,避免碰撞导致听骨变形,影响重建。

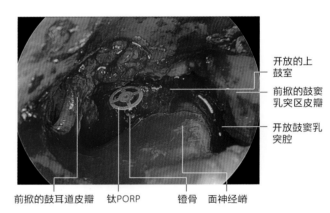

开放的上
鼓室

前掀的鼓窦
乳突区皮瓣

开放鼓窦乳
突腔

前掀的鼓耳道皮瓣　钛PORP　镫骨　面神经嵴

图 13-14　使用小钩针将钛 PORP 卡在镫骨上,固定牢靠,如图所示。

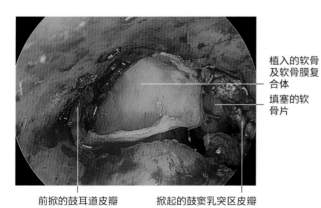

植入的软骨
及软骨膜复
合体

填塞的软
骨片

前掀的鼓耳道皮瓣　　掀起的鼓窦乳突区皮瓣

图 13-15　取耳屏软骨及软骨膜复合体内置法修补鼓膜,移入鼓室残余鼓膜内侧。

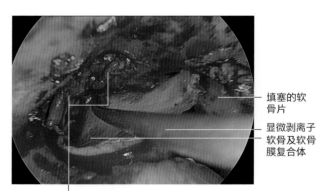

填塞的软
骨片

显微剥离子
软骨及软骨
膜复合体

前掀的鼓耳道皮瓣及鼓膜

图 13-16　使用小剥离子仔细将软骨及软骨膜复合体的边缘置于鼓膜内侧,贴合紧密。

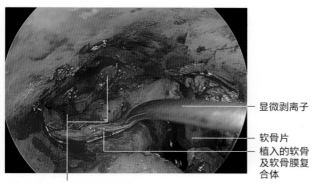

— 显微剥离子

软骨片
植入的软骨
及软骨膜复
合体

复位的残余鼓膜及鼓耳道皮瓣

图 13‑17 将软骨及软骨膜复合体覆盖在钛 PORP 表面,检查软骨及软骨膜复合体边缘的覆盖范围是否合适。

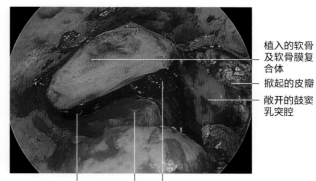

植入的软骨
及软骨膜复
合体
掀起的皮瓣
敞开的鼓窦
乳突腔

中鼓室　面神经嵴　明胶海绵

图 13‑18 显微剥离子再次掀起软骨及软骨膜复合体的后份,使用半干的明胶海绵填入中鼓室,固定软骨及软骨膜复合体,使其与鼓膜边缘贴合紧密。注意不要移动钛 PORP。

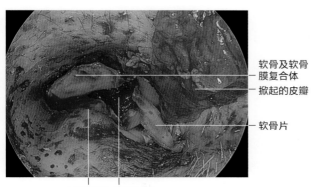

软骨及软骨
膜复合体
掀起的皮瓣

软骨片

面神经嵴　明胶海绵

图 13‑19 采用小的软骨片和半干的明胶海绵填塞鼓窦乳突腔,缩小乳突鼓窦腔有助于术后减少痂皮潴留,方便清理,降低感染复发概率。

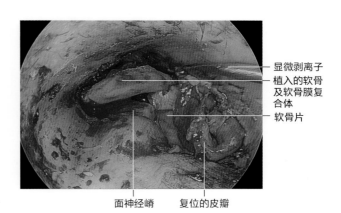

— 显微剥离子
植入的软骨
及软骨膜复
合体
软骨片

面神经嵴　复位的皮瓣

图 13‑20 调整填塞乳突和鼓窦腔的软骨片,使其接近面神经嵴和软骨及软骨膜复合体覆盖的高度,形成一个光滑的外耳道腔。

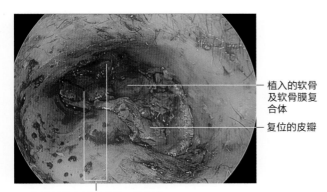

植入的软骨
及软骨膜复
合体
复位的皮瓣

复位的残余鼓膜及鼓耳道皮瓣

图 13‑21 复位鼓耳道皮瓣以及乳突鼓窦覆盖的皮肤,可以看到术腔变得平滑,没有明显的内陷腔隙。

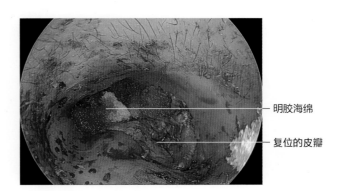

— 明胶海绵

复位的皮瓣

图 13‑22 术腔填塞半干的明胶海绵固定皮瓣和软骨及软骨膜复合体。

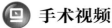

手术视频

开放术式二次手术内镜 PORP（病例 13）

扫描右方二维码可见手术过程。

分析

患者第一次手术由于鼓窦乳突腔没有进行缩小处理，分泌物形成的痂皮积聚，可能复诊也不规律，导致痂下炎症反复发生。从术前情况来看，患者第一次手术可能进行了听骨链重建，重建听骨后期脱出，也可能没有进行重建，修补鼓膜直接置于镫骨头上，后期因鼓膜内陷，镫骨头突出于鼓膜之外。由于该患者病情相对简单，手术视野宽敞，因此我们选择内镜下操作，这样无需做耳前切口，只需做取耳屏软骨及软骨膜的切口。术中采用软骨及软骨膜复合体修补鼓膜，人工听骨重建听骨链、乳突、鼓窦，上鼓室软骨片填充，形成一个缩小的光滑术腔，利于后期自然引流和人工清理，痂皮也不容易积存。

手术后随访

术后 1 个月复诊（图 13‑23），左耳清理痂皮，上皮良好。纯音听阈测试：右耳 125 Hz B‑A55；250 Hz B35 A55；500 Hz B40 A65；1 kHz B50 A80；2 kHz B65 A75；4 kHz B‑A100；8 kHz B‑A100。

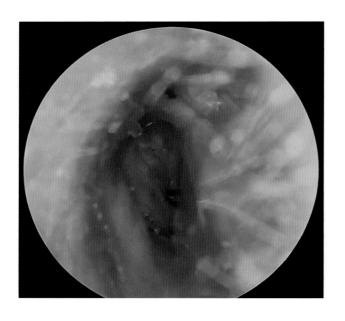

图 13‑23 术后 1 个月内镜检查，鼓膜完整，乳突鼓窦区重建部分良好。

上鼓室入路鼓室成形术后穿孔复发鼓膜修补听骨链重建术

| **诊断** 慢性中耳炎,上鼓室入路鼓室成形术后复发。 | **手术方式** 内镜下鼓室探查+鼓膜修补术。 |

病史和术前检查

患者 女,54岁,双侧鼓室成形术后23年,双侧耳流脓伴听力下降15年。为解决流脓问题就诊。术前相关检查见图 14-1~图 14-7。

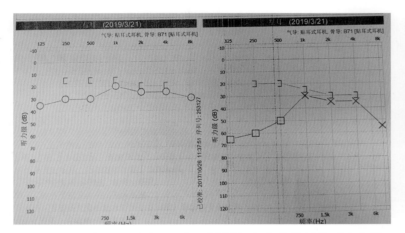

图 14-1 纯音听阈测试显示左耳以低频为主的传导性听力下降,右耳听力下降不明显。

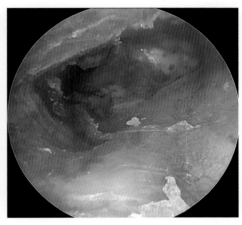

图 14-2 内镜检查显示外耳道有痂皮和分泌物,上鼓室外侧壁缺失,鼓膜前下方穿孔,由于外耳道倾斜角度原因,鼓膜前下方欠清晰。

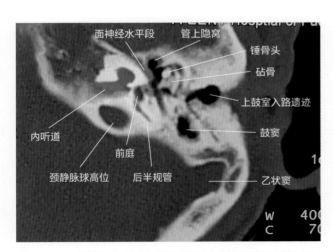

图 14-3 横断面 CT 显示外耳道上壁局部骨质缺损,为第一次手术上鼓室入路遗迹,鼓窦及上鼓室黏膜增厚,乳突气房未发育。

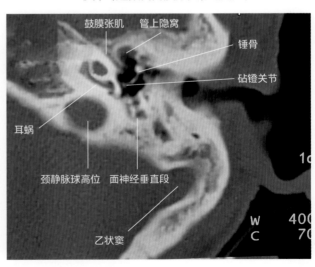

图 14-4 上鼓室听骨链外侧骨质缺损,上鼓室、乳突气房黏膜增厚。

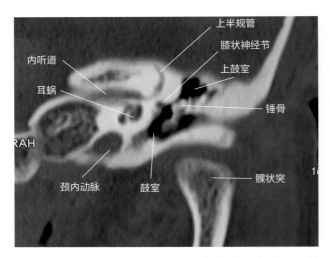

图 14‑5 鼓膜增厚,锤骨外侧有高密度骨片影。咽鼓管口软组织影。

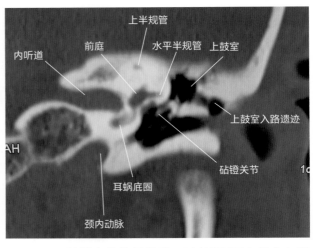

图 14‑6 鼓膜上份位置外移,可以看到因上鼓室入路手术造成的骨质缺损区。

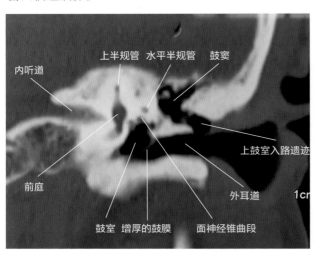

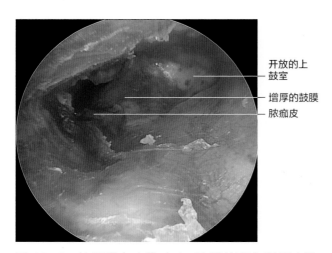

图 14‑8 外耳道有少许痂皮,鼓膜前下有半固态脓痂皮,鼓膜穿孔不明显,鼓膜增厚,上鼓室外侧壁骨质缺损,为上次手术的痕迹。

图 14‑7 增厚的鼓膜外移,下鼓室软组织影,可见因上鼓室入路手术造成的骨质缺损区。

手术步骤

见图 14‑8～图 14‑21。

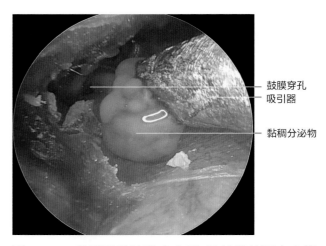

图 14‑9 吸引器吸除脓痂皮后,见鼓膜前下方中等大小穿孔,大量黏稠脓性分泌物积聚于此。结合 CT 判断这些分泌物位于咽鼓管鼓室口。

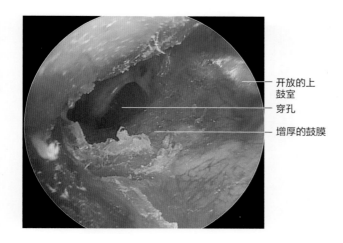

开放的上
鼓室

穿孔

增厚的鼓膜

图 14‑10 吸净黏稠脓性分泌物后，鼓膜前方穿孔清晰可见，上次手术后的修补鼓膜比正常鼓膜面积大，因外耳道与鼓膜夹角过小，很容易遗漏前方小穿孔。鼓室黏膜略水肿。

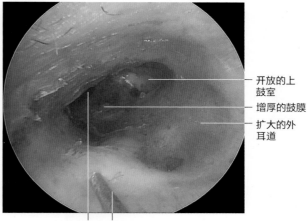

开放的上
鼓室

增厚的鼓膜

扩大的外
耳道

鼓膜穿孔　　局麻针头

图 14‑11 可以看到外耳道后上部位及上鼓室外侧壁骨质缺损，均与上次手术有关，该视角下仅能窥及鼓膜穿孔后缘。

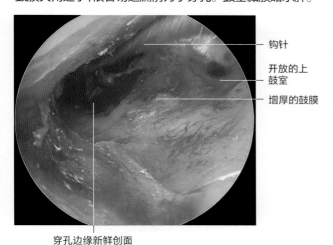

钩针

开放的上
鼓室

增厚的鼓膜

穿孔边缘新鲜创面

图 14‑12 用弯钩针处理穿孔边缘的上皮瘢痕组织，制作新鲜创面。

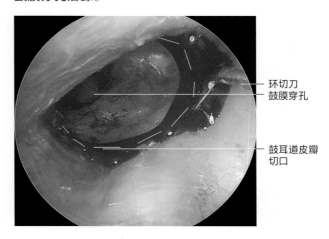

环切刀
鼓膜穿孔

鼓耳道皮瓣
切口

图 14‑13 环切刀初探鼓膜的实际边缘，在距离边缘 2～3 mm 处做 11 点至 6 点位置舌形鼓耳道皮瓣，如图虚线所示。

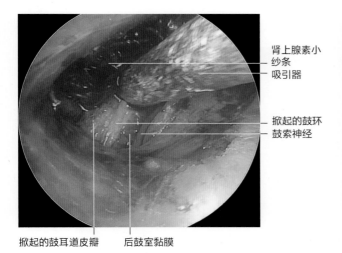

肾上腺素小
纱条

吸引器

掀起的鼓环

鼓索神经

掀起的鼓耳道皮瓣　　后鼓室黏膜

图 14‑14 使用肾上腺素小纱条保护鼓耳道皮瓣和止血，将鼓耳道皮瓣沿着骨面向前推至鼓环位置，稍加用力掀起鼓环，显露后鼓室黏膜和鼓索神经，予以保护。

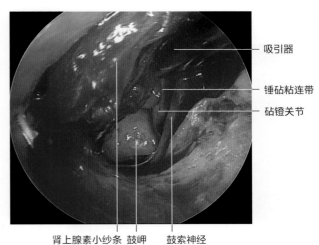

吸引器

锤砧粘连带

砧镫关节

肾上腺素小纱条　鼓岬　鼓索神经

图 14‑15 使用显微剥离子或者环切刀自 6 点位置切开后鼓室黏膜进入鼓室，自下向上分离，确保鼓索神经安全的前提下，掀起鼓环，进入鼓室，可见鼓室黏膜轻度水肿增厚，锤骨和砧骨之间有粘连带。砧镫关节连接良好。

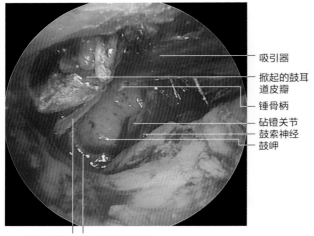

吸引器
掀起的鼓耳道皮瓣
锤骨柄
砧镫关节
鼓索神经
鼓岬

掀起的鼓环　增厚的鼓室黏膜

图 14-16 清理粘连带,探查听骨链完整,活动尚可。

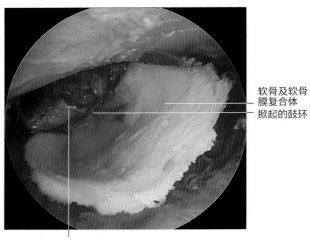

软骨及软骨膜复合体
掀起的鼓环

掀起的鼓耳道皮瓣

图 14-17 取耳屏软骨及软骨膜复合体移入术腔,做内置法修补鼓膜。

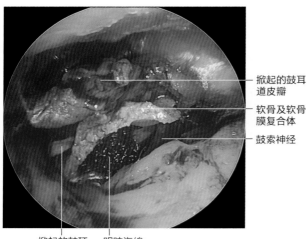

掀起的鼓耳道皮瓣
软骨及软骨膜复合体
鼓索神经

掀起的鼓环　明胶海绵

图 14-18 使用半干的明胶海绵鼓室填塞,将软骨及软骨膜复合体推移到位,位于锤骨柄内侧,覆盖鼓膜穿孔范围,软骨及软骨膜复合体与原有鼓膜贴合良好。

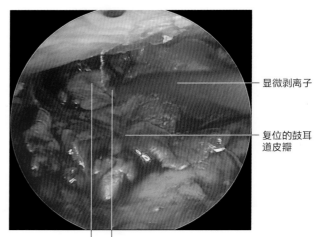

显微剥离子
复位的鼓耳道皮瓣

软骨及软骨膜复合体　锤骨柄

图 14-19 复位鼓耳道皮瓣,用显微剥离子仔细探查鼓膜穿孔是否完全被软骨及软骨膜复合体覆盖。

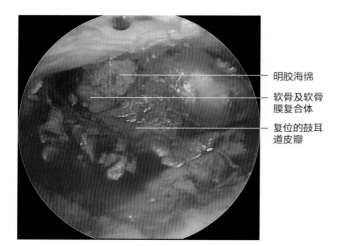

明胶海绵
软骨及软骨膜复合体
复位的鼓耳道皮瓣

图 14-20 鼓膜外侧用半干的明胶海绵覆盖,使软骨及软骨膜复合体与穿孔边缘贴合固定。

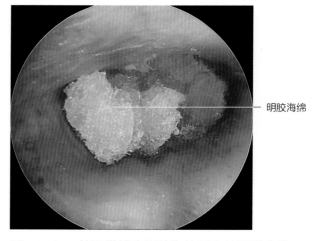

明胶海绵

图 14-21 外耳道填塞明胶海绵固定鼓耳道皮瓣。

手术视频

扫描右方二维码可见手术过程。

 手术视频

内镜鼓膜修补失败二次手术（病例 14）

分析

该患者之前做过鼓室成形术，虽具体不详，但从手术的年代和 CT 片来看，术者采用的是上鼓室入路手术，术中使用人工凿子去除骨质。患者术后出现再次流脓，鼓膜穿孔，本次手术以探查和修补鼓膜为主要目的。术中见听骨链尚完整，鼓室内有大量黏稠分泌物，从 CT 上看，分泌物应该是位于咽鼓管内。本例选择显微镜或内镜操作均可，区别在于显微镜需要增加用于扩大术野的切口，但双手操作利于病变清除，内镜下手术不需要额外切口，但是单手操作增加手术难度，术者可以根据患者的需求和自身的条件综合考虑。

手术后随访

见图 14 - 22。

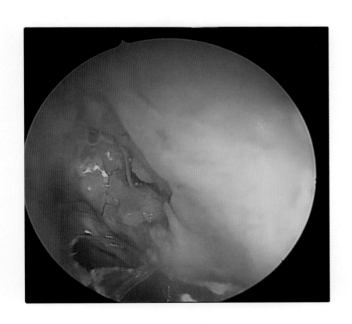

图 14 - 22　术后 1 个月复诊，主诉听力良好，内镜检查外耳道少许痂皮，清理后，鼓膜完整。

慢性中耳炎术后修补鼓膜生长不良 二次修补术

| **诊断** 慢性中耳炎,二次鼓膜修补。 | **手术方式** 内镜下鼓室探查+鼓膜修补术;内镜下鼓膜修补术。 |

病史和术前检查

患者 男,42岁,主诉自幼左耳反复流脓。术前纯音听阈测试,左耳 125 Hz B－A50；250 Hz B20 A55；500 Hz B20 A60；1 kHz B30 A60；2 kHz B25 A35；4 kHz B20 A55；8 kHz B－A70。术前相关检查见图15-1。

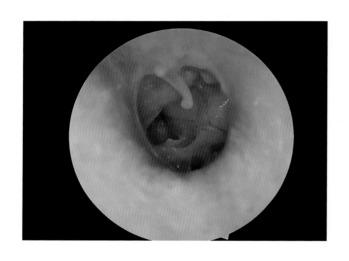

图 15-1 术前内镜检查显示左侧鼓膜大穿孔,几乎没有边缘,鼓室净。

第一次手术步骤

见图 15-2~图 15-15。

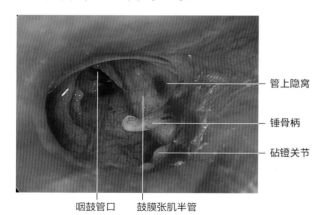

图 15-2 内镜下观察,听骨链形态尚好,鼓膜完全消失,咽鼓管口通常,鼓室内侧壁黏膜正常。

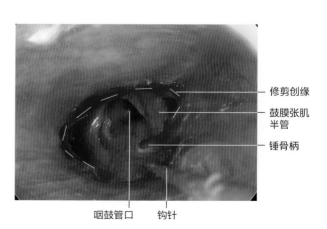

图 15-3 使用钩针做鼓膜残缘的新鲜创面,如图虚线所示,将外耳道皮肤和鼓室黏膜界限处做仔细分离,做修补材料移植床。

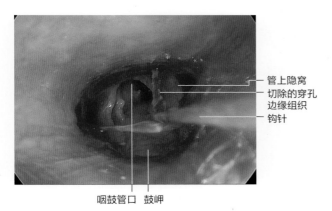

图 15-4 切除的边缘组织使用钩针或小鳄鱼钳仔细去除，尽可能不要过多损伤外耳道皮肤，但要确保皮肤与黏膜交界处得到分离。仔细分离锤骨柄表面的上皮。

管上隐窝
切除的穿孔边缘组织
钩针
咽鼓管口　鼓岬

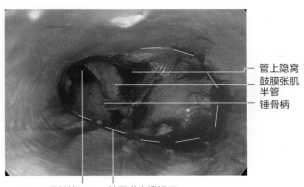

图 15-5 使用环切刀自 11 点至 18 点位置做舌形鼓耳道皮瓣切口如图虚线所示，深达骨质，尽量保持鼓耳道皮瓣完整。

管上隐窝
鼓膜张肌半管
锤骨柄
咽鼓管口　鼓耳道皮瓣切口

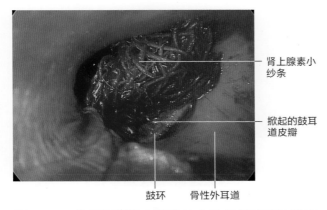

图 15-6 使用浸润肾上腺素的小纱条保护鼓耳道皮瓣，使用环切刀或者小吸引器头沿着骨面平行分离将鼓耳道皮瓣推至鼓环位置。

肾上腺素小纱条
掀起的鼓耳道皮瓣
鼓环　骨性外耳道

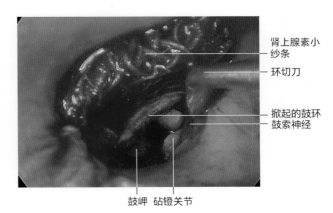

图 15-7 使用环切刀自 18 点位置掀起鼓环，切开后鼓室黏膜，进入鼓室，顺势自下而上沿着骨缘分离鼓环至锤骨外侧韧带位置，注意保护鼓索神经和砧镫关节。

肾上腺素小纱条
环切刀
掀起的鼓环
鼓索神经
鼓岬　砧镫关节

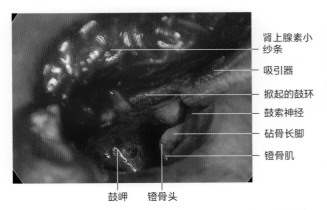

图 15-8 分离锤骨外侧韧带，前掀鼓耳道皮瓣和与之相连的鼓环，充分暴露中鼓室。

肾上腺素小纱条
吸引器
掀起的鼓环
鼓索神经
砧骨长脚
镫骨肌
鼓岬　镫骨头

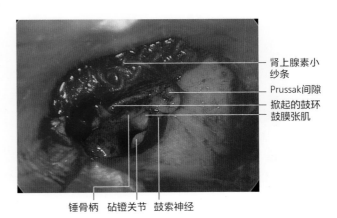

图 15-9 分离锤骨外侧韧带后进入 Prussak 间隙，探查听骨链的活动度和完整性。

肾上腺素小纱条
Prussak间隙
掀起的鼓环
鼓膜张肌
锤骨柄　砧镫关节　鼓索神经

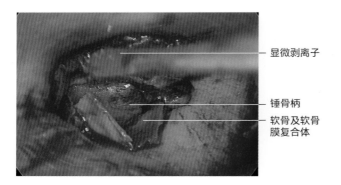

显微剥离子

锤骨柄

软骨及软骨膜复合体

图 15‑10 取耳屏软骨及软骨膜复合体,软骨膜面朝外,内置法修补鼓膜,位于锤骨柄内侧。

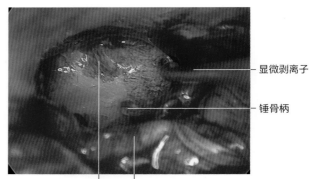

显微剥离子

锤骨柄

软骨及软骨膜复合体　掀起的鼓耳道皮瓣

图 15‑11 使用纤维剥离子仔细探查软骨及软骨膜复合体边缘与移植床的贴合情况。

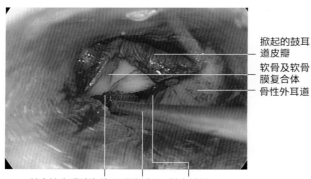

掀起的鼓耳道皮瓣

软骨及软骨膜复合体

骨性外耳道

鼓室填塞明胶海绵　显微剥离子　鼓索神经

图 15‑12 重新掀起软骨及软骨膜复合体和鼓耳道皮瓣,使用半干的明胶海绵填塞鼓室,使软骨及软骨膜复合体与移植床贴合紧密。

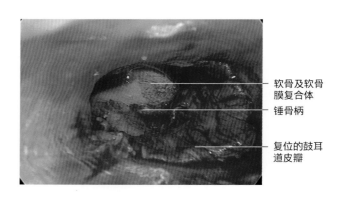

软骨及软骨膜复合体

锤骨柄

复位的鼓耳道皮瓣

图 15‑13 复位软骨及软骨膜复合体与鼓耳道皮瓣,再次检查边缘贴合情况,防止距离过大,上皮爬行困难。

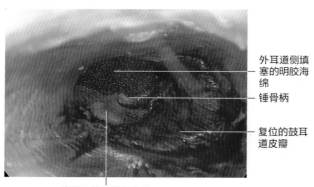

外耳道侧填塞的明胶海绵

锤骨柄

复位的鼓耳道皮瓣

软骨及软骨膜复合体

图 15‑14 使用半干的明胶海绵从外耳道侧进一步填塞固定软骨及软骨膜复合体和鼓耳道皮瓣。

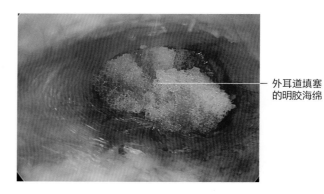

外耳道填塞的明胶海绵

图 15‑15 外耳道完成明胶海绵填塞后的状态。

第二次手术步骤

见图 15‑16～图 15‑22。

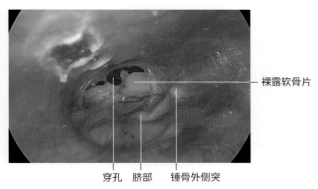

图 15-16 内镜下看到鼓膜大部分愈合良好,但是前方部分软骨片与移植床位置分离,再生上皮未能完全覆盖。

右侧标注:裸露软骨片
下方标注:穿孔　脐部　锤骨外侧突

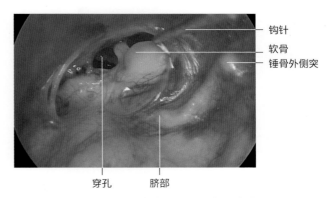

图 15-17 抵近观察,前部软骨与移植床位置远离,上皮向鼓室内爬行,部分没有上皮呈穿孔状态。

右侧标注:钩针　软骨　锤骨外侧突
下方标注:穿孔　脐部

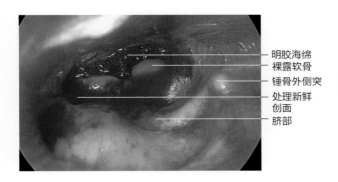

图 15-18 使用钩针沿着生长不良的部位边缘,去除上皮做新鲜创面,将生长位置不良的上皮去除,分离软骨,使用半干的明胶海绵填塞鼓室前方,位于软骨下面,将软骨抬高接近移植床平面。

右侧标注:明胶海绵　裸露软骨　锤骨外侧突　处理新鲜创面　脐部

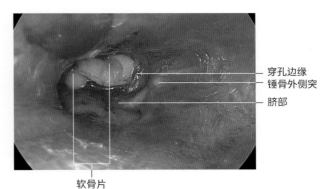

图 15-19 取对耳屏小片软骨覆盖在原有软骨上方,移植床下缘,贴合紧密。

右侧标注:穿孔边缘　锤骨外侧突　脐部
下方标注:软骨片

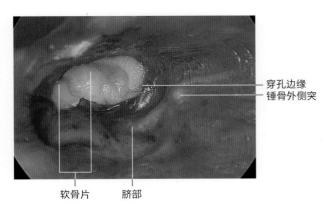

图 15-20 采用两块小软骨片呈叠瓦状如图所示。

右侧标注:穿孔边缘　锤骨外侧突
下方标注:软骨片　脐部

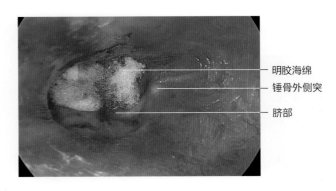

图 15-21 外侧用半干的明胶海绵加固,防止上皮爬行完成前软骨移位的可能。

右侧标注:明胶海绵　锤骨外侧突　脐部

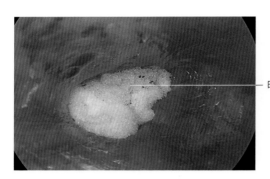

—— 明胶海绵

图 15‑22 外耳道完成明胶海绵填塞的状态。

 手术视频

鼓膜修补初次失败二次
内镜手术（病例 15）

手术视频

扫描上方二维码可见手术过程。

分析

使用软骨及软骨膜复合体修补鼓膜后，有时会因为软骨的弹性而在上皮爬行完成前即与周围移植床分离，导致鼓膜愈合不良，遗留穿孔。这种情况多数出现于鼓膜前方边缘，呈裂隙状，且无法预知。由于软骨及软骨膜复合体还在，可以起到支撑作用。因此，第二次手术可以选择局麻下软骨片外置法鼓膜修补术，即可获得良好的效果，患者多数也可以很好地耐受。本例患者在第一次修补失败后，观察 6 个月并没有愈合趋势的情况下，选择了二次手术。术中单手操作修剪软骨边缘比较困难，但是考虑到软骨修补后形成的穿孔周围有足够的支撑力度，所以我们选择制作新鲜创面后，取耳郭其他部位的软骨片覆盖穿孔，术后随访预后良好。第一次手术采用内镜和显微镜都能达到良好的效果，但是内镜具有微创，切口小而且少的特点；第二次手术，很明显内镜有优势，因为显微镜对于处理鼓膜前方穿孔存在视野暴露不良的缺点。

手术后随访

见图 15‑23、图 15‑24。

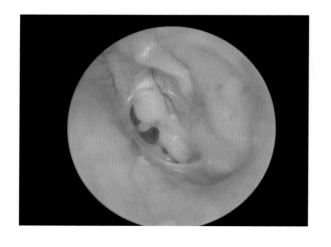

图 15‑23 第一次手术后 1 个月复诊，内镜检查可以看到鼓膜前方裂隙状小穿孔，前方修补的软骨边缘与移植床有一定距离。纯音听阈测试：左耳 125 Hz B‑A45；250 Hz B15 A30；500 Hz B15 A25；2 kHz B15 A20；4 kHz B20 A35；8 kHz B‑A40；可以看出尽管鼓膜残留穿孔，但是听力恢复比较满意。

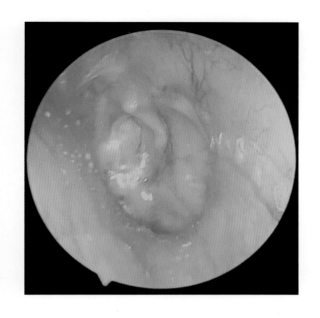

图15‑24 第二次手术后1个半月复诊，内镜检查可以看到叠瓦状的软骨片与原有软骨和移植床完美融合，上皮覆盖。患者听力改善，纯音听阈测试：左耳 125 Hz B‑A20；250 Hz B5 A20；500 Hz B10 A25；1 kHz B10 A20；2 kHz B5 A15；4 kHz B5 A40；8 kHz B‑A40。

病例 16

慢性中耳炎鼓室成形术后穿孔复发三次鼓膜修补术

诊断 慢性中耳炎，静止期。

手术方式 第一次，开放式鼓室成形术+PORP 听骨链重建+耳甲腔成形术。
第二次，内镜下听骨链松解+鼓膜修补术。
第三次，内镜下听骨链松解+鼓膜修补术。

第一次手术

病史和术前检查

患者 女，双侧中耳炎反复多年，36 岁时（2010 年）第一次手术。术前纯音听阈测试：左耳 PTA = 38 dB HL，AB GAP = 20 dB。入院行"左耳开放式鼓室成形+PORP 听骨链重建+耳甲腔成形术"。

手术步骤

术中见鼓膜几乎完全消失，上皮爬入鼓室腔，鼓室内侧壁高度增厚，组织韧性大，阻塞咽鼓管口，听骨链包于韧性肉芽组织中，上鼓室肉芽组织中包有胆脂瘤样物，乳突气房内也有大量肉芽。

环切刀清理鼓室肉芽时，由于组织韧性大，所需力度较大，结果竟然将镫骨从后方（韧性肉芽包绕）拉起。当时将镫骨缓慢复位后，不再处理镫骨周围肉芽，最后只用剪刀剪除部分肉芽组织，管上隐窝清理干净,去除砧锤骨,见面神经水平段、前部以及近膝状神经节区裸露,使用钛 PORP 戴帽于镫骨头上,颞肌筋膜菲薄,钛 PORP 表面放置两层筋膜,骨粉缩小乳突腔并重建上鼓室(前方用筋膜与隐窝隔开,保持鼓膜角度,断鼓索,咽鼓管口刚能通过环切刀)。

分析

患者长期慢性炎症,鼓室内侧黏膜高度增生肥厚,从后期经验来看,可以不予处理,也是本人经验不足,引起较严重的镫骨底板抬起情况,所幸术后恢复良好。

手术后随访

见图 16-1、图 16-2。

术后第 1 天,患者感听力极佳,伴左舌根麻木。术后第 2 天,患者诉术后一直头昏,头重感,摇头加重,需搀扶,视远处模糊,近处正常,听力好,因耳胀痛重,抽出大部分纱条。术后第 5 天,耳胀痛好转,听力发生变化,听声音像隔一层膜,但是走路时向左侧倾倒,看物会有向右运动的错觉,说明左侧前庭处于抑制状态,应该和镫骨底板抬起有关系。术后 1 年复诊,鼓膜前方穿孔,鼓膜与鼓室内侧壁粘连,术腔干净,味觉恢复一半,耳麻木感消失。

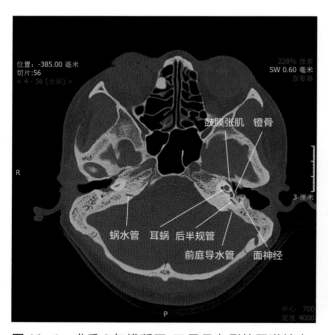

图 16-1 术后 8 年横断面 CT 显示左侧外耳道扩大,鼓膜内陷,中鼓室软组织影。

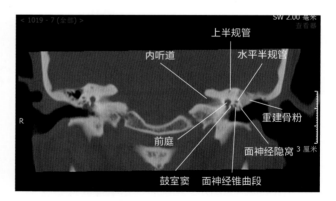

图 16-2 术后 8 年冠状面 CT 显示左侧鼓窦乳突区重建的骨粉已经骨化,鼓膜内陷,中鼓室软组织影。

第二次手术

手术方式: 内镜下左侧听骨链松解＋鼓膜修补术。

病史和术前检查

患者 本次就诊距离上次手术已 8 年,希望修补鼓膜以改善听力(图 16 - 3)。术前纯音听阈测试显示:左耳 125 Hz B - A55;250 Hz B25 A60;500 Hz B35 A65;1 kHz B45 A70;2 kHz B45 A65;4 kHz B30 A70;8 kHz B - A -。

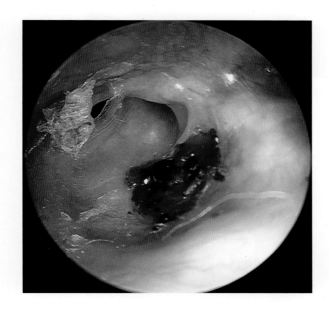

图 16 - 3 术前内镜检查显示鼓膜整体内陷,后方少许痂皮为听骨脱出后肉芽形成,鼓膜前方边缘上皮生长不良,遗留裂隙样穿孔,鼓室净。

手术步骤

见图 16 - 4~图 16 - 16。

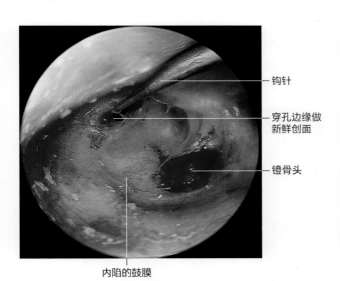

钩针

穿孔边缘做新鲜创面

镫骨头

内陷的鼓膜

图 16 - 4 内镜下清理鼓膜后方痂皮,可见镫骨头,使用钩针清理鼓膜穿孔周围的痂皮,沿着穿孔边缘做新鲜创面。

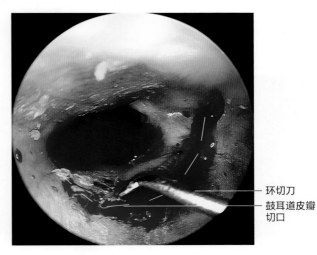

环切刀

鼓耳道皮瓣切口

图 16 - 5 环切刀自 12 点至 18 点位置做舌形鼓耳道皮瓣,切口如图虚线所示,深达骨质,由于是开放术式后二次手术,所以需要明确面神经水平段与鼓耳道皮瓣切口的关系,避免损伤。

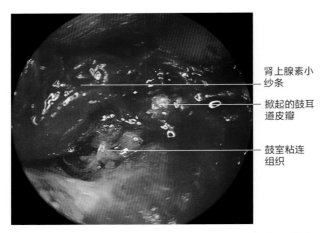

图 16-6 使用浸润肾上腺素的小纱条保护鼓耳道皮瓣和止血,由于是二次手术,局麻药不容易浸润,渗血相对较多。环切刀或者小吸引器头沿着骨面仔细分离至鼓环位置,可以看到鼓膜与鼓室黏膜粘连。

肾上腺素小纱条
掀起的鼓耳道皮瓣
鼓室粘连组织

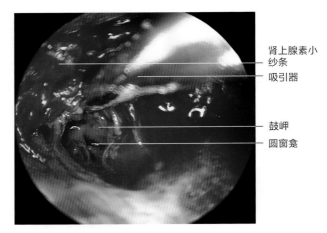

图 16-7 从 18 点位置掀起鼓膜,找到中鼓室间隙,可以看到粘连主要位于中上鼓室,圆窗龛及其下方未粘连。

肾上腺素小纱条
吸引器
鼓岬
圆窗龛

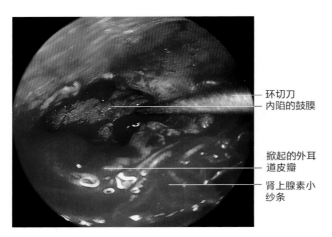

图 16-8 复位鼓耳道皮瓣,从松弛部进入使用环切刀分离内陷的前方鼓膜。

环切刀
内陷的鼓膜
掀起的外耳道皮瓣
肾上腺素小纱条

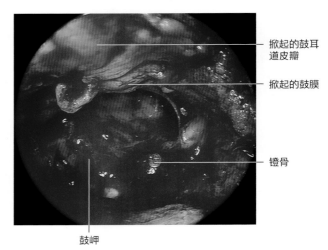

图 16-9 将鼓膜完全前掀,可以看到咽鼓管口周围及中下鼓室黏膜接近正常。和第一次手术相比,由于修补鼓膜的保护作用,中鼓室黏膜基本恢复,这种情况说明炎症所致的鼓室黏膜增厚可以不用处理,随着环境的改变会逐渐恢复正常。

掀起的鼓耳道皮瓣
掀起的鼓膜
镫骨
鼓岬

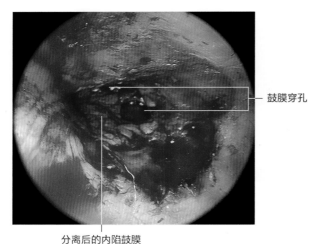

图 16-10 由于鼓膜中上部分与鼓室粘连,分离后产生了第二个穿孔。

鼓膜穿孔
分离后的内陷鼓膜

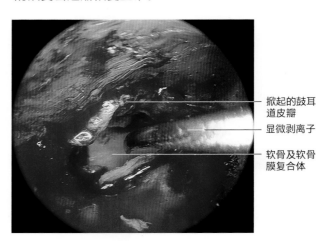

图 16-11 取耳屏软骨及软骨膜复合体移入中鼓室,内置法修补鼓膜,软骨膜面朝外。

掀起的鼓耳道皮瓣
显微剥离子
软骨及软骨膜复合体

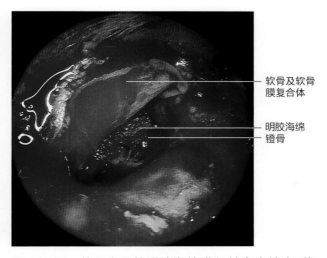

软骨及软骨
膜复合体

明胶海绵
镫骨

图 16‐12 使用半干的明胶海绵进行鼓室内填塞,将软骨及软骨膜复合体与残余鼓膜紧密贴合。

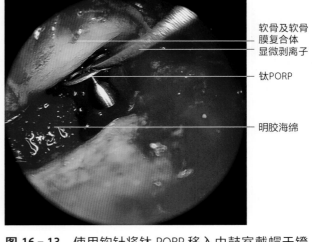

软骨及软骨
膜复合体
显微剥离子

钛PORP

明胶海绵

图 16‐13 使用钩针将钛 PORP 移入中鼓室戴帽于镫骨头上,使用剥离子调整角度。

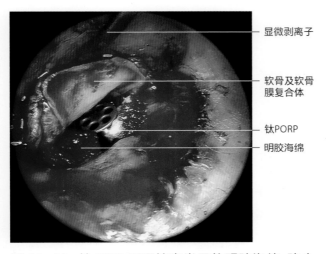

显微剥离子

软骨及软骨
膜复合体

钛PORP
明胶海绵

图 16‐14 钛 PORP 周围填塞半干的明胶海绵,防止其移位。

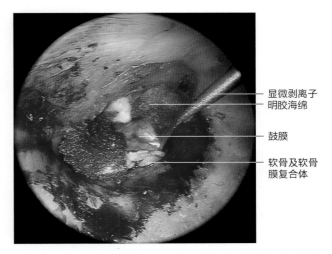

显微剥离子
明胶海绵

鼓膜

软骨及软骨
膜复合体

图 16‐15 使用显微剥离子将软骨及软骨膜复合体覆盖在钛 PORP 表面,注意保持角度不变,鼓耳道皮瓣复位后覆盖软骨及软骨膜复合体后份。鼓膜外侧填塞半干的明胶海绵,使软骨及软骨膜复合体与残余鼓膜紧密贴合,并固定鼓耳道皮瓣。

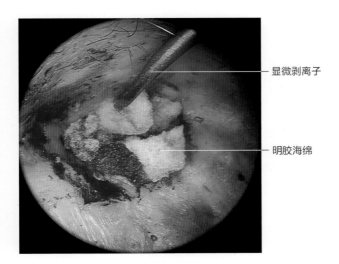

显微剥离子

明胶海绵

图 16‐16 外耳道填塞半干明胶海绵。

分析

患者第一次手术后由于鼓膜内陷致人工听骨脱出（目前手术均用薄片软骨覆盖人工听骨，基本解决听骨外脱情况），考虑到只是前方穿孔，CT显示没有活动性病变，且目前内镜开展比较成熟，损伤不大，在第一次开放术式基础上手术，不需要额外增加切口，也不需要理发，患者容易接受，因此选择内镜下再次手术。本次手术也源于患者的要求，因患者对侧耳术后恢复不良，未采取手术治疗，也无法佩戴助听器，患者希望提升听力。

手术后随访

术后1个月复诊，左耳清理痂皮，完全干耳，鼓膜完整，主诉术后2天听力极好，但是后期渐变差。纯音听阈测试：左耳125 Hz B－A65；250 Hz B15 A70；500 Hz B15 A70；1 kHz B25 A70；2 kHz B30 A60；4 kHz B15 A60；8 kHz B－A75；术后7个月后复诊，左耳净，鼓膜前下方出现针尖大小穿孔，听力无改善。

第三次手术

手术方式： 内镜下听骨链松解＋鼓膜修补术。

病史和术前检查

患者 由于在第二次手术中有过听力极佳体验，而且第二次手术损伤小，患者无太多感受，经过沟通后，还是希望再次尝试手术治疗，于是在观察1年半后患者决定再次手术。患者主诉左耳经过两次手术后，右耳也逐渐好转，因此希望解决左耳问题后，继续治疗右耳。术前相关检查见图16－17～图16－21。

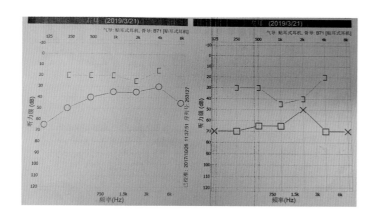

图16-17 术前纯音听阈测试显示左耳以传导性为主的混合型听力下降。右耳传导为主的听力下降。

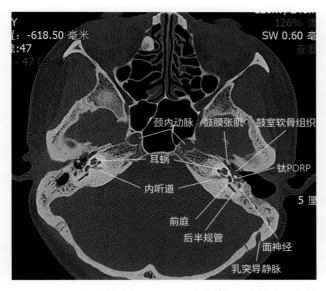

图 16－18 术前横断面 CT 显示左侧外耳道扩大,中鼓室软组织影,钛 PORP 位置良好。右侧中鼓室少许软组织影,较上次术前改善。

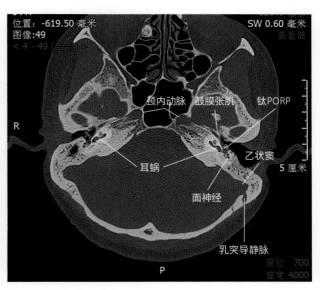

图 16－19 横断面 CT 显示左侧外耳道扩大,中鼓室软组织影,咽鼓管口含气,钛 PORP 位置良好,右侧中鼓室,鼓窦少许软组织影。

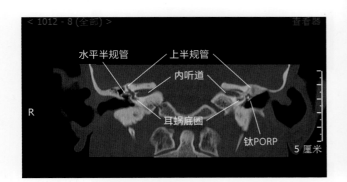

图 16－20 冠状面 CT 显示左侧鼓窦乳突区填塞骨粉骨化良好,钛 PORP 位置良好,周围有软组织影,右侧上鼓室、中鼓室少许软组织影。

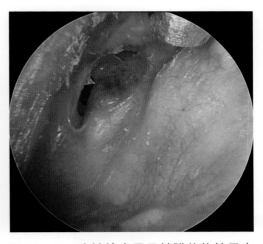

图 16－21 内镜检查显示鼓膜整体处于内陷状态,前方修补的软骨与鼓膜边缘存在距离,上皮未能爬过去,遗留裂隙状穿孔。

手术步骤

见图 16－22～图 16－35。

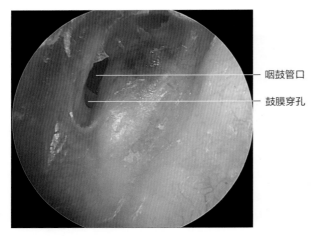

咽鼓管口

鼓膜穿孔

图 16－22 内镜下见上次修补的软骨及软骨膜复合体与鼓膜残余存在裂隙，导致部分上皮无法爬过去，尽管整个鼓膜内陷，但由于钛 PORP 表面覆盖有软骨片，听骨未脱出。

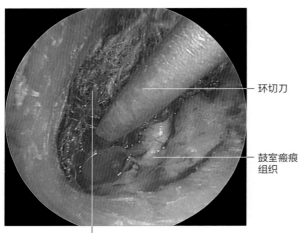

环切刀

鼓室瘢痕组织

肾上腺素小纱条

图 16－24 浸润肾上腺素的小纱条保护鼓耳道皮瓣和止血，环切刀沿着骨面前推鼓耳道皮瓣至鼓环位置，可见鼓室瘢痕组织。

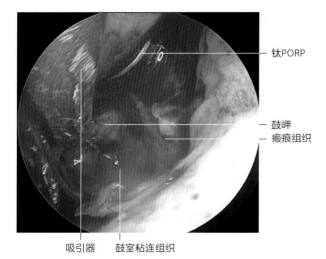

钛PORP

鼓岬

瘢痕组织

吸引器　鼓室粘连组织

图 16－26 分离过程中，发现很难找到正常的中鼓室黏膜界面，遂沿着上次植入的软骨及软骨膜复合体内侧软骨面进行分离，在钛 PORP 位置需要仔细操作。

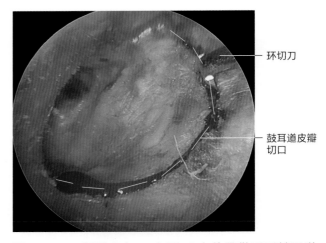

环切刀

鼓耳道皮瓣切口

图 16－23 环切刀自 11 点至 18 点位置做舌形鼓耳道皮瓣，切口如图虚线所示，深达骨质。做该切口前，环切刀探查鼓膜边位置缘，以便确定切口距离鼓膜边缘的距离。

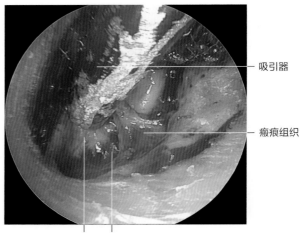

吸引器

瘢痕组织

掀起的鼓膜　鼓室粘连组织

图 16－25 采用小吸引器头掀起鼓膜，分离瘢痕组织和鼓室粘连组织，确认中鼓室黏膜分界，减少对中鼓室黏膜的损伤。

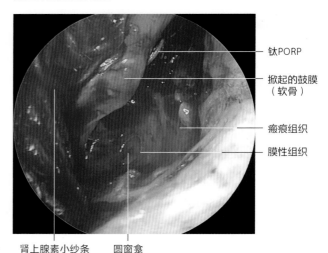

钛PORP

掀起的鼓膜（软骨）

瘢痕组织

膜性组织

肾上腺素小纱条　圆窗龛

图 16－27 前掀鼓膜后，发现中鼓室几乎被瘢痕组织填充，圆窗龛内尚正常，被薄层瘢痕组织覆盖。

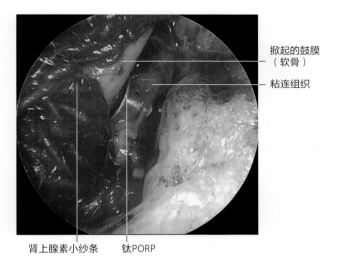

图中标注：
掀起的鼓膜（软骨）
粘连组织
肾上腺素小纱条
钛PORP

图 16‑28 钛 PORP 周围长满白色粘连组织，清理以改善传音。

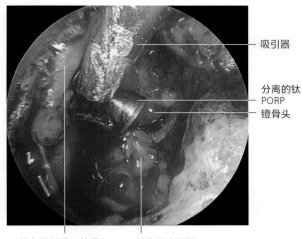

图中标注：
吸引器
分离的钛PORP
镫骨头
掀起的鼓膜（软骨）
鼓室粘连组织

图 16‑29 将钛 PORP 周围粘连组织去除部分后，取出听骨，便于清理镫骨周围粘连组织。由于 PORP 底座呈光滑碗样，较易和镫骨分离，如果是卡紧型，分离后基本无法重复使用。

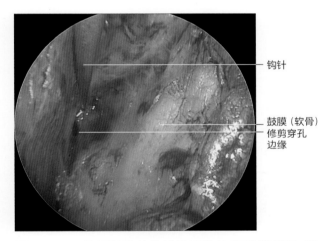

图中标注：
钩针
鼓膜（软骨）
修剪穿孔边缘

图 16‑30 使用特殊的钩针做穿孔边缘新鲜创面，利于上皮生长。由于上次修补的软骨足够修补这个小穿孔，因此无需取额外的软骨材料。

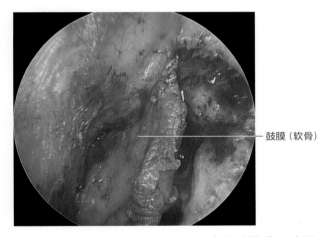

图中标注：
鼓膜（软骨）

图 16‑31 鼓室内填塞半干的明胶海绵将位于穿孔下方的软骨抬高，使软骨与鼓膜残缘贴合紧密。

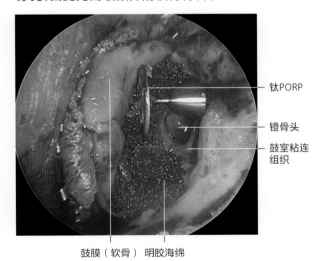

图中标注：
钛PORP
镫骨头
鼓室粘连组织
鼓膜（软骨）
明胶海绵

图 16‑32 将钛 PORP 重新移入中鼓室，重建听骨链。

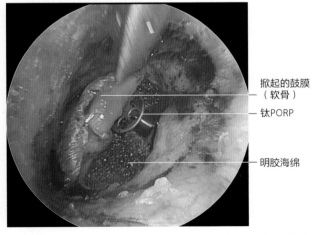

图中标注：
掀起的鼓膜（软骨）
钛PORP
明胶海绵

图 16‑33 将钛 PORP 戴帽于镫骨头上，未进一步清理镫骨周围的粘连组织，以免加重粘连，听骨周围填塞半干的明胶海绵用于固定。

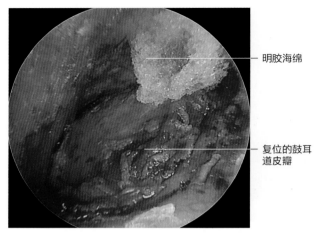

图16-34 复位鼓膜及鼓耳道皮瓣,鼓膜外侧填塞半干的明胶海绵固定鼓耳道皮瓣。

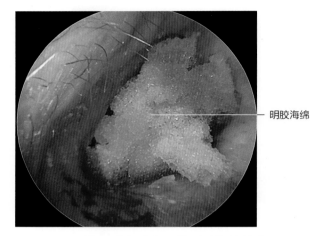

图16-35 外耳道完成半干的明胶海绵填塞。

手术视频

扫描右方二维码可见第三次手术过程。

手术视频

第三次鼓膜修补术(病例16)

分析

患者反复术后鼓膜穿孔,考虑主要与咽鼓管功能不良有关;第二次手术后患者听力没有恢复,可能和中鼓室没有含气有关系;第三次手术的目的是探查鼓室,为恢复听力做最后努力。术中发现中鼓室黏膜并没有出现像第二次手术术中那样往正常方向发展,与之相反,粘连明显加重,黏膜与鼓膜成为一体,导致鼓膜和听小骨的大小面积差消失,听力未能恢复。患者因咽鼓管功能不良致反复术后鼓膜穿孔,这种情况极为少见,同时也彻底打消医生和患者继续努力的念头。当然,也可能我们第三次手术选择的时间过早,如果观察时间再长一些,比如3年以上,情况会明显好转,因术后鼓室黏膜恢复可能需要更长的时间。

手术后随访

1个月后复诊,左耳鼓膜前方仍然存在小穿孔(图16-36),纯音听阈测试:左耳125 Hz B-A65;250 Hz B15 A55;500 Hz B20 A70;1 kHz B30 A65;2 kHz B40 A70;4 kHz B35 A65;8 kHz B-A75。

术后2年半复诊(图16-37、图16-38),左耳鼓膜前方小穿孔,主诉听力无明显变化。

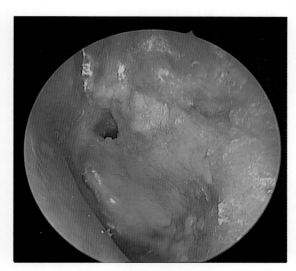

图 16－36　左耳鼓膜前方间小穿孔

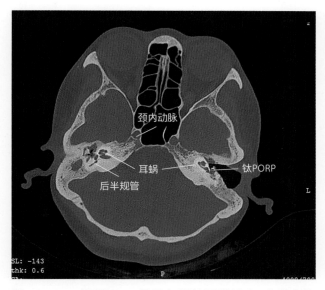

图 16－37　横断面 CT 显示左侧外耳道扩大，中鼓室软组织影，咽鼓管口含气，钛 PORP 位置良好，右侧中鼓室及乳突腔、鼓窦软组织影。

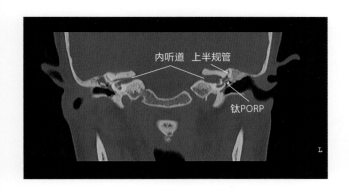

图 16－38　冠状面 CT 显示左侧鼓窦乳突区填塞骨粉骨化良好，钛 PORP 位置良好，周围有软组织影，右侧上鼓室、中鼓室软组织影。

首次胆脂瘤手术篇

耳内镜下中耳胆脂瘤手术包括全耳内镜手术和耳内镜联合显微镜手术。全耳内镜下中耳胆脂瘤切除手术一般适用于病变局限于鼓室内（前鼓室、下鼓室、后鼓室、上鼓室等）、不超过鼓窦的原发性或继发性胆脂瘤。耳内镜联合显微镜手术一般适用于胆脂瘤不局限于鼓室内，而是继续向后延伸，超过鼓窦，侵犯乳突者，向上内侵犯迷路，这些复杂情况单独使用一种工具可能造成更大的手术创面，这时两者联合可以很大程度上减少手术创伤，降低胆脂瘤残留及复发的风险。随着患者就医意识的增强以及耳科诊断技术的提高，越来越多的中耳胆脂瘤在早期获得诊断。清除早期胆脂瘤最合理的方法是通过外耳道进入鼓室，然后根据胆脂瘤形成路径逐步追踪胆脂瘤囊袋。耳内镜下可判断鼓峡是否通畅，同时多角度观察隐匿部位病变，并可清除阻塞鼓峡的黏膜皱襞、胆脂瘤及肉芽组织，改善上鼓室的通气，有助于预防胆脂瘤的复发，这些都在尽可能少地破坏周围结构的基础上完成的。结构破坏的减少，预示患者术后恢复时间短，对患者生活影响小。本篇大部分病例为上鼓室胆脂瘤内陷袋，术中清理彻底、创伤小，术后鼓膜外观良好，听力恢复好。每个病例均有其自身特点，需要操作医生要有扎实的解剖知识及丰富的临床经验，能够对术中可能出现的意外进行及时、有效的处理。

外耳道胆脂瘤切除术

诊断　外耳道胆脂瘤。　　　　　　　　　**手术方式**　内镜下胆脂瘤切除+鼓室探查。

病史和术前检查

患者　女，50岁，主诉左耳反复疼痛1个月。门诊诊断为左侧外耳道胆脂瘤，给予滴耳液处理后效果不理想（图17-1），入院前2周耳CT（图17-2）显示胆脂瘤无好转迹象，入院前5天门诊外耳道清理，取出部分胆脂瘤，内镜下显示松弛部内陷、胆脂瘤残留，遂安排内镜下手术。

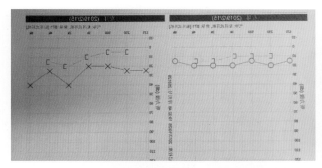

图17-1　术前纯音听阈检查显示左侧轻度传导性听力下降。

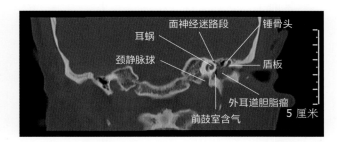

图17-2A

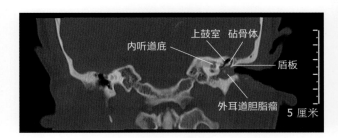

图17-2B

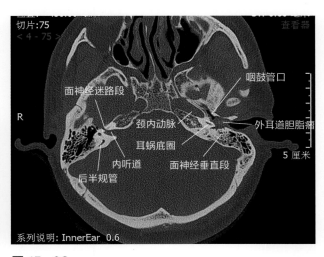

图17-2C

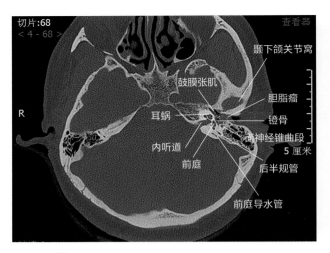

图 17-2D

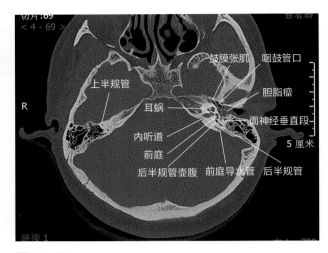

图 17-2E

图 17-2 术前 2 周 CT 检查,CT 显示左侧外耳道胆脂瘤可能,涉及鼓室内,听骨稍有吸收,左侧中耳乳突炎,左侧砧镫关节欠连续。

手术步骤

见图 17-3～图 17-17。

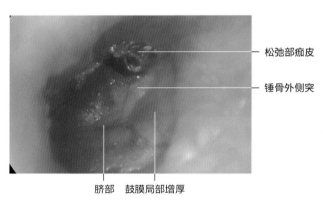

图 17-3 内镜下可以看到鼓膜完整,略内陷,锤骨前上松弛部有痂皮附着,类似胆脂瘤痂皮,鼓膜后份因长时间受压出现反应性增厚。

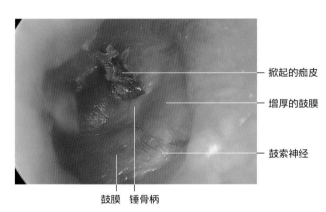

图 17-4 用环切刀将附着痂皮轻轻掀起发现没有内陷袋,胆脂瘤未进入上鼓室,鼓膜整体内陷,后方明显,透过鼓膜可看到鼓索神经的走行。

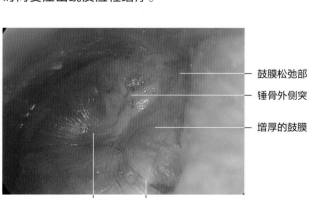

图 17-5 清理痂皮后,鼓膜全貌可见,松弛部略有内陷,鼓膜后上局部增厚,透过鼓膜可以隐约看到鼓索神经。

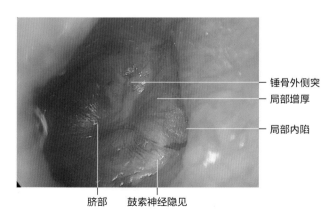

图 17-6 调节内镜方向,透过鼓膜隐约可见鼓索神经走行,鼓索神经后方鼓膜局部内陷,无法判定中鼓室是否受累。

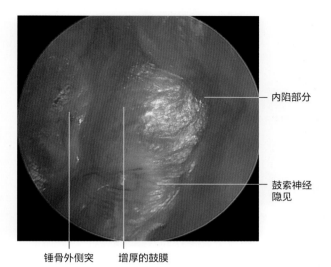

内陷部分

鼓索神经隐见

锤骨外侧突　　增厚的鼓膜

图 17‑7　内镜抵近观察可以清晰地看到局部内陷鼓膜，内陷后方骨质存在压迫吸收情况，内陷前界隐约可见鼓索神经，内陷处与锤骨之间鼓膜增厚。

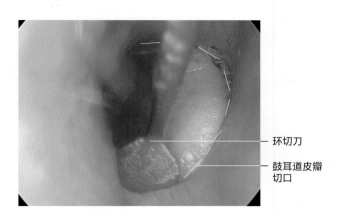

环切刀

鼓耳道皮瓣切口

图 17‑8　使用环切刀做 11 点至 6 点位置舌形鼓耳道皮瓣，虚线显示切口位置。

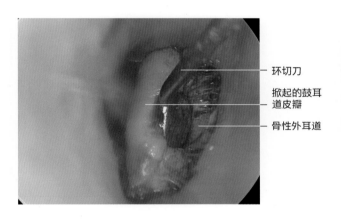

环切刀

掀起的鼓耳道皮瓣

骨性外耳道

图 17‑9　环切刀切透鼓耳道皮肤，深达骨质，向前分离皮瓣。

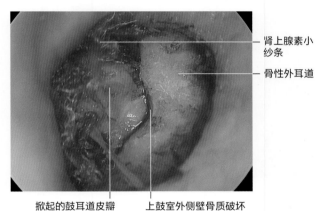

肾上腺素小纱条

骨性外耳道

掀起的鼓耳道皮瓣　　上鼓室外侧壁骨质破坏

图 17‑10　使用浸润肾上腺素的小纱条作为止血和保护皮瓣的工具，将鼓耳道皮瓣推至鼓环，可以见到内陷后方的骨质因为压迫部分吸收破坏。

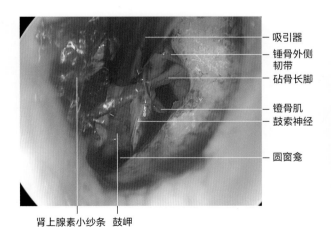

吸引器

锤骨外侧韧带

砧骨长脚

镫骨肌

鼓索神经

圆窗龛

肾上腺素小纱条　　鼓岬

图 17‑11　从 6 点位置进入掀起鼓环进入中鼓室，保护鼓索神经，将鼓耳道皮瓣连同相连的鼓膜推向前方，暴露中鼓室，可见鼓索神经、圆窗龛、鼓岬、镫骨肌、砧骨长脚和锤骨外侧韧带。鼓室内未发现病变。

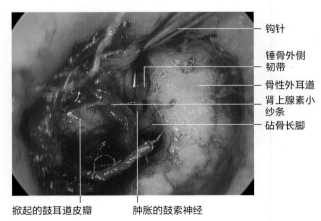

钩针

锤骨外侧韧带

骨性外耳道

肾上腺素小纱条

砧骨长脚

掀起的鼓耳道皮瓣　　肿胀的鼓索神经

图 17‑12　钩针离断锤骨外侧韧带探查上鼓室，可见鼓索神经较正常肿胀。

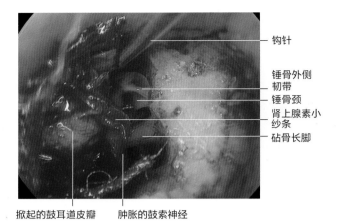

钩针

锤骨外侧韧带

锤骨颈

肾上腺素小纱条

砧骨长脚

掀起的鼓耳道皮瓣　肿胀的鼓索神经

图 17-13 探查听骨链、锤骨、砧骨、镫骨完整，活动良好。

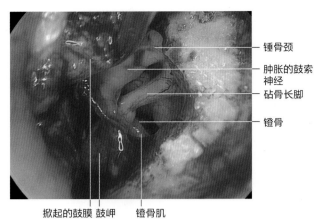

锤骨颈

肿胀的鼓索神经

砧骨长脚

镫骨

掀起的鼓膜　鼓岬　镫骨肌

图 17-14 听骨链完整，活动良好，鼓索神经肿胀。

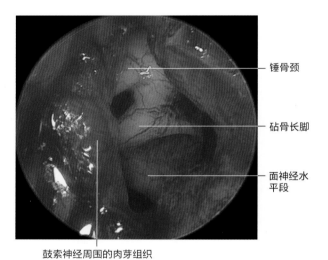

锤骨颈

砧骨长脚

面神经水平段

鼓索神经周围的肉芽组织

图 17-15 可见鼓索神经周围因为压迫引发肉芽组织增生，听骨链未受到侵蚀。

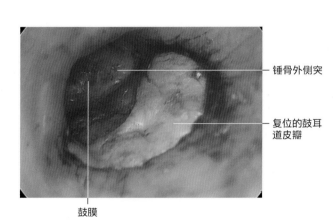

锤骨外侧突

复位的鼓耳道皮瓣

鼓膜

图 17-16 复位鼓耳道皮瓣。

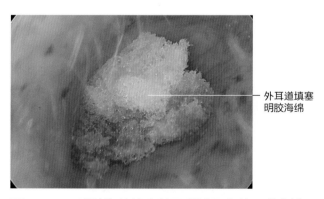

外耳道填塞明胶海绵

图 17-17 明胶海绵填塞外耳道以固定鼓耳道皮瓣。

 手术视频

左侧外耳道胆脂瘤内镜手术（病例17）

手术视频

扫描上方二维码可见手术过程。

分析

本例患者经术前评估，胆脂瘤进入中耳可能性很大，门诊经过清理仍然有鼓膜松弛部内陷袋情况，遂建议手术。但是术中发现内陷袋并不明显，探查也基本正常。本例提示外耳道胆脂瘤即使 CT 显示有中鼓室侵犯，也可能可以通过门诊反复清理获得良好效果。本例采用内镜下操作，不需要做耳前切口，可以抵近观察，明确病变，探查也只需要做鼓耳道皮瓣的操作，相较于显微镜下操作有优势，后者为了看清楚病变也需要首先做耳前切口，创伤较大。

手术后随访

术后 1 个月随访，鼓膜完全正常，听力正常。

病例 18 # 先天性中耳胆脂瘤切除术

诊断 先天性中耳胆脂瘤。	**手术方式** 内镜下胆脂瘤切除+鼓膜修补术。

病史和术前检查

患者 女，50 岁，主诉右耳听力逐渐下降 2 年，既往无流脓病史。术前纯音听阈测试显示右耳：125 Hz B−A25；250 Hz B5 A20；500 Hz B5 A25；1 kHz B10 A25；2 kHz B15 A20；4 kHz B20 A40；8 kHz B−A45。术前相关检查见图 18−1～图 18−7。

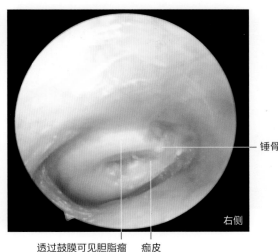

右侧

透过鼓膜可见胆脂瘤　　痂皮

锤骨外侧突

图 18−1 内镜检查显示鼓膜完整，色泽白浑浊，外突，表面少许痂皮。

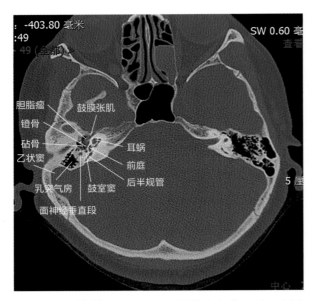

图 18 - 2 横断面 CT 显示右侧乳突气化不良,中鼓室可见阴影,听骨链结构正常。

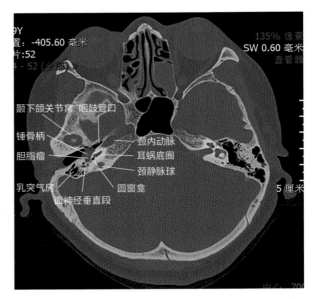

图 18 - 3 横断面 CT 显示右侧乳突气化较左侧差,中鼓室充满软组织影,鼓膜外突。

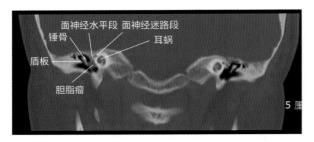

图 18 - 4 冠状面 CT 显示右侧盾板正常,上鼓室良好,锤骨柄内侧软组织影。

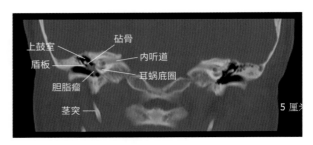

图 18 - 5 冠状面 CT 显示砧骨位置正常,长脚不清晰,被中鼓室内软组织影包裹,盾板结构正常。

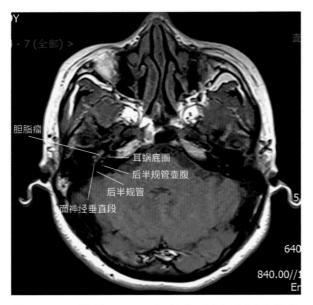

图 18 - 6 横断面 MRT1 加权像,鼓室内呈中等信号影。

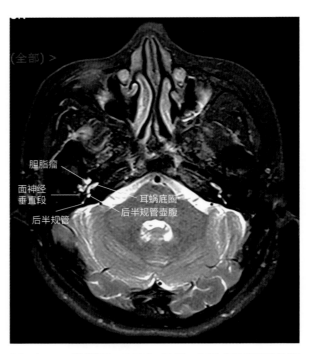

图 18 - 7 横断面 MRT2 加权像,中鼓室不规则高信号影。

见图 18-8~图 18-22。

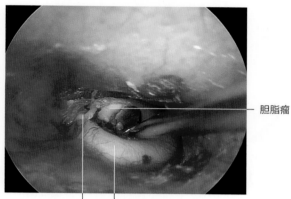

图 18-8 环切刀清理鼓膜表面锤骨柄周围的痂皮,发现痂皮下方鼓膜部分缺失,见白色胆脂瘤组织。整个鼓膜菲薄饱满外突。

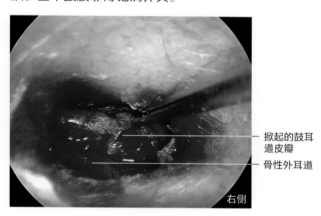

图 18-10 使用环切刀沿着骨面分离鼓耳道皮瓣至鼓环处。

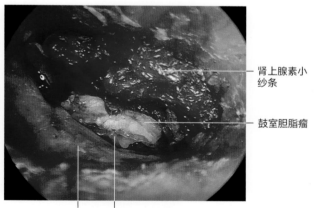

图 18-12 使用浸润肾上腺素的小纱条保护鼓耳道皮瓣和止血,前掀鼓耳道皮瓣和与之相连的后部鼓膜,暴露中鼓室,见中鼓室充满胆脂瘤组织,使用吸引器,环切刀,息肉钳清理鼓室的胆脂瘤组织。

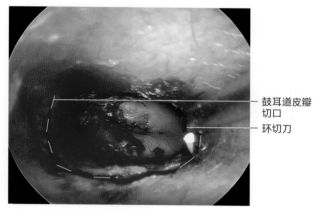

图 18-9 使用环切刀做自 6 点至 13 点位置舌形鼓耳道皮瓣切口,如图虚线所示,最远处距离鼓环 3~4mm,深达骨质。

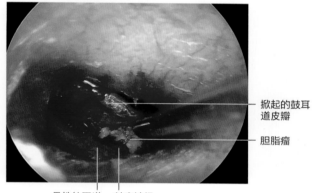

图 18-11 自 6 点位置抬起起鼓环,自下向上沿着骨缘抬起鼓膜后方鼓环至锤骨外侧韧带处,可见鼓室充满胆脂瘤组织,鼓索神经肿胀。

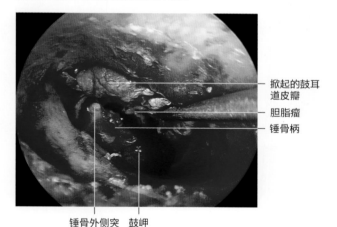

图 18-13 由于内镜可以抵近观察,不需要过度前掀鼓膜就可以看清楚咽鼓管口和管上隐窝的胆脂瘤,清理这些地方的胆脂瘤组织。

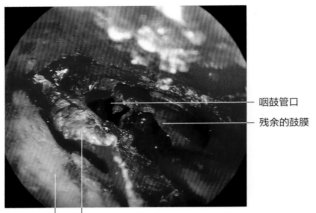

骨性外耳道　鼓耳道皮瓣

图 18-14 咽鼓管口位置的胆脂瘤清理干净后,复位鼓耳道皮瓣,可以看清鼓膜残缘和咽鼓管口周围的结构。

右上角标注:
咽鼓管口
锤骨柄
吸引器
胆脂瘤

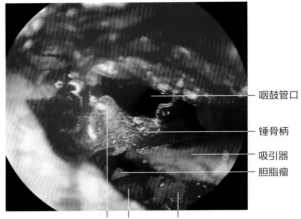

锤骨外侧突　砧骨长脚　鼓岬

图 18-15 听骨链周围的胆脂瘤清理困难,需要使用略带角度的小吸引器和钩针反复仔细清理,避免过度扰动听骨链,避免损伤砧骨长脚内侧、镫骨上方的面神经水平段。

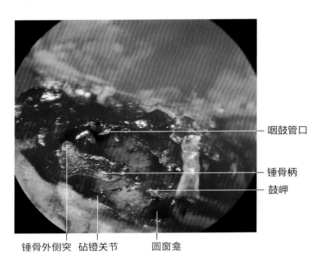

右侧标注:
咽鼓管口
锤骨柄
鼓岬

锤骨外侧突　砧镫关节　圆窗龛

图 18-16 胆脂瘤清理干净后,内镜下从各个角度进行观察,防止胆脂瘤残留,探查听骨链完整,活动度好。由于胆脂瘤包绕锤骨,从鼓膜上游离锤骨柄,彻底清理胆脂瘤。

A 图标注:咽鼓管口 / 鼓索神经　锤骨柄

B 图标注:砧镫关节　锤骨柄　咽鼓管口 / 镫骨肌　鼓岬

C 图标注:镫骨肌　圆窗龛　鼓岬

D 图标注:☆ 管上隐窝 / 咽鼓管口

图 18-17 使用 30° 2 mm 内镜进行咽鼓管口、管上隐窝、后鼓室、上鼓室等处的探查,确认胆脂瘤清理干净。A.咽鼓管口。B.听骨链周围。C.后鼓室。D.管上隐窝。

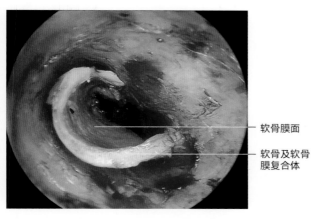

软骨膜面

软骨及软骨
膜复合体

图 18‑18 将耳屏软骨及软骨膜复合体移入术腔。

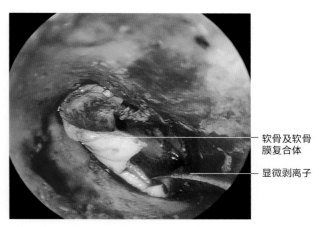

软骨及软骨
膜复合体

显微剥离子

图 18‑19 使用显微剥离子将软骨及软骨膜复合体放置于残余鼓膜内侧贴合紧密，本例软骨放置在锤骨柄上方，在锤骨柄位置软骨做一切口，利于锤骨柄与软骨结合紧密。

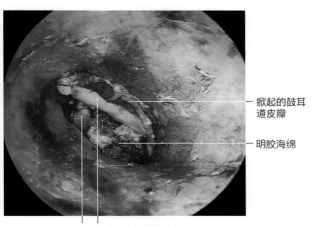

掀起的鼓耳
道皮瓣

明胶海绵

锤骨柄　软骨及软骨膜复合体

图 18‑20 鼓室内填塞半干的明胶海绵以便保持软骨及软骨膜与残余鼓膜贴合紧密和处于正常的解剖位置。

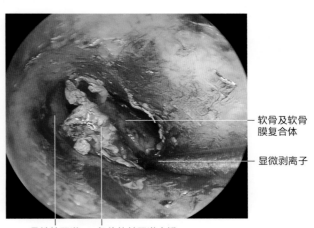

软骨及软骨
膜复合体

显微剥离子

骨性外耳道　复位的鼓耳道皮瓣

图 18‑21 复位鼓耳道皮瓣和残余鼓膜，使用小剥离子使软骨及软骨膜复合体与鼓膜残缘贴合紧密。

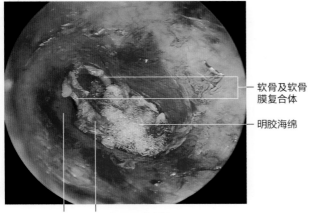

软骨及软骨
膜复合体

明胶海绵

骨性外耳道　复位的鼓耳道皮瓣

图 18‑22 鼓膜外侧填塞半干的明胶海绵使残余鼓膜和软骨及软骨膜复合体保持贴合状态，确保鼓耳道皮瓣恢复原位。

 手术视频

内镜下先天中鼓室
胆脂瘤切除术（病例 18）

手术视频

扫描上页二维码可见手术过程。

分析

从患者病史及内镜和 CT 结果来看,先天性胆脂瘤的可能性不能除外,手术方式选择上,由于胆脂瘤局限于中鼓室,CT 显示听骨链尚完整,所以采用耳内镜下手术,术中使用各个角度的内镜对咽鼓管口、管上隐窝、后鼓室、听骨链周围进行探查,排除胆脂瘤残留的可能,清除胆脂瘤后使用软骨及软骨膜复合体进行重建。从术后 4 个月的内镜照片和听力图来看,恢复良好,效果满意。此病例也可以采用显微镜操作,但是视野会受到限制,需要增加耳前或耳后切口,并切除部分上鼓室外侧壁,创伤较大。

手术后随访

见图 18-23。

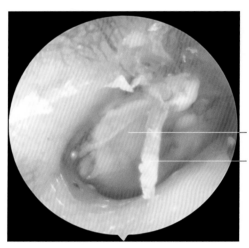

透过鼓膜可见软骨

痂皮

图 18-23 术后 4 个月内镜检查见鼓膜完整,少许痂皮,可以清晰看到重建软骨的形态。纯音听阈测试显示右耳:125 Hz B-A30;250 Hz B5 A25;500 Hz B5 A20;1 kHz B10 A20;2 kHz B10 A15;4 kHz B25 A30;8 kHz B-A35。

病例 19

上鼓室胆脂瘤切除重建术

诊断 中耳胆脂瘤,局限于上鼓室。

手术方式 内镜下胆脂瘤切除+上鼓室开放重建术。

病史和术前检查

患者 男,33 岁,主诉左耳听力下降数年。术前纯音听阈测试:左耳 125 Hz B-A50;250 Hz B15 A45;

500 Hz B15 A45；1 kHz B15 A40；2 kHz B20 A30；4 kHz B10 A25；8 kHz B20 A50，传导性听力下降。术前相关检查见图 19 - 1～图 19 - 5。

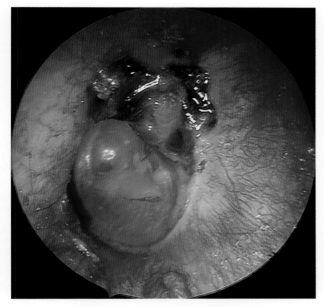

图 19 - 1 内镜检查显示鼓膜紧张部完整、略内陷，松弛部有脓痂皮覆盖。

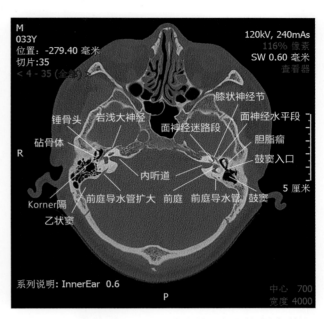

图 19 - 2 横断面 CT 显示左侧锤砧骨外侧有软组织影。

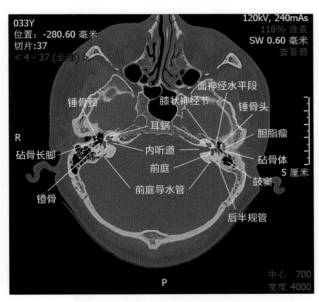

图 19 - 3 横断面 CT 显示上鼓室锤骨头和砧骨短脚外侧有软组织影。

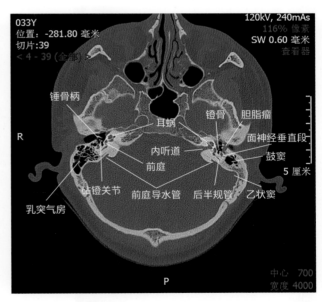

图 19 - 4 横断面 CT 显示中鼓室锤骨柄和砧骨长脚外侧有软组织影。

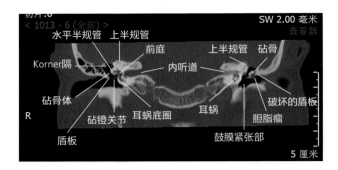

水平半规管　上半规管
前庭
上半规管　砧骨
Korner隔
内听道
破坏的盾板
砧骨体
胆脂瘤
盾板
砧镫关节　耳蜗底圈　耳蜗
鼓膜紧张部
R
5 厘米
SW 2.00 毫米
查看器

图 19-5 冠状面 CT 显示盾板变钝,砧骨与盾板之间有软组织影。

手术步骤

见图 19-6～图 19-27。

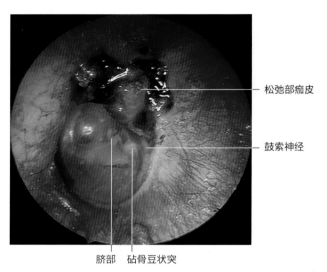

松弛部痂皮

鼓索神经

脐部　砧骨豆状突

图 19-6 内镜下可以看到鼓膜紧张部略有内陷,砧骨豆状突将内陷鼓膜顶起,可见鼓索神经轮廓,松弛部被覆脓性痂皮。

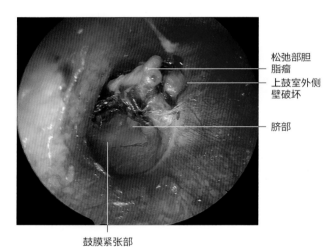

松弛部胆脂瘤

上鼓室外侧壁破坏

脐部

鼓膜紧张部

图 19-7 吸引器掀起脓性痂皮,可以看到痂皮下有胆脂瘤皮样组织,破坏上鼓室外侧壁骨质,并向上鼓室侵入。

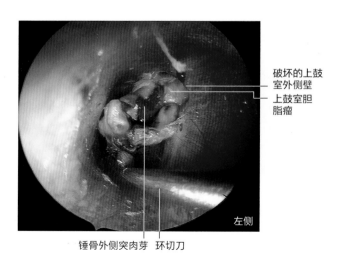

破坏的上鼓室外侧壁

上鼓室胆脂瘤

左侧

锤骨外侧突肉芽　环切刀

图 19-8 用环切刀将痂皮连同底部的胆脂瘤样组织从内陷袋里分离出来,可见胆脂瘤组织压迫锤骨外侧突,致软骨表面肉芽生长。

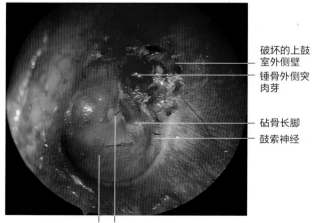

破坏的上鼓室外侧壁

锤骨外侧突肉芽

砧骨长脚

鼓索神经

鼓膜紧张部　脐部

图 19-9 去除大团胆脂瘤样组织和痂皮后,可以看到上鼓室内陷袋位于锤骨柄外侧突与破坏的上鼓室外侧壁之间,并延伸至上鼓室。

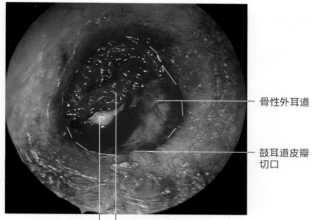

骨性外耳道

鼓耳道皮瓣切口

掀起的鼓耳道皮瓣　肾上腺素小纱条

图 19‑10　使用环切刀自 11 点至 18 点位置做舌形鼓耳道皮瓣，切口如图虚线所示，深达骨质，使用浸润肾上腺素的小纱条保护鼓耳道皮瓣和止血，沿着骨面将鼓耳道皮瓣向前推至鼓环和已被破坏的上鼓室外侧壁骨缘。

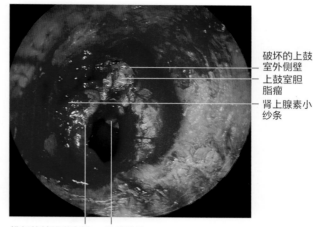

破坏的上鼓室外侧壁

上鼓室胆脂瘤

肾上腺素小纱条

掀起的鼓耳道皮瓣　砧镫关节

图 19‑11　从 18 点位置抬起鼓环，显露后鼓室黏膜，切开进入鼓室，自下而上沿着骨缘将鼓环掀起，暴露中鼓室和胆脂瘤破坏区。

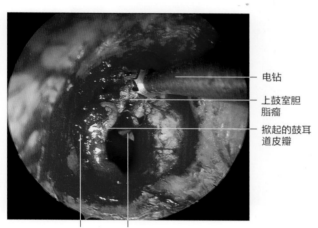

电钻

上鼓室胆脂瘤

掀起的鼓耳道皮瓣

肾上腺素小纱条　砧镫关节

图 19‑12　使用电钻采取低转速，将上鼓室外侧壁磨薄。注意避免损伤鼓索神经。

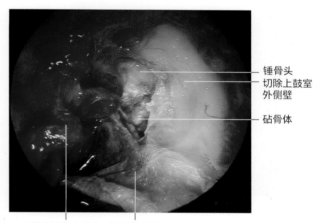

锤骨头

切除上鼓室外侧壁

砧骨体

肾上腺素小纱条　鼓耳道皮瓣

图 19‑13　磨薄上鼓室外侧壁骨质，可以看到胆脂瘤沿锤砧骨外表面爬入上鼓室。

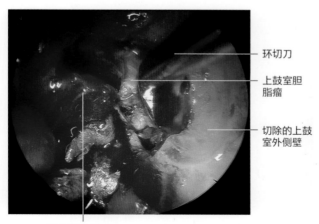

环切刀

上鼓室胆脂瘤

切除的上鼓室外侧壁

肾上腺素小纱条

图 19‑14　使用环切刀沿着胆脂瘤内陷袋囊壁仔细剥离，尽量不要破坏囊壁，否则胆脂瘤容易残留。

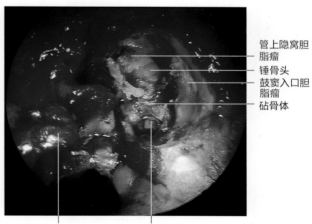

管上隐窝胆脂瘤

锤骨头

鼓窦入口胆脂瘤

砧骨体

肾上腺素小纱条　砧骨后下胆脂瘤

图 19‑15　继续扩大上鼓室外侧壁，至胆脂瘤囊壁边缘，可以看到胆脂瘤向前进入锤骨头前方的管上隐窝，向后进入鼓窦，绕过砧骨体进入鼓峡。

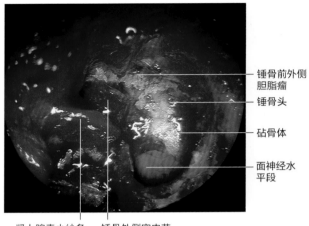

锤骨前外侧
胆脂瘤
锤骨头
砧骨体
面神经水
平段

肾上腺素小纱条   锤骨外侧突肉芽

图 19-16 仔细剥离胆脂瘤上皮，可见胆脂瘤沿着锤骨头向前侵入。锤骨外侧突因为炎症反应致肉芽生长。

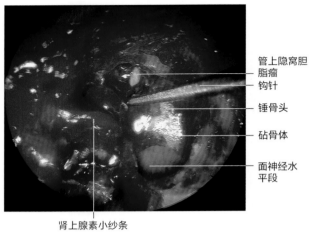

管上隐窝胆
脂瘤
钩针
锤骨头
砧骨体
面神经水
平段

肾上腺素小纱条

图 19-17 使用钩针仔细分离锤骨前方的胆脂瘤上皮，尽量整块分离，避免分离破碎，引起残留复发。

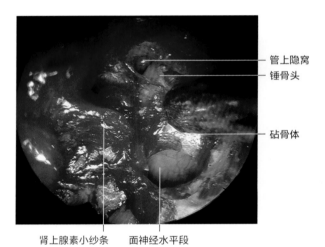

管上隐窝
锤骨头
砧骨体

肾上腺素小纱条   面神经水平段

图 19-18 将锤骨头前表面的胆脂瘤剥离干净，可见管上隐窝里面干净，胆脂瘤尚未完全侵入，鼓峡处干净。

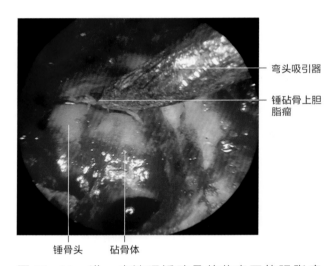

弯头吸引器
锤砧骨上胆
脂瘤

锤骨头   砧骨体

图 19-19 进一步清理锤砧骨关节表面的胆脂瘤上皮。

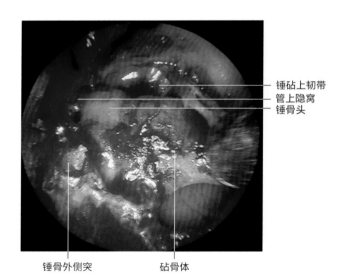

锤砧上韧带
管上隐窝
锤骨头

锤骨外侧突   砧骨体

图 19-20 清理部分胆脂瘤后，可以看到锤砧关节上份的锤砧上韧带。

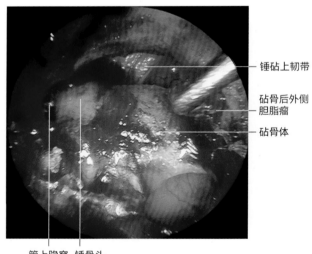

锤砧上韧带
砧骨后外侧
胆脂瘤
砧骨体

管上隐窝   锤骨头

图 19-21 继续清理砧骨体上表面的胆脂瘤上皮。

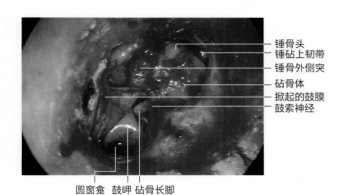

锤骨头
锤砧上韧带
锤骨外侧突
砧骨体
掀起的鼓膜
鼓索神经

圆窗龛　鼓岬　砧骨长脚

图 19‑22　将包绕锤砧骨的胆脂瘤彻底清理干净,听骨链完整,将覆盖砧镫关节的鼓膜分离前掀,砧镫关节完整,听骨链活动良好。

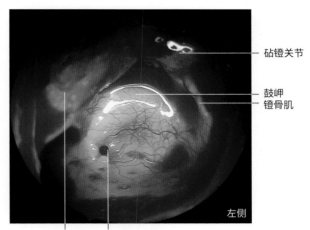

砧镫关节
鼓岬
镫骨肌

左侧

掀起的鼓膜　圆窗龛膜性部分闭锁

图 19‑23　使用细内镜探入鼓室观察,可以看到砧镫关节良好,圆窗龛膜性封闭,仅留有一小孔。

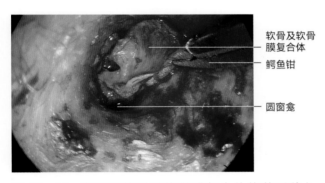

软骨及软骨膜复合体
鳄鱼钳
圆窗龛

图 19‑24　取耳屏软骨及软骨膜复合体修剪后移入术腔重建磨除的上鼓室外侧壁。

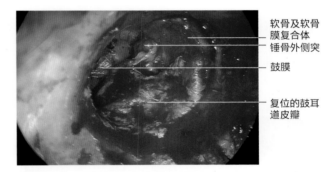

软骨及软骨膜复合体
锤骨外侧突
鼓膜
复位的鼓耳道皮瓣

图 19‑25　复位鼓耳道皮瓣和相连的鼓膜紧张部,调整软骨及软骨膜复合体的位置,使之与鼓膜边缘贴合。

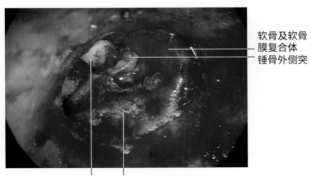

软骨及软骨膜复合体
锤骨外侧突

明胶海绵　复位的鼓耳道皮瓣

图 19‑26　使用半干的明胶海绵填塞鼓膜外侧,使鼓膜边缘与软骨及软骨膜复合体边缘贴合紧密。

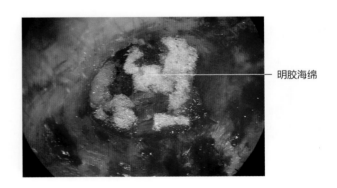

明胶海绵

图 19‑27　外耳道填塞半干的明胶海绵固定鼓耳道皮瓣和重建的软骨及软骨膜复合体。

手术视频

扫描右方二维码可见手术过程。

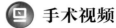

手术视频

内镜下上鼓室胆脂瘤切除术（病例 19）

分析

本例鼓耳道皮瓣距离鼓环太近，导致上端游离，为后面的操作带来困难。对于需要上鼓室切开的病例，鼓耳道皮瓣后上方应该距离鼓环 4～5 mm，但是也需要根据外耳道的狭窄程度综合考虑，如果外耳道狭窄，鼓耳道皮瓣做得太大，同样会影响视野。本例使用了 3 种镜子，27 mm（0°）、27 mm（30°）、4 mm（0°），这是内镜的优势，如用显微镜进行操作，势必需要去除更多的结构来暴露视野，造成不必要的损伤。

手术后随访

见图 19－28。

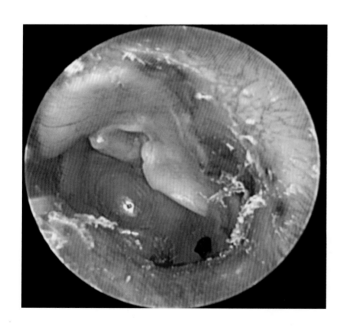

图 19－28 术后 2 个月内镜检查重建上鼓室的软骨片形态良好，鼓膜完整略有内陷。纯音听阈测试：左耳 125 Hz B－A 25；250 Hz B10 A25；500 Hz B15 A30；1 kHz B15 A25；2 kHz B15 A20；4 kHz B15 A35；8 kHz B－A40。

上鼓室胆脂瘤内陷袋切除听骨链重建术

| **诊断** 中耳胆脂瘤,局限于上鼓室。 | **手术方式** 内镜下上鼓室开放重建 + 胆脂瘤切除 + 钛PORP 重建听骨链。 |

病史和术前检查

患者 男,17 岁,主诉右耳听力下降 1 年,伴耳痛、耳鸣、耳闷感。术前相关检查见图 20 - 1～图 20 - 4。

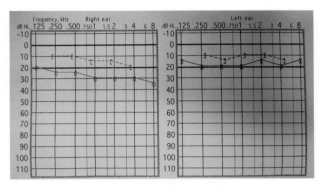

图 20 - 1 纯音听阈测试显示右耳传导性听力下降。

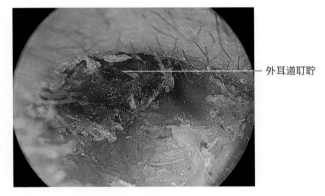

图 20 - 2 内镜检查显示外耳道大团耵聍块。

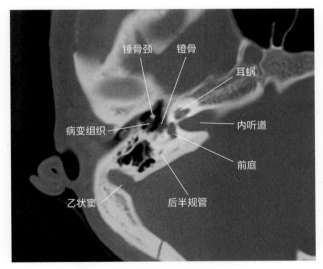

图 20 - 3 横断面 CT 显示右侧外耳道软组织影,鼓膜内侧砧骨位置被软组织影取代。

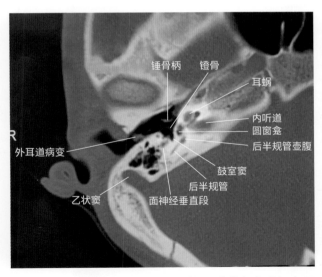

图 20 - 4 横断面 CT 显示右侧外耳道软组织影,中下鼓室正常。

见图 20-5～图 20-25。

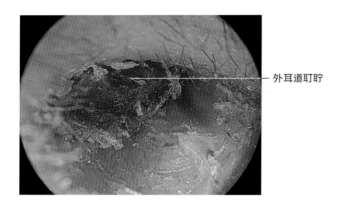

图 20-5　外耳道耵聍块覆盖,去除耵聍块。

右侧标注:外耳道耵聍

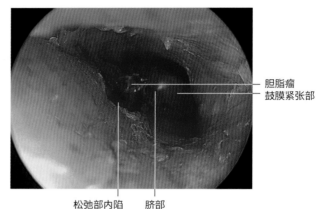

图 20-6　鼓膜紧张部完整,松弛部后方有内陷袋及胆脂瘤痂皮。

右侧标注:胆脂瘤　鼓膜紧张部
下方标注:松弛部内陷　脐部

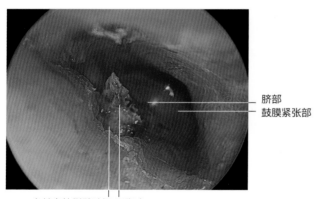

图 20-7　环切刀自边缘将胆脂瘤痂皮轻轻掀起,可以看到上鼓室外侧壁部分破坏。

右侧标注:脐部　鼓膜紧张部
下方标注:上鼓室外侧壁破坏　胆脂瘤

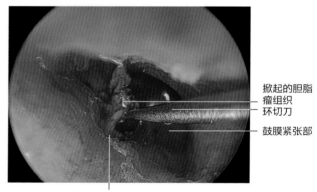

图 20-8　将胆脂瘤痂皮从内陷袋里剥离出,注意避免剥离破碎。

右侧标注:掀起的胆脂瘤组织　环切刀　鼓膜紧张部
下方标注:破坏的上鼓室外侧壁

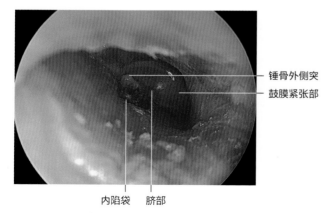

图 20-9　使用小环切刀将内陷袋里面的胆脂瘤痂皮剥离干净,探查周围结构破坏情况。

右侧标注:锤骨外侧突　鼓膜紧张部
下方标注:内陷袋　脐部

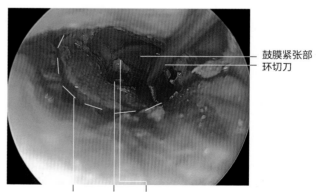

图 20-10　使用环切刀自 6 点至 12 点位置做舌形鼓耳道皮瓣,切口如图中虚线所示,深达骨质。

右侧标注:鼓膜紧张部　环切刀
下方标注:鼓耳道皮瓣切口　内陷袋　锤骨外侧突

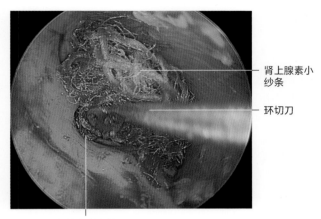

肾上腺素小纱条

环切刀

上鼓室内陷袋

图 20－11 使用浸润肾上腺素的小纱条保护鼓耳道皮瓣和止血,将鼓耳道皮瓣沿着骨面向前推至鼓环和内陷袋边缘。

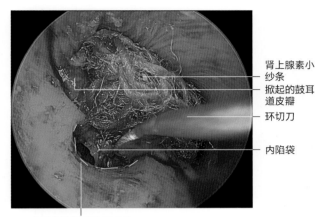

肾上腺素小纱条

掀起的鼓耳道皮瓣

环切刀

内陷袋

上鼓室外侧壁破坏区域

图 20－12 沿着内陷袋边缘轻轻分离内陷袋与骨质的粘连,将内陷袋从破损骨质中分离出来。

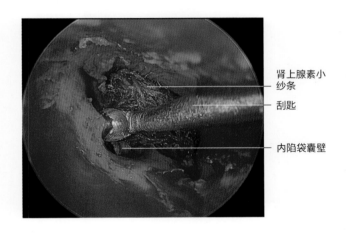

肾上腺素小纱条

刮匙

内陷袋囊壁

图 20－13 为了进一步清理内陷袋,使用刮匙刮除内陷袋周边骨质。

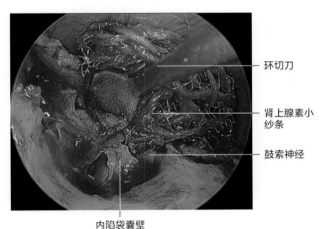

环切刀

肾上腺素小纱条

鼓索神经

内陷袋囊壁

图 20－14 看清内陷袋边缘的情况下,使用环切刀将内陷袋彻底剥离。

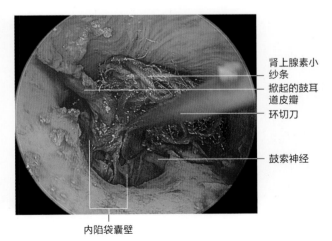

肾上腺素小纱条

掀起的鼓耳道皮瓣

环切刀

鼓索神经

内陷袋囊壁

图 20－15 可以看到内陷袋位于鼓索神经与上鼓室外侧壁骨质之间,范围局限。

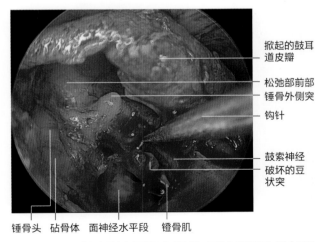

掀起的鼓耳道皮瓣

松弛部前部

锤骨外侧突

钩针

鼓索神经

破坏的豆状突

锤骨头　砧骨体　面神经水平段　镫骨肌

图 20－16 彻底剥离干净内陷袋,可以看到砧骨长脚被内陷袋破坏,仅存豆状突连在镫骨头上。

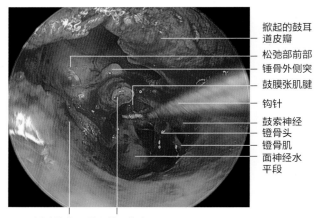

掖起的鼓耳
道皮瓣
松弛部前部
锤骨外侧突
鼓膜张肌腱
钩针
鼓索神经
镫骨头
镫骨肌
面神经水
平段

锤砧关节　残留的豆状突

图 20－17 用显微钩针从砧镫关节分离并去除残留的豆状突。

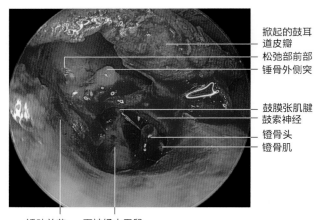

掖起的鼓耳
道皮瓣
松弛部前部
锤骨外侧突

鼓膜张肌腱
鼓索神经
镫骨头
镫骨肌

锤砧关节　面神经水平段

图 20－18 探查镫骨完整活动良好。

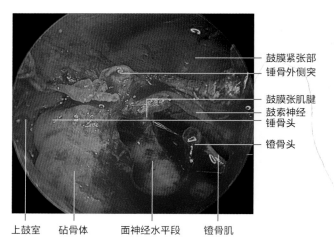

鼓膜紧张部
锤骨外侧突

鼓膜张肌腱
鼓索神经
锤骨头

镫骨头

上鼓室　砧骨体　面神经水平段　镫骨肌

图 20－19 将锤砧关节外侧面的松弛部上皮去除，探查上鼓室良好，锤砧关节部分破坏融合。

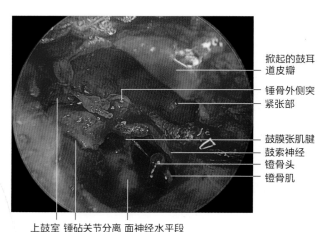

掖起的鼓耳
道皮瓣
锤骨外侧突
紧张部

鼓膜张肌腱
鼓索神经
镫骨头
镫骨肌

上鼓室　锤砧关节分离　面神经水平段

图 20－20 分离锤砧关节，松解锤骨，由于残余砧骨松解后不影响锤骨活动，未予去除。

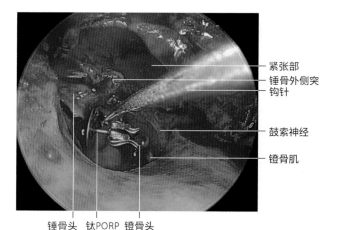

紧张部
锤骨外侧突
钩针

鼓索神经

镫骨肌

锤骨头　钛PORP　镫骨头

图 20－21 使用小钩针将钛 PORP 移入术腔，避免与周围组织结构发生碰撞导致变形。

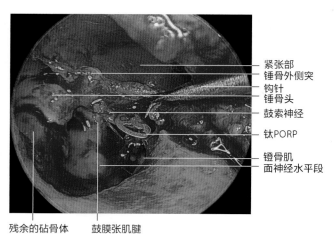

紧张部
锤骨外侧突
钩针
锤骨头
鼓索神经
钛PORP

镫骨肌
面神经水平段

残余的砧骨体　鼓膜张肌腱

图 20－22 将钛 PORP 戴帽于镫骨头上，卡紧。

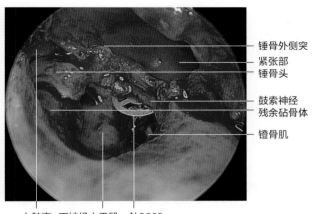

锤骨外侧突
紧张部
锤骨头

鼓索神经
残余砧骨体

镫骨肌

上鼓室　面神经水平段　钛PORP

图 20 – 23 将鼓索神经复位,刚好盖在钛 PORP 表面,起到一定的固定作用。

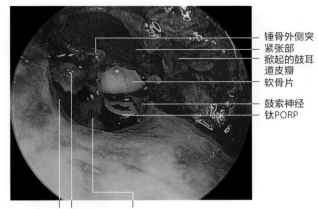

锤骨外侧突
紧张部
掀起的鼓耳道皮瓣
软骨片

鼓索神经
钛PORP

残余砧骨体　锤骨头　面神经水平段

图 20 – 24 取软骨片盖在钛 PORP 听骨表面,防止听骨向外脱出。

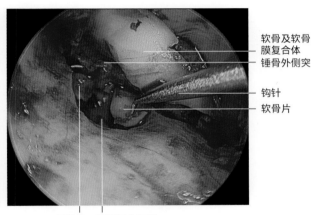

软骨及软骨膜复合体
锤骨外侧突

钩针
软骨片

锤骨头　面神经水平段

图 20 – 25 使用软骨及软骨膜复合体修补破坏的松弛部。

▣ **手术视频**

早期胆脂瘤内陷袋 PORP(病例 20)

手术视频

扫描上方二维码可见手术过程。

分析

患者术前见外耳道耵聍栓塞,中耳有无病变尚不能明确诊断,根据 CT 结果考虑听骨链有异常,因此决定清理外耳道病变的同时探查一下鼓室情况。该患者外耳道较狭窄,内镜操作困难,术中使用 2.7 mm 耳内镜,但也无法深入太多,好在病变破坏的范围局限,通过去除部分上鼓室外侧壁骨质顺利完成了手术。本例如果采用显微镜耳后入路也会因为空间受限致操作困难,除非扩大骨性外耳道。

手术后随访

见图 20 – 26。

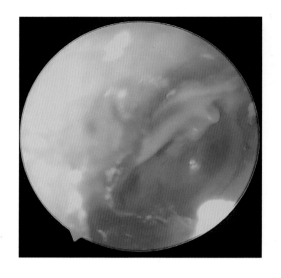

图 20‑26 术后 2 个月内镜检查显示外耳道少许痂皮,鼓膜完整,可见重建软骨形态良好。纯音听阈测试,右耳:125 Hz B‑A15;250 Hz B5 A15;500 Hz B5 A15;1 kHz B5 A10;2 kHz B10 A15;4 kHz B5 A15;8 kHz B‑A25。

病例 21

上鼓室胆脂瘤切除重建术

诊断 中耳胆脂瘤,局限于上鼓室。 | **手术方式** 内镜下上鼓室开放重建+上鼓室胆脂瘤切除术。

病史和术前检查

患者 男,66 岁,主诉右耳反复流脓伴异味数年。术前纯音听阈测试:右耳 125 Hz B‑A35;250 Hz B10 A40;500 Hz B25 A35;1 kHz B35 A50;2 kHz B35 A40;4 kHz B15 A45;8 kHz B‑A90 无反应。术前诊断:①右侧中耳胆脂瘤;②脾功能亢进;③脑梗死个人史;④心脏瓣膜置换术后。术前相关检查见图 21‑1~图 21‑3。

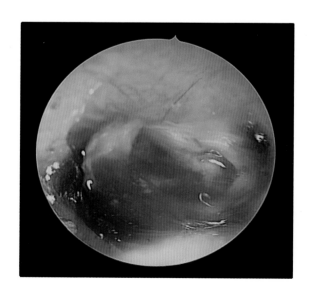

图 21‑1 内镜检查示外耳道深部有稀薄浑浊分泌物,鼓膜表面覆盖褐色痂皮和白色胆脂瘤样物。

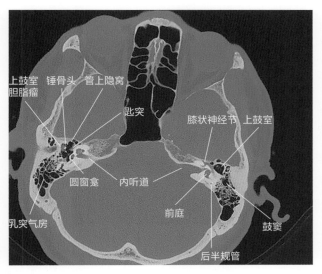

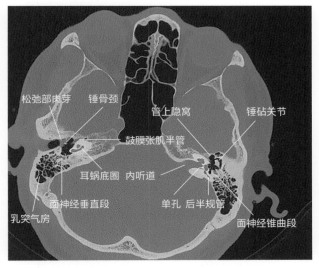

图 21-2 横断面 CT 显示右侧上鼓室锤砧关节外侧有少许软组织影。

图 21-3 横断面 CT 显示锤骨颈外侧有软组织影。

手术步骤

见图 21-4～图 21-18。

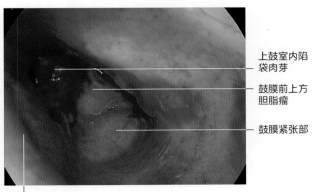

图 21-4 内镜下清理外耳道及鼓膜表面的痂皮和分泌物,见鼓膜紧张部完整,前上部分有胆脂瘤样组织覆盖,鼓膜松弛部有肉芽组织。

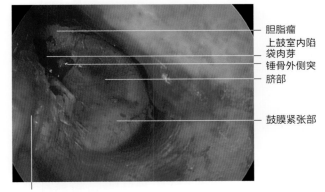

图 21-5 清理胆脂瘤样组织和上鼓室肉芽组织,见鼓膜松弛部及上鼓室外侧壁有破坏。鼓膜紧张部完整。

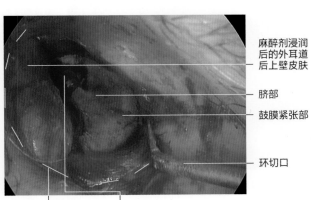

图 21-6 使用环切刀自 6 点至 13 点位置做舌形鼓耳道皮瓣,切口如图虚线所示,深达骨质。

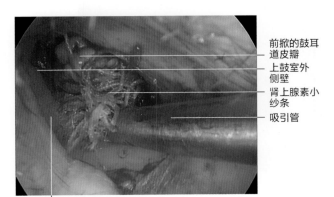

图 21-7 使用浸润肾上腺素的小纱条保护鼓耳道皮瓣和止血,沿着骨面使用吸引管平行前推鼓耳道皮瓣至鼓环位置。

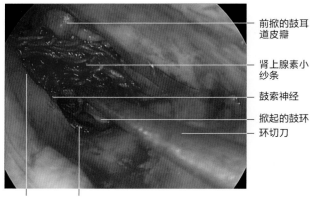

前掀的鼓耳
道皮瓣

肾上腺素小
纱条

鼓索神经

掀起的鼓环

环切刀

上鼓室外侧壁　后鼓室黏膜

图 21‑8　使用环切刀在 6 点位置抬起鼓环,显露后鼓室黏膜,切开进入鼓室,自下而上沿着骨缘依次掀起鼓环至锤骨外侧韧带位置,注意保护位于骨缘下方的鼓索神经。

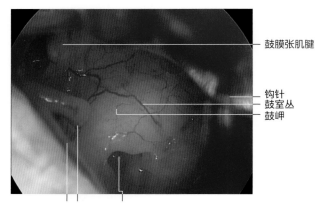

鼓膜张肌腱

钩针
鼓室丛
鼓岬

鼓索神经　砧镫关节　圆窗龛

图 21‑9　进一步前掀鼓耳道皮瓣及鼓膜后部,进入鼓室,可见鼓室结构和黏膜正常,胆脂瘤没有侵入鼓室。

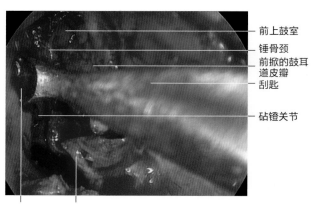

前上鼓室

锤骨颈

前掀的鼓耳
道皮瓣

刮匙

砧镫关节

上鼓室外侧壁　掀起的鼓环

图 21‑10　为了探查上鼓室,使用刮匙刮除鼓索神经后方的上鼓室外侧壁。

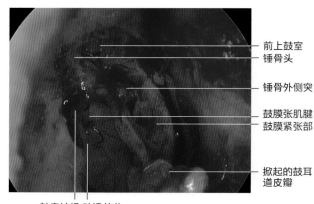

前上鼓室
锤骨头

锤骨外侧突

鼓膜张肌腱
鼓膜紧张部

掀起的鼓耳
道皮瓣

鼓索神经　砧镫关节

图 21‑11　显露上鼓室,将上鼓室内陷袋囊壁完整剥离。探查听骨链、锤骨、砧骨和镫骨良好。

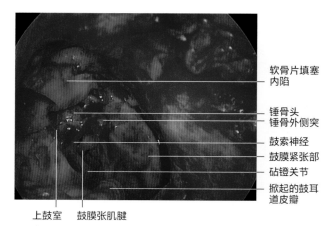

软骨片填塞
内陷

锤骨头
锤骨外侧突

鼓索神经

鼓膜紧张部

砧镫关节

掀起的鼓耳
道皮瓣

上鼓室　鼓膜张肌腱

图 21‑12　使用耳屏软骨片重建上鼓室外侧壁,防止内陷。

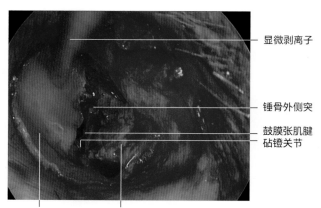

显微剥离子

锤骨外侧突

鼓膜张肌腱
砧镫关节

软骨及软骨膜复合体　前掀的鼓耳道皮瓣

图 21‑13　使用软骨及软骨膜复合体修剪成合适大小,修补松弛部的缺损。

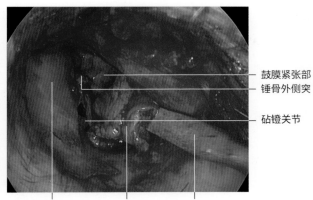

鼓膜紧张部
锤骨外侧突
砧镫关节

软骨及软骨膜复合体　前掀的鼓耳道皮瓣　显微剥离子

图 21-14　调整软骨及软骨膜复合体到如图的合适位置。

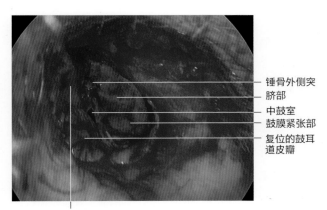

锤骨外侧突
脐部
中鼓室
鼓膜紧张部
复位的鼓耳道皮瓣

软骨及软骨膜复合体

图 21-15　复位鼓耳道皮瓣和鼓膜紧张部后部覆盖软骨及软骨膜复合体表面。

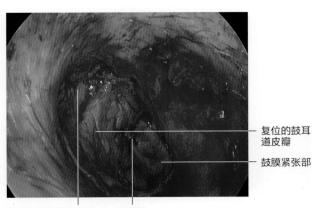

复位的鼓耳道皮瓣
鼓膜紧张部

重建上鼓室的软骨片　锤骨柄

图 21-16　调整鼓耳道皮瓣与软骨及软骨膜复合体贴合紧密，不留缝隙。

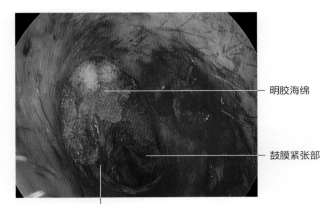

明胶海绵
鼓膜紧张部

复位的鼓耳道皮瓣

图 21-17　使用半干的明胶海绵覆盖鼓膜及鼓耳道皮瓣外侧起到固定作用。

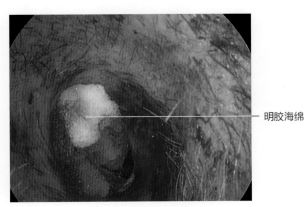

明胶海绵

图 21-18　外耳道填塞半干的明胶海绵。

 手术视频

上鼓室小胆脂瘤切除术（病例 21）

扫描上页二维码可见手术过程。

分析

该患者为典型的上鼓室胆脂瘤，发现早，位置局限于听骨链外侧与上鼓室外侧壁之间，鼓室及鼓窦均未累及，鼓室内结构完整，所以只需要开放部分上鼓室就可以彻底切除胆脂瘤。本例如果选择显微镜手术，为了更好地暴露术野，不仅需要去除更多的正常结构，而且还要增加取软骨的切口，增大创伤。采用内镜则能完美避免，唯一的缺点是单手操作，需要医生具备较高的临床操作水平。

手术后随访

术后 1 个月复诊（图 21－19），右耳道痂皮多，清理后鼓膜完整，纯音听阈测试：右耳 125 Hz B－A70；250 Hz B45 A75；500 Hz B50 A55；1 kHz B45 A50；2 kHz B40 A40；4 kHz B45 A45；8 kHz B－A90。

术后 5 个半月复诊，抗凝药使用中，外耳道大量血痂皮，清理后，少量渗血，鼓膜中间小穿孔。

术后 10 个半月复诊（图 21－20），右耳道耵聍栓塞，清理后，鼓膜完整，良好。

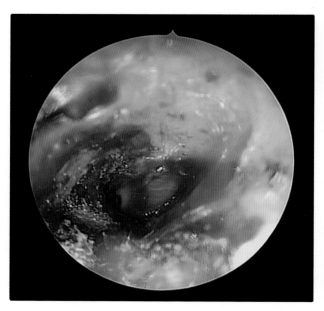

图 21－19 术后 1 个月内镜检查外耳道鼓膜痂皮覆盖，鼓膜完整。

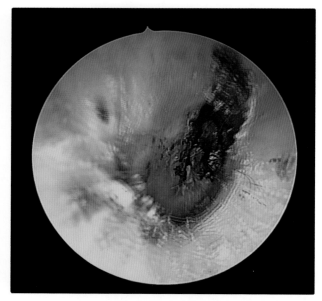

图 21－20 术后 10 个半月内镜检查鼓膜完整，上鼓室外侧壁重建良好，少许痂皮覆盖。

上鼓室胆脂瘤切除听骨链重建术

诊断 中耳胆脂瘤，局限于上鼓室。

手术方式 内镜下上鼓室开放重建+钛 PORP 听骨链重建+鼓膜修补术。

病史和术前检查

患者 男，31 岁，主诉右耳听力下降 20 年。术前相关检查见图 22-1～图 22-4。

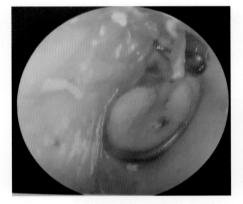

图 22-1 内镜检查显示鼓膜紧张部钙化，松弛部及上鼓室外侧壁被内陷袋占据。

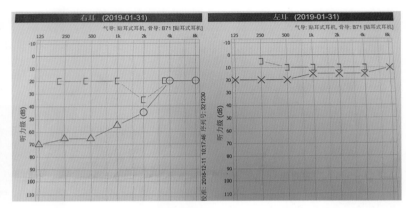

图 22-2 纯音听阈测试显示右侧中低频传导性听力下降。

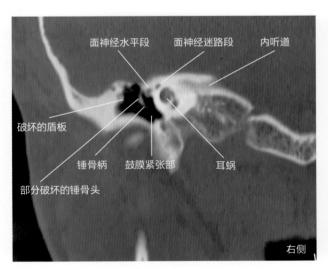

图 22-3 冠状面 CT 显示右侧盾板破坏，上鼓室开放，脑板低位。

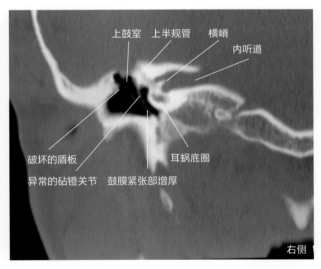

图 22-4 冠状面 CT 显示右侧盾板变钝，上鼓室向外耳道开放，砧镫关节异常。

见图 22－5～图 22－22。

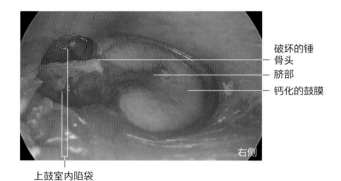

破坏的锤
骨头
脐部
钙化的鼓膜

上鼓室内陷袋

图 22－5 内镜显示鼓膜紧张部完整，整个钙化，松弛部内陷袋破坏上鼓室外侧壁。内陷袋已引流。

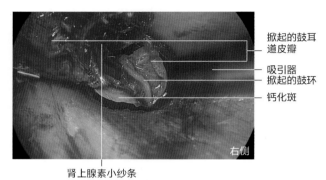

掀起的鼓耳道皮瓣
吸引器
掀起的鼓环
钙化斑

肾上腺素小纱条

图 22－6 使用环切刀自6点至13点位置做舌形鼓耳道皮瓣切口，深达骨质，用浸润肾上腺素的小纱条保护鼓耳道皮瓣和止血，沿着骨面前推至鼓环，发现鼓环深处整块鼓膜钙化灶。

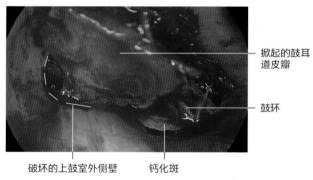

掀起的鼓耳道皮瓣

鼓环

破坏的上鼓室外侧壁　钙化斑

图 22－7 将鼓耳道皮瓣前推至被内陷袋破坏的上鼓室外侧壁骨缘，如图虚线所示。

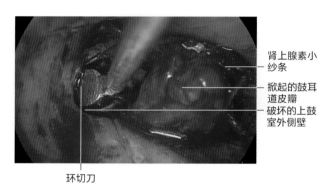

肾上腺素小纱条
掀起的鼓耳道皮瓣
破坏的上鼓室外侧壁

环切刀

图 22－8 将鼓耳道皮瓣继续前掀，暴露内陷袋边缘，使用环切刀仔细分离内陷袋壁的上皮。

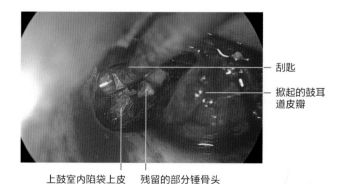

刮匙
掀起的鼓耳道皮瓣

上鼓室内陷袋上皮　残留的部分锤骨头

图 22－9 为了探查内陷袋上皮是否被完整剥离，使用刮匙刮除内陷袋边缘骨质，扩大术腔。

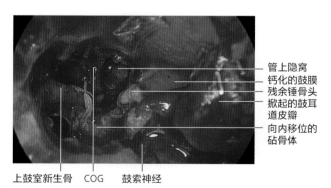

管上隐窝
钙化的鼓膜
残余锤骨头
掀起的鼓耳道皮瓣
向内移位的砧骨体

上鼓室新生骨　COG　鼓索神经

图 22－10 内镜直视下仔细清理上鼓室内陷袋壁，见上鼓室内因内陷袋的压迫致新骨形成，锤骨头和砧骨体被内陷袋破坏，残余砧骨向内侧移位。

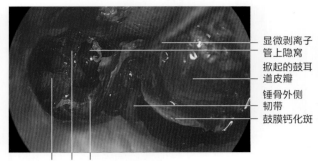

显微剥离子
管上隐窝
掀起的鼓耳道皮瓣
锤骨外侧韧带
鼓膜钙化斑

上鼓室新生骨　COG　内陷移位的砧骨体

图 22‑11　将上鼓室残留的内陷袋上皮仔细剥离去除，可以看到 COG 和管上隐窝的关系。

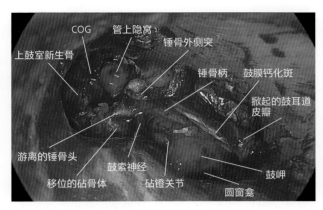

COG　管上隐窝　锤骨外侧突
上鼓室新生骨
锤骨柄　鼓膜钙化斑
掀起的鼓耳道皮瓣
游离的锤骨头
鼓索神经
移位的砧骨体　砧镫关节
鼓岬
圆窗龛

图 22‑12　为了探查整个听骨链，将鼓环及钙化的鼓膜后部继续前掀，暴露中鼓室。可以清楚地看到残余的砧骨移向内侧，锤骨头与锤骨颈分离移向前下方。

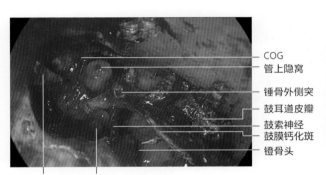

COG
管上隐窝
锤骨外侧突
鼓耳道皮瓣
鼓索神经
鼓膜钙化斑
镫骨头

上鼓室新生骨　面神经水平段

图 22‑13　清理上鼓室游离的锤骨头，去除残余砧骨。

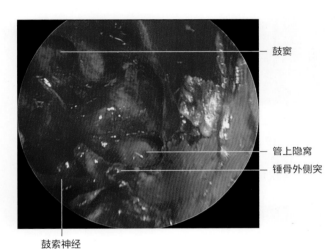

鼓窦
管上隐窝
锤骨外侧突
鼓索神经

图 22‑14　使用 1.5 mm 内镜进入上鼓室探查鼓窦是否有上皮残留。

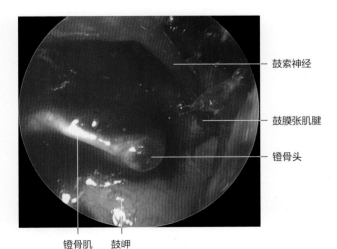

鼓索神经
鼓膜张肌腱
镫骨头

镫骨肌　鼓岬

图 22‑15　探查镫骨周围是否有上皮残留。

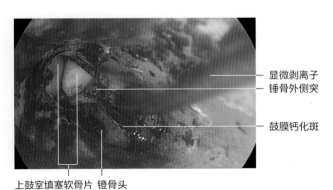

显微剥离子
锤骨外侧突
鼓膜钙化斑

上鼓室填塞软骨片　镫骨头

图 22‑16　使用耳屏软骨片填入上鼓室作为支架。

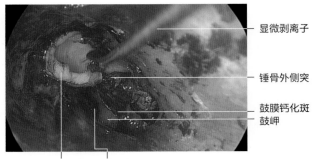

显微剥离子

锤骨外侧突

鼓膜钙化斑
鼓岬

软骨及软骨膜复合体 镫骨头

图 22-17 使用耳屏软骨及软骨膜复合体重建上鼓室外侧壁和缺失的鼓膜松弛部,以填塞的软骨片为支撑。

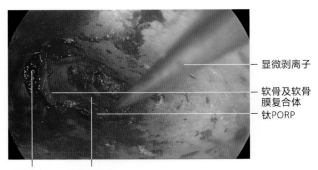

显微剥离子

软骨及软骨膜复合体

钛PORP

明胶海绵　鼓膜钙化斑

图 22-18 上鼓室软骨填塞后的多余空间用明胶海绵填塞起到稳定作用。

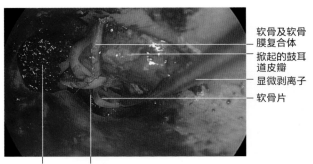

软骨及软骨膜复合体

掀起的鼓耳道皮瓣

显微剥离子

软骨片

明胶海绵　钛PORP

图 22-19 掀起重建上鼓室外侧壁的软骨及软骨膜复合体,使用钛 PORP 重建听骨链,戴帽于镫骨头上,并覆盖软骨片。

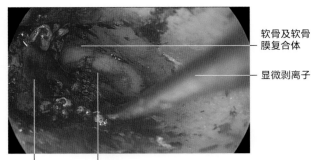

软骨及软骨膜复合体

显微剥离子

复位的鼓耳道皮瓣　锤骨柄

图 22-20 复位软骨及软骨膜复合体和鼓耳道皮瓣,注意防止覆盖钛 PORP 的软骨片移位。

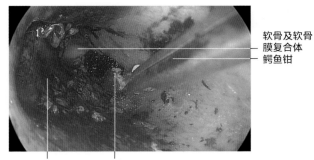

软骨及软骨膜复合体

鳄鱼钳

复位的鼓耳道皮瓣　明胶海绵

图 22-21 使用半干的明胶海绵填塞鼓膜外侧固定软骨及软骨膜复合体和鼓耳道皮瓣。

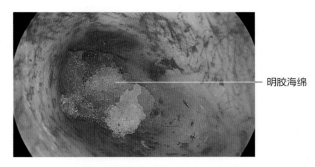

明胶海绵

图 22-22 外耳道填塞半干的明胶海绵。

手术视频

扫描右方二维码可见手术过程。

 手术视频

上鼓室外侧壁破坏内镜上鼓室
重建加 PORP（病例 22）

分析

本例患者病程长，听力较差，胆脂瘤自然引流，无活动性病变，本次手术的目的主要是清理可能残留的胆脂瘤，同时重建听力。如果选择显微镜手术耳前进路，为完整暴露所有隐秘角落，需要切除更多的上鼓室外侧壁，而用于重建上鼓室外侧壁的软骨材料则需要延伸切口才能获得。而我们选择耳内镜手术，术中可以探查所有隐秘角落，且切除范围较小，切口小，创伤小，唯一的不足是单手操作增加手术风险，如果是新手建议显微镜下操作。

手术后随访

见图 22‐23。

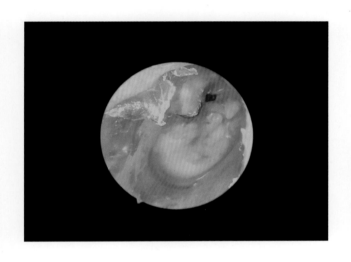

图 22‐23 术后 2 个月复诊，患者主诉听力改善，术前持续性耳鸣改善明显，术后偶有耳鸣，内镜检查显示松弛部和上鼓室重建良好，鼓膜完整。纯音听阈测试：右耳 125 Hz B‐A25；250 Hz B5 A20；500 Hz B5 A20；1 kHz B5 A15；2 kHz B5 A15；4 kHz B5 A15；8 kHz B‐A25。

病例 23

上鼓室胆脂瘤切除听骨链重建术

诊断 中耳胆脂瘤，上鼓室。

手术方式 内镜下上鼓室开放重建＋胆脂瘤切除＋钛 PORP 听骨链重建＋鼓膜修补术。

病史和术前检查

患者 男，41 岁，主诉双耳流脓伴听力下降 10 年。术前相关检查见图 23‐1～图 23‐6。

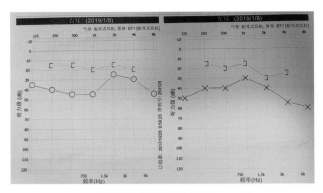

图 23‑1 双耳传导为主的混合型听力下降。

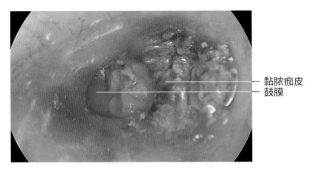

右侧标注：黏脓痂皮 鼓膜

图 23‑2 内镜检查显示外耳道黏脓痂皮覆盖鼓膜后部、松弛部及外耳道后上部，鼓膜紧张部良好。

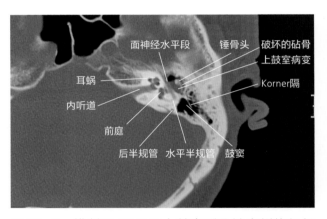

标注：面神经水平段　锤骨头　破坏的砧骨　上鼓室病变　耳蜗　内听道　前庭　后半规管　水平半规管　鼓窦　Korner隔

图 23‑3 横断面 CT 显示上鼓室听骨链内侧软组织影，砧骨吸收破坏。

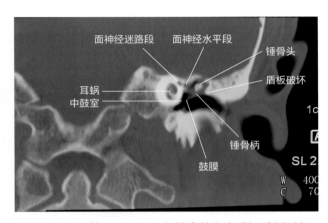

标注：面神经迷路段　面神经水平段　锤骨头　盾板破坏　耳蜗　中鼓室　锤骨柄　鼓膜

图 23‑4 冠状面 CT 显示上鼓室软组织影，盾板破坏。

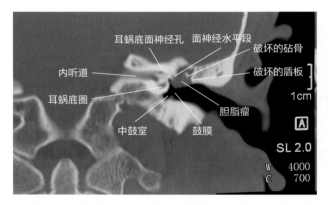

标注：耳蜗底面神经孔　面神经水平段　破坏的砧骨　破坏的盾板　内听道　耳蜗底圈　中鼓室　胆脂瘤　鼓膜

图 23‑5 冠状面 CT 显示上鼓室和中鼓室上份软组织影，砧骨和盾板破坏。

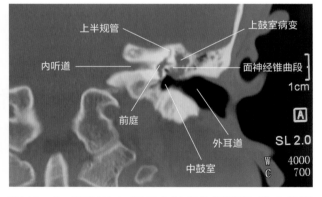

标注：上半规管　上鼓室病变　内听道　面神经锥曲段　前庭　外耳道　中鼓室

图 23‑6 冠状面 CT 显示上鼓室软组织影，乳突黏膜增厚。

手术步骤

见图 23‑7～图 23‑30。

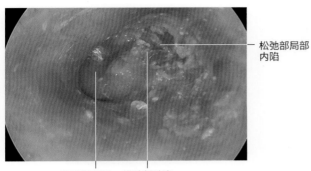

松弛部局部
内陷

鼓膜紧张部　松弛部肿胀

图 23-7 内镜下清理外耳道黏脓痂皮后,可见松弛部局部内陷,有胆脂瘤皮样组织。

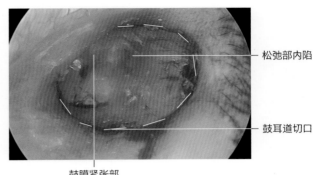

松弛部内陷

鼓耳道切口

鼓膜紧张部

图 23-8 使用环切口自 10 点至 18 点位置做舌形鼓耳道皮瓣切口,如图虚线所示,深达骨质。

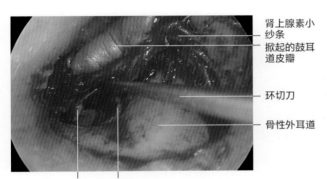

肾上腺素小
纱条
掀起的鼓耳
道皮瓣

环切刀

骨性外耳道

掀起的鼓环　鼓索神经

图 23-9 使用浸润肾上腺素的小纱条保护鼓耳道皮瓣和止血,沿着骨面平行前推鼓耳道皮瓣至鼓环,从 6 点位置抬起鼓环,切开后鼓室黏膜,进入鼓室,保护鼓索神经的前提下,自下而上沿着骨缘分离鼓环至锤骨外侧韧带位置。

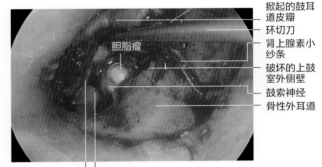

掀起的鼓耳
道皮瓣
环切刀
肾上腺素小
纱条
破坏的上鼓
室外侧壁
鼓索神经
骨性外耳道

胆脂瘤

掀起的鼓环　鼓岬

图 23-10 分离锤骨外侧韧带位置可以看到有胆脂瘤球位于鼓索神经后上方。尽量避免破坏胆脂瘤的囊壁。

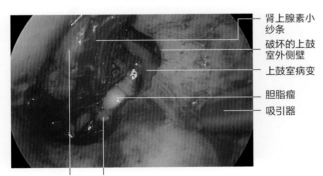

肾上腺素小
纱条
破坏的上鼓
室外侧壁
上鼓室病变
胆脂瘤
吸引器

掀起的鼓耳道皮瓣　鼓索神经

图 23-11 继续将松弛部的内陷袋掀起,可见上鼓室内肉芽组织,上鼓室外侧壁破坏。

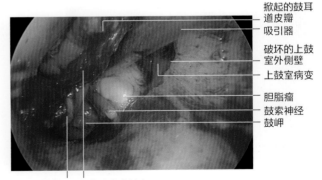

掀起的鼓耳
道皮瓣
吸引器
破坏的上鼓
室外侧壁
上鼓室病变
胆脂瘤
鼓索神经
鼓岬

掀起的鼓环　肾上腺素小纱条

图 23-12 胆脂瘤球将鼓索神经推向前下,鼓索神经被拉长,继续将鼓膜后部连同鼓耳道皮瓣向前推,充分暴露胆脂瘤球的边缘。

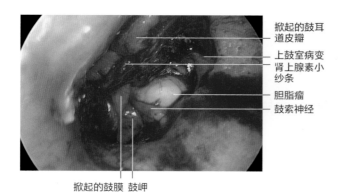

掀起的鼓耳
道皮瓣

上鼓室病变

肾上腺素小
纱条

胆脂瘤

鼓索神经

掀起的鼓膜　鼓岬

图 23‑13 可见胆脂瘤位于鼓索后上方,呈膨胀性生长,向前将鼓索神经前推,向后刺激肉芽生长破坏上鼓室外侧壁。

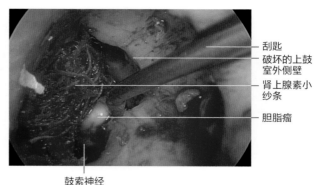

刮匙
破坏的上鼓
室外侧壁

肾上腺素小
纱条

胆脂瘤

鼓索神经

图 23‑14 为了看清胆脂瘤球的后界,使用刮匙刮除部分上鼓室外侧壁,注意避免损伤鼓索神经和破坏胆脂瘤囊壁的完整性。

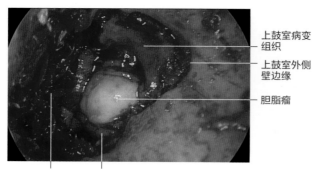

上鼓室病变
组织
上鼓室外侧
壁边缘

胆脂瘤

肾上腺素小纱条　移位的鼓索神经

图 23‑15 彻底暴露后见胆脂瘤范围局限,但刚好位于砧镫关节的位置,猜测砧镫关节已被破坏的可能性极大,也可能影响到面神经水平段。

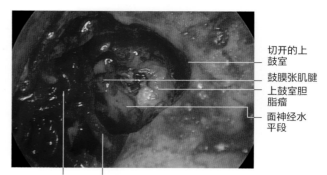

切开的上
鼓室

鼓膜张肌腱

上鼓室胆
脂瘤

面神经水
平段

肾上腺素小纱条　鼓索神经

图 23‑16 从胆脂瘤下界与鼓索神经接触的位置仔细分离,去除胆脂瘤,可见上鼓室有残留,累及锤骨头内侧。砧骨未见。

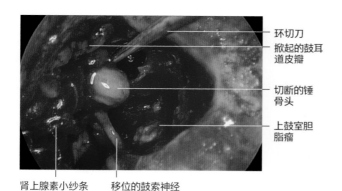

环切刀
掀起的鼓耳
道皮瓣

切断的锤
骨头

上鼓室胆
脂瘤

肾上腺素小纱条　移位的鼓索神经

图 23‑17 使用锤骨头剪剪断锤骨头,清理锤骨头内侧的胆脂瘤上皮。

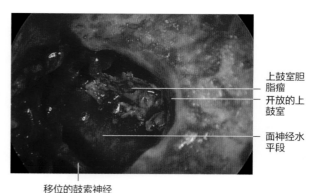

上鼓室胆
脂瘤
开放的上
鼓室

面神经水
平段

移位的鼓索神经

图 23‑18 可以清楚显示上鼓室残留的胆脂瘤上皮。

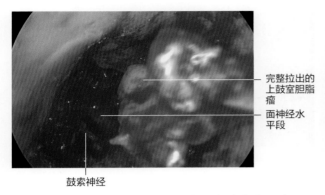

完整拉出的上鼓室胆脂瘤
面神经水平段
鼓索神经

图 23-19 使用吸引管将上鼓室胆脂瘤完整吸出。

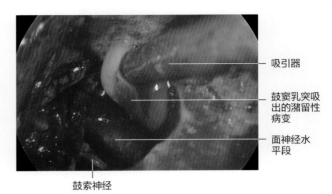

吸引器
鼓窦乳突吸出的潴留性病变
面神经水平段
鼓索神经

图 23-20 胆脂瘤清理干净后,鼓窦乳突有潴留的黏稠分泌物。

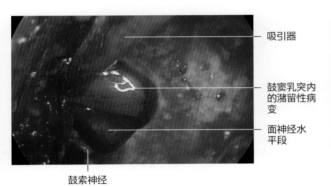

吸引器
鼓窦乳突内的潴留性病变
面神经水平段
鼓索神经

图 23-21 吸引管边吸边向外拉,力求完整吸净。考虑胆脂瘤充填上鼓室后,导致鼓窦乳突气房内的潴留样改变,据此也可以判断胆脂瘤未侵入鼓窦和乳突。

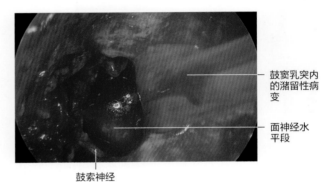

鼓窦乳突内的潴留性病变
面神经水平段
鼓索神经

图 23-22 将乳突鼓窦内的潴留性黏稠分泌物彻底吸除。

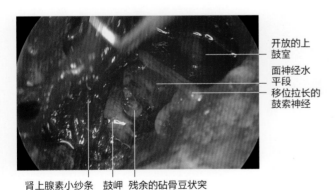

开放的上鼓室
面神经水平段
移位拉长的鼓索神经
肾上腺素小纱条　鼓岬　残余的砧骨豆状突

图 23-23 清理镫骨周围,可见镫骨头上残留砧骨豆状突部分。

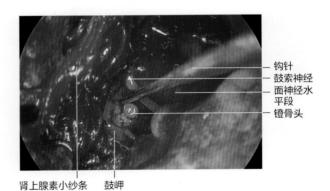

钩针
鼓索神经
面神经水平段
镫骨头
肾上腺素小纱条　鼓岬

图 23-24 使用小钩针自砧镫关节分离残余的砧骨豆状突及镫骨周围的肉芽组织。

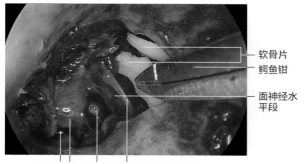

软骨片
鳄鱼钳
面神经水
平段

圆窗龛 鼓岬 镫骨头 鼓索神经自然拉长

图 23 - 25 病变清理干净后,使用软骨片填塞上鼓室起支撑作用。

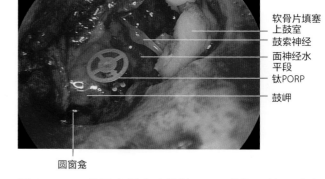

软骨片填塞
上鼓室
鼓索神经
面神经水
平段
钛PORP
鼓岬

圆窗龛

图 23 - 26 使用合适高度的钛 PORP 戴帽于镫骨头上重建听骨链。

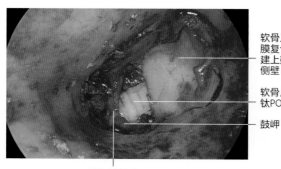

软骨及软骨
膜复合体重
建上鼓室外
侧壁
软骨片覆盖
钛PORP
鼓岬

掀起的鼓膜

图 23 - 27 取耳屏软骨及软骨膜复合体重建上鼓室外侧壁,取小块软骨片覆盖在钛合金听骨表面,防止钛 PORP 听骨脱出。

鼓膜紧张部
复位鼓耳道
皮瓣

图 23 - 28 复位鼓耳道皮瓣,注意避免钛合金听骨表面的骨片移位。

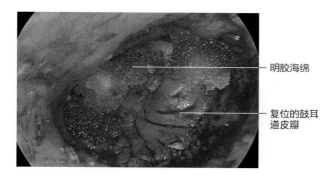

明胶海绵
复位的鼓耳
道皮瓣

图 23 - 29 使用半干的明胶海绵填塞鼓膜外侧固定鼓耳道皮瓣。

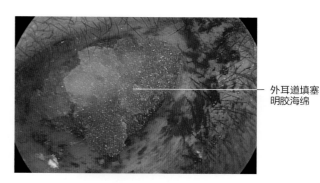

外耳道填塞
明胶海绵

图 23 - 30 外耳道填塞半干的明胶海绵。

手术视频

扫描右方二维码可见手术过程。

 手术视频

上鼓室鼓室胆脂瘤内镜 PORP(病例 23)

分析

患者从 CT 上判断病变局限于上鼓室,尚未进入鼓窦,因此我们判断内镜手术可完成操作。术中情况确实如术前判断,通过去除部分上鼓室外侧壁完整切除胆脂瘤,术中见鼓窦乳突内存在大量黏稠潴留性病变,这在术前 CT 未有提示。该患者也可选择显微镜手术,但是需要增加耳前切口和额外的切口取软骨重建上鼓室外侧壁;耳内镜操作虽有优势,但单手操作需要耐心和经验。

手术后随访

见图 23-31。

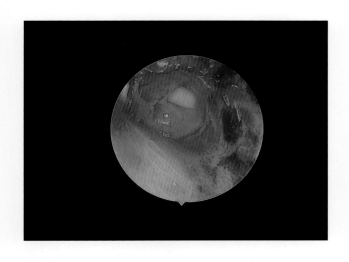

图 23-31 术后 1 个半月复诊,耳鸣无变化,内镜检查显示外耳道少许薄痂皮,鼓膜完整,上鼓室重建软骨和听骨表面覆盖软骨清晰可见。纯音听阈测试,左耳 125 Hz B - A30;250 Hz B10 A35;500 Hz B10 A30;1 kHz B15 A30;2 kHz B20 A35;4 kHz B15 A30;8 kHz B - A40。

病例 24

先天性迷路上胆脂瘤切除听骨链重建术

诊断 中耳胆脂瘤,慢性中耳炎。

手术方式 内镜下上鼓室开放重建+胆脂瘤切除+钛 PORP 听骨链重建+鼓膜修补术。

病史和术前检查

患者 男,28 岁,主诉右耳反复流脓 2 年。术前相关检查见图 24-1～图 24-6。

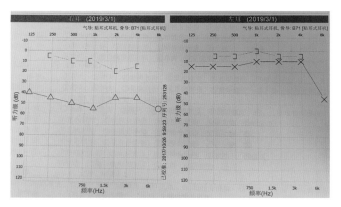

图 24‑1 纯音听阈测试显示右耳传导性听力下降。

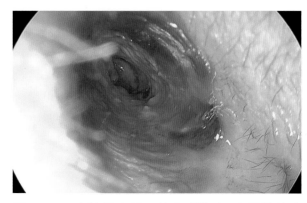

图 24‑2 内镜检查显示外耳道狭窄、大量黏脓痂皮,鼓膜完全缺失,鼓室有黏脓分泌物。

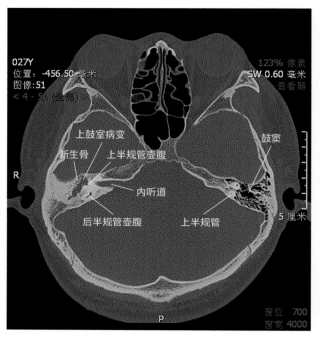

图 24‑3 横断面 CT 显示乳突未发育,鼓窦上鼓室软组织影,见新生骨。

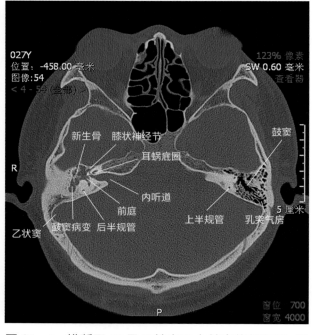

图 24‑4 横断面 CT 显示鼓窦及中鼓室软组织影,鼓窦入口扩大,见新生骨。

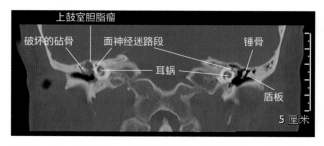

图 24‑5 冠状面 CT 显示上鼓室软组织影,砧骨破坏,盾板结构正常。

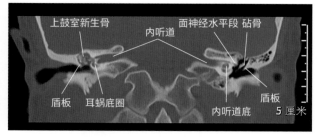

图 24‑6 冠状面 CT 显示上鼓室软组织影及新生骨,听骨链结构显示不清,盾板结构正常。

见图 24 - 7～图 24 - 34。

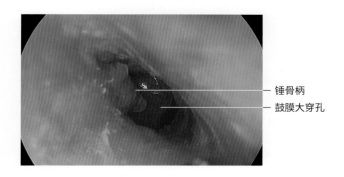

图 24 - 7 清理外耳道和鼓室内分泌物后,见外耳道狭窄,鼓膜大穿孔,锤骨柄变短,鼓室黏膜肿胀。

锤骨柄
鼓膜大穿孔

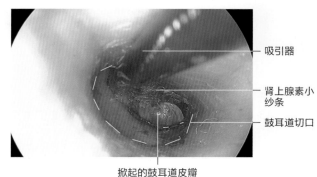

图 24 - 8 环切刀自 6 点至 13 点位置做舌形鼓耳道皮瓣,切口如图虚线所示,深达骨质,使用浸润肾上腺素的小纱条保护鼓耳道皮瓣和止血,沿骨面向前平推鼓耳道皮瓣至鼓环处。

吸引器
肾上腺素小纱条
鼓耳道切口
掀起的鼓耳道皮瓣

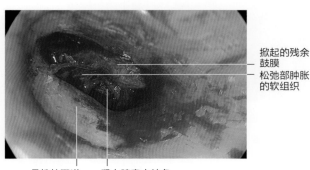

图 24 - 9 环切刀自 6 点位置掀鼓环切开后鼓室黏膜进入鼓室,自下而上沿着骨缘掀起鼓环,至锤骨外侧韧带位置,注意保护鼓索神经,暴露鼓室。

掀起的残余鼓膜
松弛部肿胀的软组织
骨性外耳道
肾上腺素小纱条

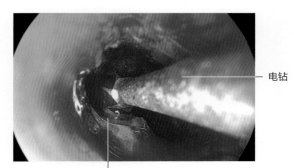

图 24 - 10 微钻磨除鼓索后上方的上鼓室外侧壁。钻速调至 2 000 转。

电钻
磨除上鼓室外侧壁

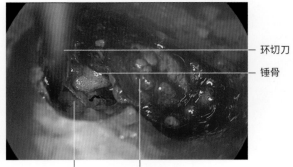

图 24 - 11 分离上鼓室组织,见残留砧骨和锤骨,去除砧骨,清理砧骨深处的胆脂瘤组织。

环切刀
锤骨
砧骨
掀起的鼓耳道皮瓣

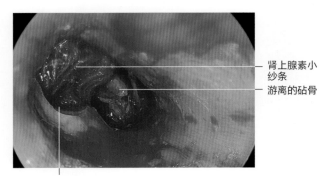

图 24 - 12 术中出血较多,肾上腺素小纱条压迫止血。

肾上腺素小纱条
游离的砧骨
开放的上鼓室

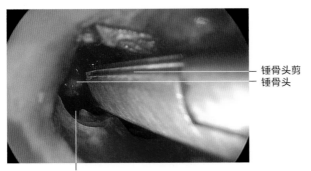

锤骨头剪
锤骨头

开放的上鼓室

图 24-13 锤骨头剪剪断锤骨头并取出，以此扩大手术操作空间，利于上鼓室病变清理。

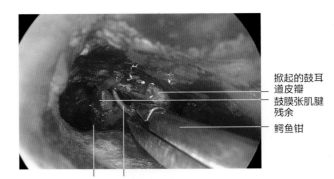

掀起的鼓耳道皮瓣
鼓膜张肌腱残余
鳄鱼钳

裸露的面神经水平段　游离的锤骨柄

图 24-14 锤骨部分缺失，残余鼓膜张肌腱与锤骨部分连接，切除锤骨头后，锤骨柄游离，一并去除锤骨柄。继续前掀残余鼓膜和鼓耳道皮瓣。

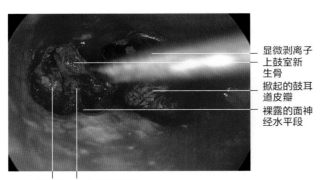

显微剥离子
上鼓室新生骨
掀起的鼓耳道皮瓣
裸露的面神经水平段

上鼓室胆脂瘤　鼓膜张肌腱残端

图 24-15 此时可见上鼓室的胆脂瘤组织和位于前上隐窝的新生骨，面神经水平段裸露，镫骨板上结构缺如。

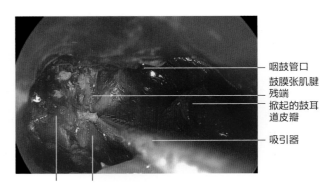

咽鼓管口
鼓膜张肌腱残端
掀起的鼓耳道皮瓣
吸引器

上鼓室胆脂瘤　裸露的面神经水平段

图 24-16 去除管上隐窝处的新生骨，可以看到上鼓室及管上隐窝内的胆脂瘤。

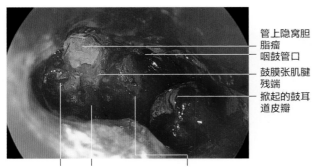

管上隐窝胆脂瘤
咽鼓管口
鼓膜张肌腱残端
掀起的鼓耳道皮瓣

上鼓室胆脂瘤　裸露的面神经水平段　鼓岬

图 24-17 清理上鼓室及管上隐窝内的胆脂瘤。

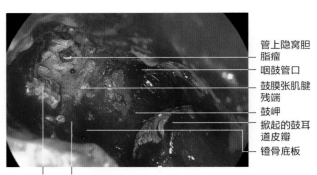

管上隐窝胆脂瘤
咽鼓管口
鼓膜张肌腱残端
鼓岬
掀起的鼓耳道皮瓣
镫骨底板

上鼓室胆脂瘤　裸露的面神经水平段

图 24-18 可见管上隐窝内的胆脂瘤沿着骨壁呈膨胀性生长。

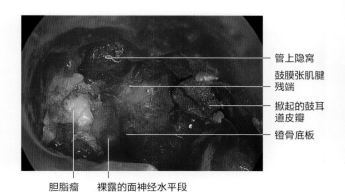

管上隐窝
鼓膜张肌腱残端
掀起的鼓耳道皮瓣
镫骨底板

胆脂瘤　裸露的面神经水平段

图 24‑19 清理管上隐窝内的胆脂瘤。

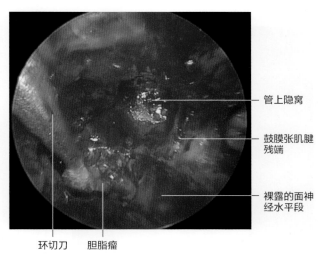

管上隐窝
鼓膜张肌腱残端
裸露的面神经水平段

环切刀　胆脂瘤

图 24‑20 更换 1.5 mm 内镜使用环切刀清理上鼓室的胆脂瘤,由于面神经水平段裸露,需操作仔细,避免损伤面神经。

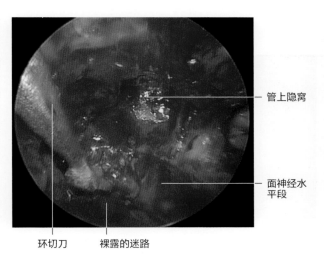

管上隐窝
面神经水平段

环切刀　裸露的迷路

图 24‑21 清理中发现水平半规管前部膜迷路暴露呈现暗黑色,注意勿破坏迷路,轻柔剥离胆脂瘤上皮。

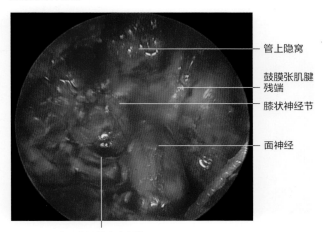

管上隐窝
鼓膜张肌腱残端
膝状神经节
面神经

水平半规管壶腹部位

图 24‑22 剥离大部分胆脂瘤后见胆脂瘤已破坏面神经水平段膝部上方以及水平半规管前端的骨质。

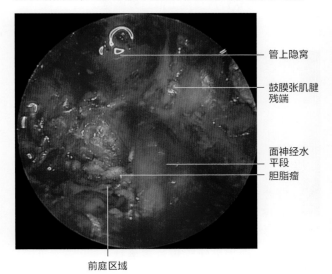

管上隐窝
鼓膜张肌腱残端
面神经水平段
胆脂瘤

前庭区域

图 24‑23 面神经水平段上内侧骨质破坏,胆脂瘤继续深入接近前庭区域。

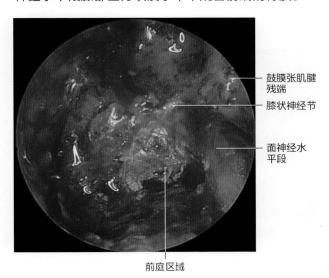

鼓膜张肌腱残端
膝状神经节
面神经水平段

前庭区域

图 24‑24 用环切刀剥离位于前庭区域上外侧的胆脂瘤上皮,动作轻柔。

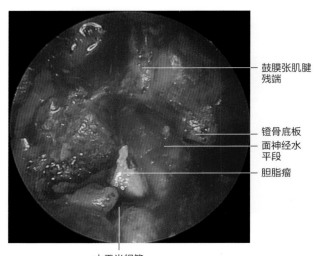

鼓膜张肌腱残端

镫骨底板
面神经水平段

胆脂瘤

水平半规管

图 24-25 继续剥离深入水平半规管与面神经之间缝隙的胆脂瘤上皮。

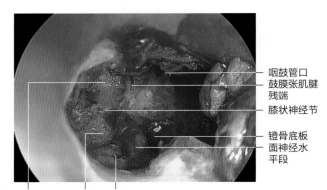

咽鼓管口
鼓膜张肌腱残端

膝状神经节

镫骨底板
面神经水平段

管上隐窝　前庭区域　水平半规管

图 24-26 彻底清理胆脂瘤后见水平半规管前方骨质缺损，膜迷路暴露，面神经水平段上方骨质破坏。

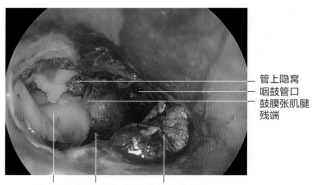

管上隐窝
咽鼓管口
鼓膜张肌腱残端

软骨片　镫骨底板　掀起的鼓耳道皮瓣

图 24-27 耳屏软骨片填塞上鼓室和管上隐窝作为支架。

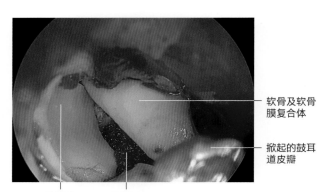

软骨及软骨膜复合体

掀起的鼓耳道皮瓣

软骨片　明胶海绵

图 24-28 取耳屏软骨及软骨膜复合体修复鼓膜，复合体位于残缘内侧，明胶海绵填塞鼓室使其与残缘紧密贴合，完整软骨片重建上鼓室外侧壁。

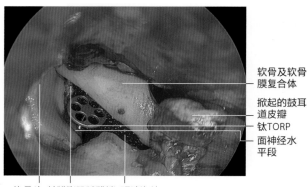

软骨及软骨膜复合体

掀起的鼓耳道皮瓣

钛TORP

面神经水平段

软骨片　鼓膜张肌腱残端　明胶海绵

图 24-29 使用合适高度的钛 TORP 放置在镫骨底板上，调整至合适角度。

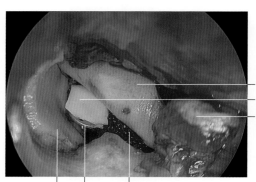

软骨及软骨膜复合体

软骨片

掀起的鼓耳道皮瓣

软骨片　钛TORP　明胶海绵

图 24-30 使用小块软骨片覆盖钛 TORP 防治外脱。

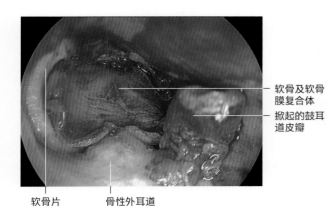

软骨及软骨膜复合体
掀起的鼓耳道皮瓣

软骨片　　骨性外耳道

图 24 - 31 复位软骨及软骨膜复合体,将其覆盖在钛合金听骨及上鼓室软骨片表面,注意避免听骨移位。

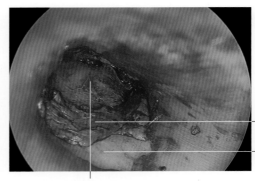

复位的鼓耳道皮瓣
骨性外耳道

软骨及软骨膜复合体重建鼓膜

图 24 - 32 复位鼓耳道皮瓣,将其覆盖在软骨及软骨膜复合体的表面,仔细检查软骨及软骨膜复合体与残余鼓膜边缘是否贴合紧密,无残留缝隙。

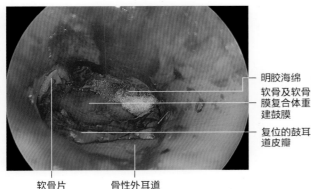

明胶海绵
软骨及软骨膜复合体重建鼓膜
复位的鼓耳道皮瓣

软骨片　　骨性外耳道

图 24 - 33 使用半干的明胶海绵填塞鼓膜外侧固定软骨及软骨膜复合体和鼓耳道皮瓣以及重建上鼓室外侧壁的软骨片。

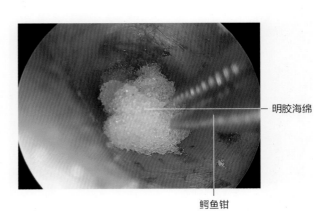

明胶海绵

鳄鱼钳

图 24 - 34 外耳道填塞明胶海绵。

手术视频

扫描右方二维码可见手术过程。

 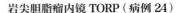 

手术视频

岩尖胆脂瘤内镜 TORP(病例 24)

分析

患者从 CT 判断病变局限于上鼓室,向后发展比较局限,鼓窦发育不良,提示病程长,病变阻止了乳突的气化,先天性胆脂瘤可能性大,术中病变的生长方式也提示先天性可能。考虑到病变比较局限,遂采用内镜手术,术中切除上鼓室外侧壁便于彻底暴露病变,术后患者自诉听力改善,无面瘫,无眩晕,但可见快速向左的眼震,行走有轻微晕感。本例也可以选择显微镜下手术,尽管需做额外切口,但是相对于内镜的单手操作,双手操作清理面神经和裸露前庭区域的胆脂瘤安全性更高。所以针对该患者,术者推荐显微镜手术,由于患者外耳道狭窄,显微镜手术只能采用开放术式。

手术后随访

术后 3 周复诊,明胶流尽,右鼓膜中央可见小穿孔,关于软骨片为何出现穿孔,原因尚不清楚,但患者听力改善明显。术后 1 个半月复诊,右耳清理痂皮,见鼓膜完整。纯音听力测试:右耳 125 Hz B－A45;250 Hz B10 A40;500 Hz B10 A45;1 kHz B15 A45;2 kHz B20 A40;4 kHz B10 A50;8 kHz B－A55。术后 2 个月复诊见图 24－35。术后 10 个月复诊,右鼓膜完整,人工听骨 PORP 局部外凸,CT 显示上鼓室软组织影。纯音听力测试:右耳 125 Hz B－A25;250 Hz B10 A20;500 Hz B15 A25;1 kHz B20 A25;2 kHz B20 A25;4 kHz B20 A30;8 kHz B－A40。

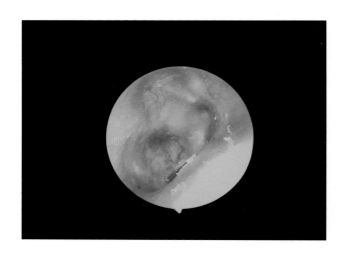

图 24－35 术后 2 个月内镜检查显示鼓膜完整,重建软骨形态良好,鼓膜略有内陷。

病例 25

后天原发性胆脂瘤切除听骨链重建术

诊断 中耳胆脂瘤。

手术方式 内镜下胆脂瘤切除＋上鼓室重建＋钛 PORP 听骨链重建＋鼓膜修补。

病史和术前检查

患者 男,78 岁,主诉左耳听力下降,曾有流脓史。术前相关检查见图 25－1～图 25－4。

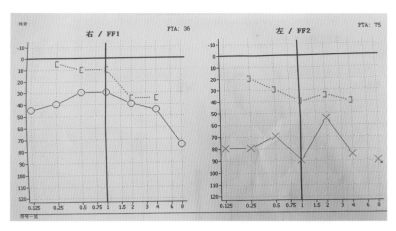

图 25‐1　纯音听阈测试显示左耳传导性成分为主的混合型听力下降，右侧混合型听力下降。

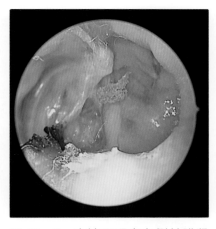

图 25‐2　内镜下观察左侧鼓膜紧张部残留前部，其余部分内陷，上鼓室外侧壁破坏，与内陷鼓膜形成一个大的上皮化良好的大腔，有少量痂皮覆盖。听骨链大部分缺失。

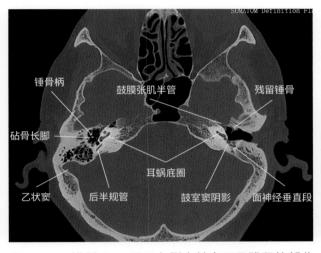

图 25‐3　横断面 CT 显示左侧中鼓室可见残留的部分锤骨，其余结构缺失，乳突气房发育不良。

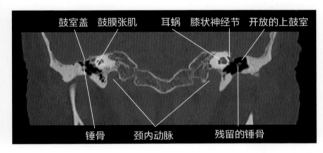

图 25‐4　冠状面 CT 显示上鼓室外侧壁破坏，上鼓室向外开放，可见残留的部分锤骨。

手术步骤

见图 25‐6～图 25‐20。

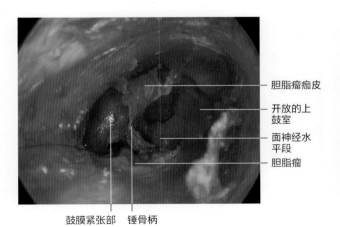

图 25‐5　内镜显示鼓膜紧张部前部尚可，后部与外侧壁破坏的上鼓室形成一个大的腔，残留锤骨柄，有上皮及痂皮覆盖。

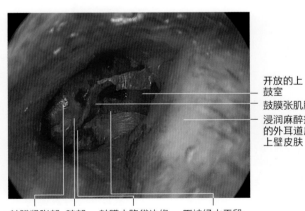

图 25‐6　清理外耳道痂皮和腔内的上皮组织。

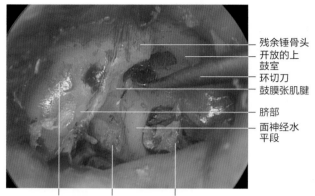

残余锤骨头
开放的上鼓室
环切刀
鼓膜张肌腱
脐部
面神经水平段

鼓膜紧张部　　内陷袋紧贴镫骨底板　　内陷袋胆脂瘤

图 25-7　进入腔内观察可见砧骨和镫骨板上结构缺失,镫骨底板覆盖一层内陷袋上皮,面神经水平段清晰可见,上鼓室有少许内陷胆脂瘤组织。

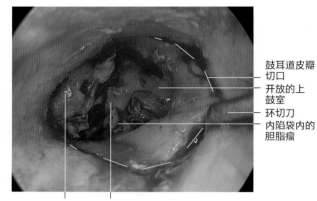

鼓耳道皮瓣切口
开放的上鼓室
环切刀
内陷袋内的胆脂瘤

鼓膜紧张部　　面神经水平段

图 25-8　使用环切刀自 11 点至 18 点位置做舌形鼓耳道皮瓣切口如图虚线所示,深达骨质。

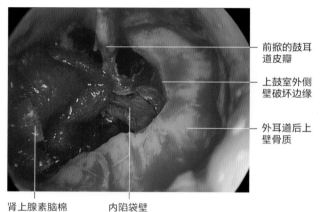

前掀的鼓耳道皮瓣
上鼓室外侧壁破坏边缘
外耳道后上壁骨质

肾上腺素脑棉　　内陷袋壁

图 25-9　使用浸润肾上腺素的小纱条保护鼓耳道皮瓣,使用环切刀或者小吸引管沿着骨面前推,直至破坏的上鼓室外侧壁骨缘。

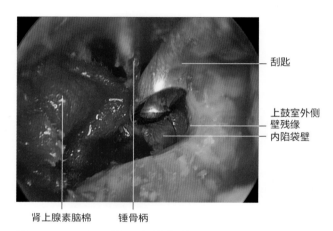

刮匙
上鼓室外侧壁残缘
内陷袋壁

肾上腺素脑棉　　锤骨柄

图 25-10　为了清理上鼓室鼓窦可能的病变,使用刮匙在上鼓室外侧壁破坏的边缘继续去除部分骨质。

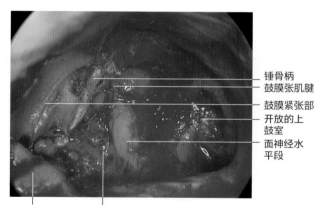

锤骨柄
鼓膜张肌腱
鼓膜紧张部
开放的上鼓室
面神经水平段

前掀的鼓耳道皮瓣　　板上结构消失的镫骨底板

图 25-11　通过去除部分上鼓室外侧壁,完全暴露上鼓室及鼓窦,清理干净残留的胆脂瘤和中鼓室内侧壁的上皮。

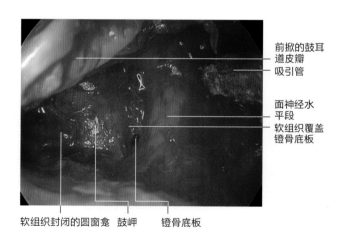

前掀的鼓耳道皮瓣
吸引管
面神经水平段
软组织覆盖镫骨底板

软组织封闭的圆窗龛　　鼓岬　　镫骨底板

图 25-12　镫骨底板覆盖软组织,通过小腔隙可以看到部分底板,稍扩大以便可以放置全听骨。面神经水平段裸露,注意避免损伤。鼓索神经缺如。

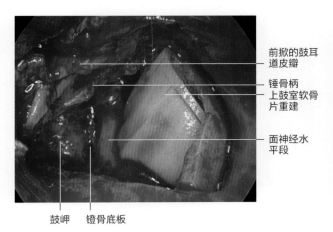

前掀的鼓耳
道皮瓣

锤骨柄

上鼓室软骨
片重建

面神经水
平段

鼓岬　镫骨底板

图 25-13 使用耳屏软骨片填塞开放的上鼓室,重建
外侧壁。

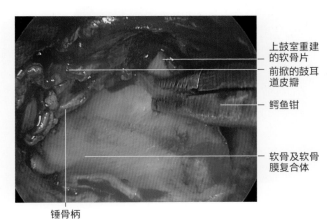

上鼓室重建
的软骨片

前掀的鼓耳
道皮瓣

鳄鱼钳

软骨及软骨
膜复合体

锤骨柄

图 25-14 使用耳屏软骨及软骨膜复合体修补鼓膜,
位于锤骨柄下方。

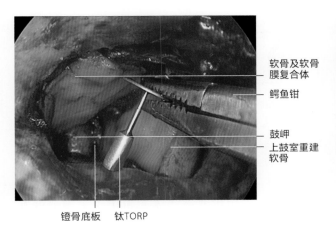

软骨及软骨
膜复合体

鳄鱼钳

鼓岬

上鼓室重建
软骨

镫骨底板　钛TORP

图 25-15 将软骨及软骨膜复合体连同残余鼓膜前
掀,暴露中鼓室,将钛 TORP 小心地移入术腔。

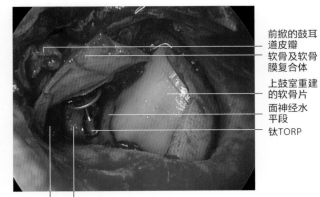

前掀的鼓耳
道皮瓣

软骨及软骨
膜复合体

上鼓室重建
的软骨片

面神经水
平段

钛TORP

明胶海绵　鼓岬

图 25-16 将钛 TORP 轻柔的放置在耳屏软骨及软骨
膜复合体与镫骨底板之间,调整合适角度。

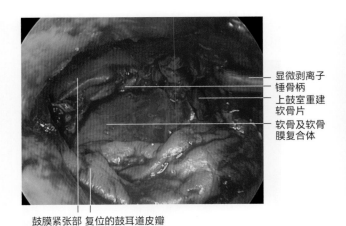

显微剥离子

锤骨柄

上鼓室重建
软骨片

软骨及软骨
膜复合体

鼓膜紧张部　复位的鼓耳道皮瓣

图 25-17 软骨及软骨膜复合体和残余鼓膜复位,将
鼓耳道皮瓣覆盖在软骨及软骨膜复合体以及重建上鼓
室的软骨表面。

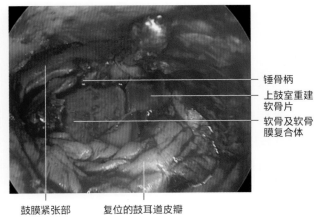

锤骨柄

上鼓室重建
软骨片

软骨及软骨
膜复合体

鼓膜紧张部　复位的鼓耳道皮瓣

图 25-18 取剩余的软骨片修补残余的小裂隙。

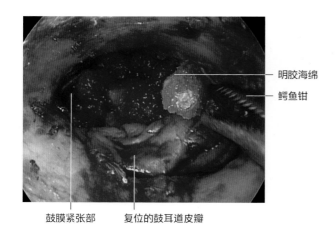

明胶海绵

鳄鱼钳

鼓膜紧张部　　复位的鼓耳道皮瓣

图 25-19　取半干的明胶海绵填塞鼓膜及软骨片外侧,固定软骨及软骨膜复合体,软骨以及鼓耳道皮瓣。

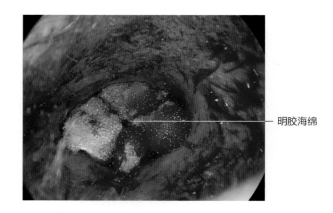

明胶海绵

图 25-20　外耳道填塞半干的明胶海绵。

手术视频

扫描右方二维码可见手术过程。

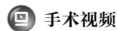　**手术视频**

内镜下胆脂瘤切除加 TORP（病例 25）

分析

从 CT 来判断,患者应该是早期形成的胆脂瘤阻碍了乳突气房和鼓窦的发育。胆脂瘤在生长过程中破坏上鼓室外侧壁、砧镫骨及鼓膜紧张部后部后自然引流,遗留无感染的向外开放的内陷袋结构,因此患者表现为以传导为主的混合性听力下降。本例手术方式可以采用显微镜耳前入路,也可以采用内镜下手术。由于手术需要修补鼓膜和重建上鼓室的材料,这些材料通过耳屏小切口可以一次完成,而显微镜手术需要耳前切口加取材料切口,因此采用内镜有微创优势,但因为需要重建听骨链,对手术医生的操作要求比较高。本例采用内镜手术,术后重建结果满意。

手术后随访

术后 1 个月复诊（图 25-21）,纯音听阈测试:左耳 125 Hz B-A65;250 Hz B20 A70;500 Hz B30 A70;1 kHz B45 A55;2 kHz B50 A70;4 kHz B40 A85;8 kHz B-A-;术后 8 个月复诊,耳鸣同术前,纯音听阈测试,左耳 125 Hz B-A75;250 Hz B30 A70;500 Hz B40 A70;1 kHz B55 A75;2 kHz B60 A70;4 kHz B45 A90;8 kHz B-A-;术腔良好。

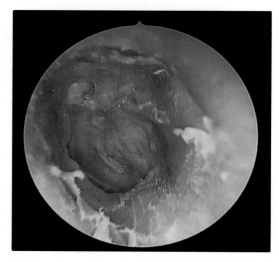

图 25-21　术后 1 个月内镜检查显示外耳道少许痂皮,鼓膜完整,形态好,上鼓室重建恢复良好。

后天继发性胆脂瘤切除鼓膜修补听骨链重建术

诊断 中耳胆脂瘤。

手术方式 内镜下上鼓室开放重建+胆脂瘤切除+钛 PORP重建听骨链+鼓膜修补术。

病史和术前检查

患者 女,42岁,主诉左耳反复流脓伴听力下降3年。术前相关检查见图26-1~图26-6。

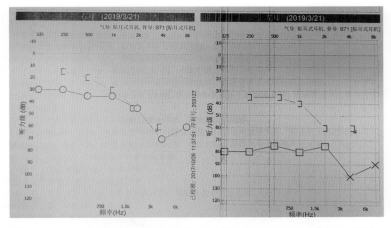

图26-1 术前纯音听阈测试显示右耳高频感音神经性听力下降,左耳以传导为主的混合型听力下降。

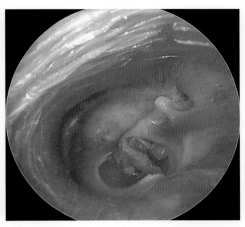

图26-2 左耳内镜检查显示鼓膜后方中等穿孔,边缘上皮有向里生长的趋势,穿孔区域可见胆脂瘤样痂皮组织。鼓膜局部钙化。

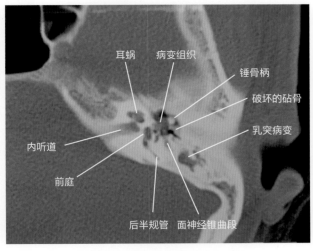

图26-3 横断面CT显示左耳中鼓室软组织影包绕听骨链,砧骨长脚破坏。乳突气房软组织影。

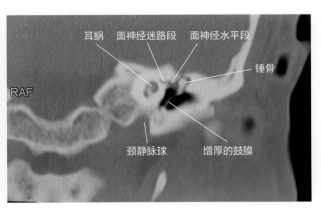

图26-4 冠状面CT显示左耳上鼓室锤骨内侧软组织影,鼓膜增厚。

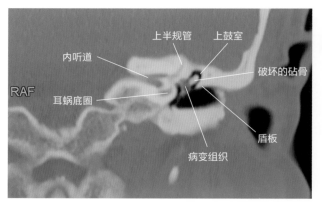

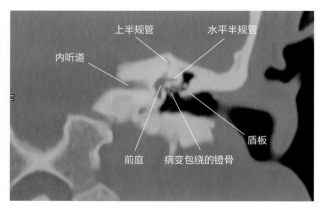

图 26‑5 冠状面 CT 显示砧骨长脚位置被软组织影占据。

图 26‑6 冠状面 CT 显示镫骨周围有阴影。

手术步骤

见图 26‑7～图 26‑30。

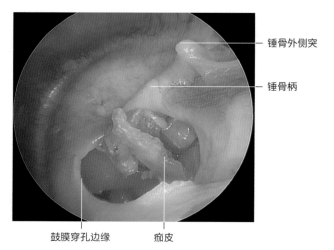

图 26‑7 内镜抵近观察可以看到鼓膜后方穿孔边缘上皮过度生长增厚，与锤骨柄后缘粘连的痂皮已进入鼓室。

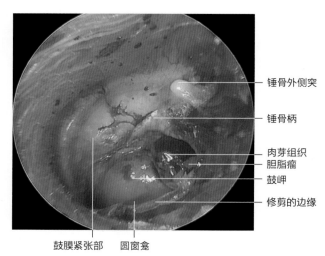

图 26‑8 清理鼓室痂皮，修剪鼓膜穿孔边缘，做新鲜创面，在痂皮深处可以看到肉芽组织和胆脂瘤上皮。

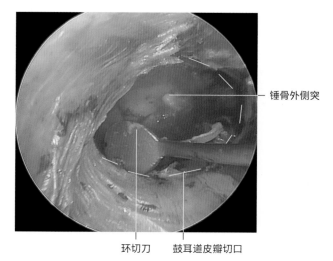

图 26‑9 环切刀自 11 点至 18 点位置做舌形鼓耳道皮瓣，切口如图虚线所示，深达骨面。

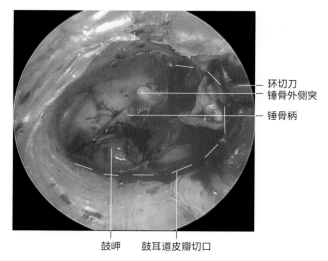

图 26‑10 浸润肾上腺素的小纱条保护鼓耳道皮瓣和止血，环切刀将鼓耳道皮瓣沿着骨面前推至鼓环位置。

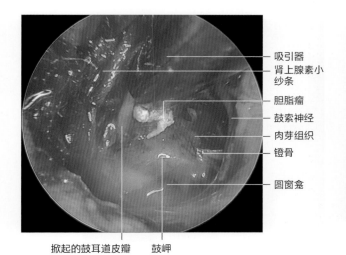

吸引器
肾上腺素小
纱条
胆脂瘤
鼓索神经
肉芽组织
镫骨
圆窗龛

掀起的鼓耳道皮瓣　　鼓岬

图 26‑11　将鼓耳道皮瓣及相连的残余鼓膜前掀,暴露中鼓室,注意保护位于骨缘内侧的鼓索神经。可以看到镫骨被肉芽包裹,肉芽表面被覆胆脂瘤上皮。

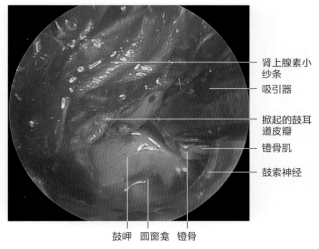

肾上腺素小
纱条
吸引器
掀起的鼓耳
道皮瓣
镫骨肌
鼓索神经

鼓岬　圆窗龛　镫骨

图 26‑12　清理镫骨周围的肉芽组织,见鼓室内侧黏膜正常。

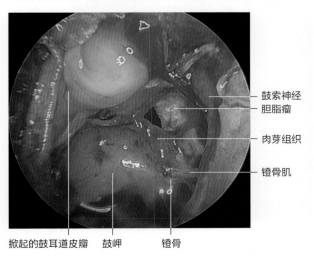

鼓索神经
胆脂瘤
肉芽组织
镫骨肌

掀起的鼓耳道皮瓣　　鼓岬　　镫骨

图 26‑13　砧骨长脚已被侵蚀,镫骨周围胆脂瘤上皮占据砧骨长脚所在位置。

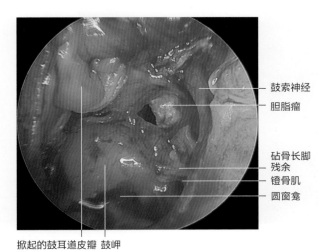

鼓索神经
胆脂瘤
砧骨长脚
残余
镫骨肌
圆窗龛

掀起的鼓耳道皮瓣　鼓岬

图 26‑14　仔细分离肉芽组织,可以看到砧骨长脚被胆脂瘤破坏,砧骨长脚末端与镫骨相连,上鼓室有胆脂瘤组织。

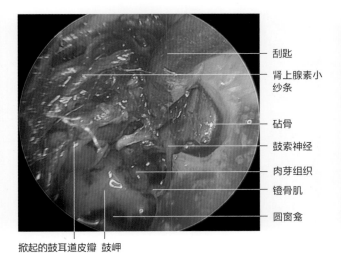

刮匙
肾上腺素小
纱条
砧骨
鼓索神经
肉芽组织
镫骨肌
圆窗龛

掀起的鼓耳道皮瓣　鼓岬

图 26‑15　刮匙刮除上鼓室外侧壁骨质,开放上鼓室,探查听骨,见砧骨体。

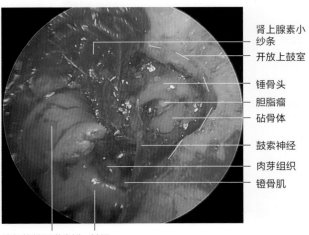

肾上腺素小
纱条
开放上鼓室
锤骨头
胆脂瘤
砧骨体
鼓索神经
肉芽组织
镫骨肌

掀起的鼓耳道皮瓣　鼓岬

图 26‑16　图中虚线为刮除的上鼓室外侧壁缘,开放上鼓室后见锤骨头与砧骨体之间的缝隙残存胆脂瘤上皮。

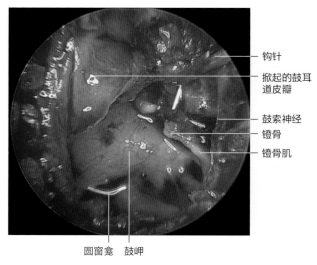

钩针
掀起的鼓耳
道皮瓣
鼓索神经
镫骨
镫骨肌

圆窗龛　鼓岬

图 26‑17　钩针将残余砧骨长脚与镫骨头分离。

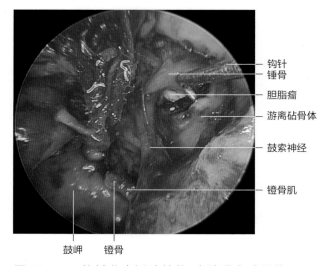

钩针
锤骨
胆脂瘤
游离砧骨体
鼓索神经

镫骨肌

鼓岬　镫骨

图 26‑18　钩针分离锤砧关节，去除残余砧骨体。

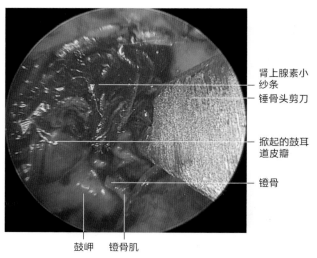

肾上腺素小
纱条
锤骨头剪刀
掀起的鼓耳
道皮瓣
镫骨

鼓岬　镫骨肌

图 26‑19　剪断锤骨头，扩大手术操作空间，清理管上隐窝病变组织，同时剪断鼓索神经。

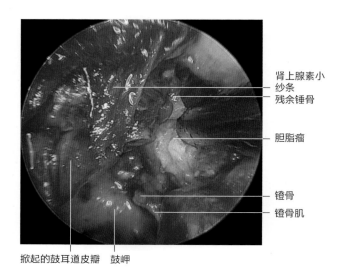

肾上腺素小
纱条
残余锤骨
胆脂瘤
镫骨
镫骨肌

掀起的鼓耳道皮瓣　鼓岬

图 26‑20　去除锤骨头和砧骨体后，见上鼓室内侧壁有胆脂瘤上皮。

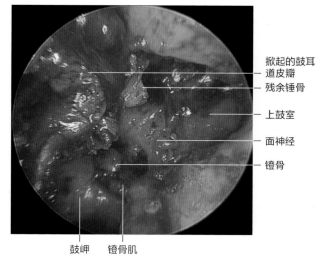

掀起的鼓耳
道皮瓣
残余锤骨
上鼓室
面神经
镫骨

鼓岬　镫骨肌

图 26‑21　仔细彻底清理上鼓室胆脂瘤，上鼓室胆脂瘤未向鼓窦侵犯。

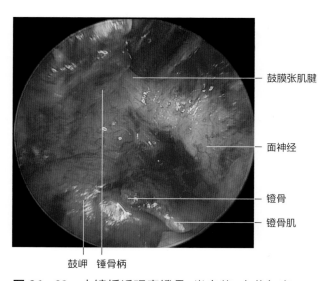

鼓膜张肌腱
面神经
镫骨
镫骨肌

鼓岬　锤骨柄

图 26‑22　内镜抵近观察镫骨，尚完整，肉芽包裹。

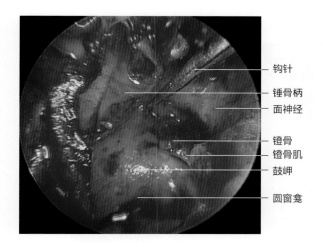

钩针
锤骨柄
面神经

镫骨
镫骨肌
鼓岬

圆窗龛

图 26－23 使用钩针沿着与镫骨前后弓平行的方向清理肉芽组织,探查镫骨的完整性和活动度。

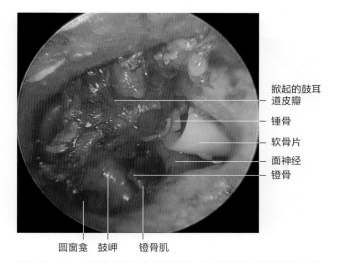

掀起的鼓耳道皮瓣

锤骨

软骨片

面神经

镫骨

圆窗龛　鼓岬　镫骨肌

图 26－24 彻底清除病变组织,使用软骨片重建上鼓室外侧壁。

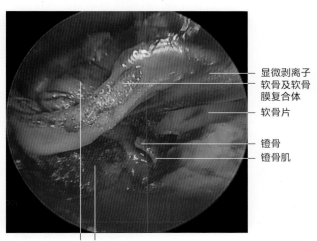

显微剥离子
软骨及软骨膜复合体

软骨片

镫骨
镫骨肌

掀起的鼓耳道皮瓣　明胶海绵

图 26－25 使用耳屏软骨及软骨膜复合体内置法修补鼓膜,使用半干的明胶海绵鼓室填塞,使其与残余鼓膜贴合紧密。

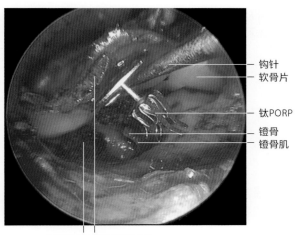

钩针
软骨片

钛PORP
镫骨
镫骨肌

明胶海绵　软骨及软骨膜

图 26－26 将钛 PORP 移入术腔重建听骨链。

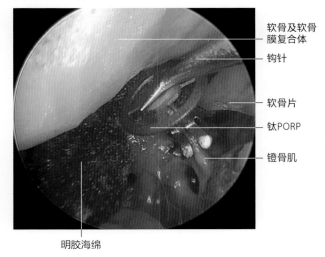

软骨及软骨膜复合体
钩针

软骨片

钛PORP

镫骨肌

明胶海绵

图 26－27 将钛 PORP 安装在镫骨头上。

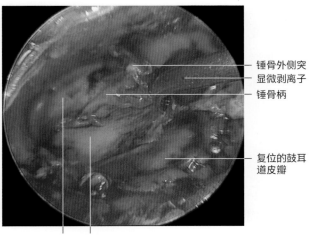

锤骨外侧突
显微剥离子
锤骨柄

复位的鼓耳道皮瓣

鼓膜　软骨及软骨膜复合体

图 26－28 将软骨及软骨膜复合体覆盖在钛 PORP 表面,复位鼓耳道皮瓣,覆盖软骨及软骨膜复合体后缘。使用显微剥离子将边缘调整贴合紧密。

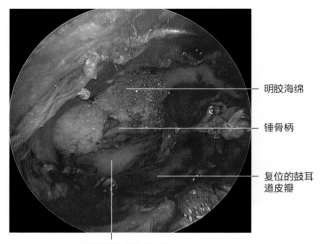

明胶海绵

锤骨柄

复位的鼓耳
道皮瓣

软骨及软骨膜复合体

图 26‑29 鼓膜外侧填塞半干的明胶海绵使鼓膜残缘与软骨及软骨膜复合体贴合紧密，固定软骨及软骨膜复合体和鼓耳道皮瓣。

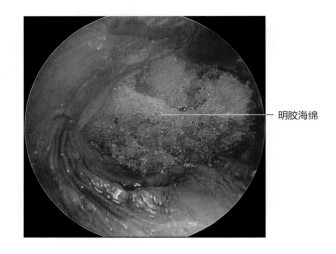

明胶海绵

图 26‑30 外耳道完成明胶海绵填塞后的外观。

手术视频

扫描右方二维码可见手术过程。

 手术视频

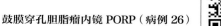 鼓膜穿孔胆脂瘤内镜 PORP（病例 26）

分析

根据患者术前检查结果，我们判断鼓室有胆脂瘤痂皮生长，但无法确定是否有胆脂瘤形成，考虑到患者乳突病变可以不处理，所以采用了内镜手术。术中发现鼓膜穿孔边缘上皮长入鼓室后形成胆脂瘤，由于病变局限于中鼓室和上鼓室，鼓窦并没有胆脂瘤，因此该患者适合内镜手术，创伤小，效果满意。如采用上鼓室入路显微镜手术，也可以取得良好结果，但需增加切口。本例鼓膜穿孔边缘的上皮长入鼓室形成胆脂瘤，临床不常见。

手术后随访

术后 2 个月复诊，耳鸣好转，左耳清理痂皮后见鼓膜完整。纯音听阈测试：左耳 125 Hz B‑A40；250 Hz B20 A40；500 Hz B25 A45；1 kHz B25 A45；2 kHz B25 A40；4 kHz B‑A95；8 kHz B‑A80。

分泌性中耳炎置管后中耳胆脂瘤形成

诊断 中耳胆脂瘤，分泌性中耳炎置管术后。

手术方式 内镜下上鼓室开放重建术＋听骨链探查＋鼓膜修补术。

病史和术前检查

患者 女，23岁，3年前内镜下左侧鼓室探查＋听骨链探查＋上鼓室重建术，术前检查鼓膜紧张部完整，无钙化斑，松弛部完全内陷，胆脂瘤自然引流。先处理穿孔边缘，做新鲜创面。掀起鼓膜松弛部，探查听骨链完整、活动好，软骨片及膜重建上鼓室外侧壁。右耳前下方切开鼓膜，置入 T 型管，见分泌物少许。术后 6 个月复诊，双侧耳鸣减轻，左侧鼓膜完整，纯音听阈测试：右耳 125 Hz B－A30；250 Hz B10 A30；500 Hz B10 A25；1 kHz B15 A30；2 kHz B25 A35；4 kHz B25 A50；8 kHz B－A70；左耳 125 Hz B－A35；250 Hz B15 A35；500 Hz B10 A25；1 kHz B10 A25；2 kHz B15 A25；4 kHz B20 A40；8 kHz B－A50。术后 1 年复诊，左耳净，鼓膜松弛部前方内陷，右耳拔管，鼓膜松弛部稍许痂皮，纯音听阈测试：左耳 125 Hz B－A15；250 Hz B5 A15；500 Hz B5 A15；1 kHz B10 A15；2 kHz B10 A10；4 kHz B10 A10；8 kHz B－A10；右耳 125 Hz B－A55；250 Hz B10 A60；500 Hz B15 A45；1 kHz B10 A35；2 kHz B15 A25；4 kHz B15 A30；8 kHz B－A55。术后 1 年半复诊时发现右侧上鼓室胆脂瘤形成，遂决定再次手术治疗。术前相关检查见图 27－1～图 27－5。

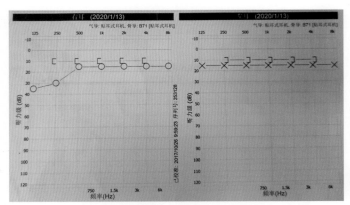

图 27－1 术前纯音听阈测试显示左耳听力正常，右侧低频传导性听力下降。

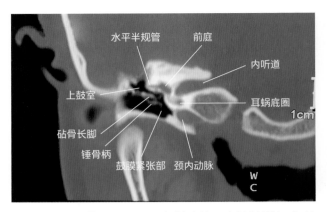

图 27 - 2 冠状面 CT 显示上鼓室净,砧骨长脚与上鼓室外侧壁之间少许软组织影。

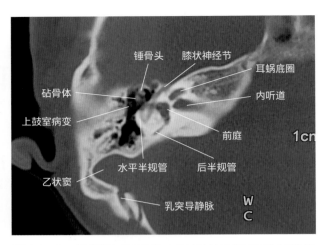

图 27 - 3 横断面 CT 显示上鼓室听骨链外侧有软组织影。

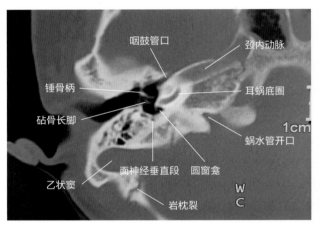

图 27 - 4 横断面 CT 显示中下鼓室净,锤骨柄和砧骨长脚形态正常。乳突气房黏膜增厚。

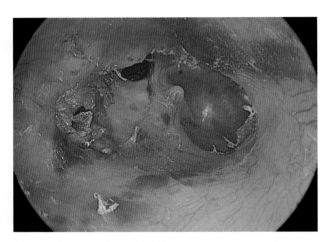

图 27 - 5 术前内镜检查显示松弛部内陷袋有胆脂瘤上皮,鼓室外侧壁破坏,鼓膜紧张部正常。

手术步骤

见图 27 - 6 ~ 图 27 - 22。

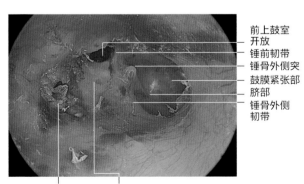

图 27 - 6 鼓膜紧张部完好,上鼓室外侧壁破坏,内陷袋形成,内有胆脂瘤组织,可以看到内陷袋沿锤砧骨表面侵入上鼓室。

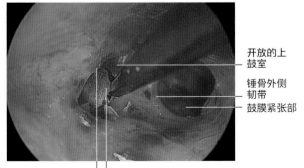

图 27 - 7 环切刀仔细分离内陷袋里胆脂瘤上皮。进入鼓室之前即将胆脂瘤清理干净可以防止播散。

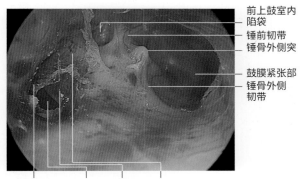

前上鼓室内
陷袋
锤前韧带
锤骨外侧突

鼓膜紧张部
锤骨外侧
韧带

上鼓室内陷袋　上鼓室　砧骨体　锤骨头

图 27‑8　清理干净胆脂瘤组织后,见内陷袋壁菲薄,内陷袋与上鼓室之间仅隔一层上皮。

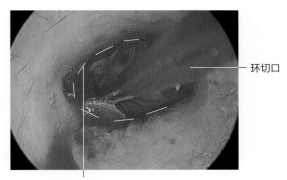

环切口

鼓耳道皮瓣切口

图 27‑9　为彻底切除内陷袋,做 1 点至 6 点位置鼓耳道皮瓣,切口如图虚线所示。

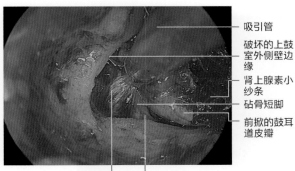

吸引管
破坏的上鼓
室外侧壁边
缘
肾上腺素小
纱条
砧骨短脚
前掀的鼓耳
道皮瓣

上鼓室内陷袋　砧骨后侧韧带

图 27‑10　使用肾上腺素小纱条保护鼓耳道皮瓣和止血,将鼓耳道皮瓣沿骨面前推,暴露上鼓室内陷袋和鼓环。

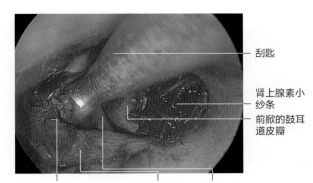

刮匙

肾上腺素小
纱条
前掀的鼓耳
道皮瓣

破坏的上鼓室外侧壁边缘　刮除的骨屑　砧骨短脚

图 27‑11　由于病变并未进入鼓室,因此向前分离鼓耳道皮瓣至鼓环后,先不进入鼓室,使用刮匙去除部分上鼓室外侧壁,彻底暴露内陷袋缘。

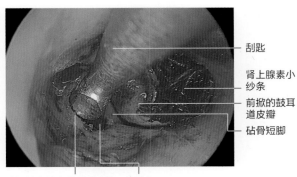

刮匙

肾上腺素小
纱条
前掀的鼓耳
道皮瓣
砧骨短脚

破坏的上鼓室外侧壁边缘　上鼓室

图 27‑12　刮匙去除上鼓室外侧壁骨质时,注意避免损伤砧骨短脚,以免影响听骨链的传导功能。

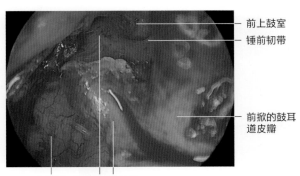

前上鼓室
锤前韧带

前掀的鼓耳
道皮瓣

上鼓室　锤骨头　砧骨体

图 27‑13　完整暴露内陷袋后,钩针和剥离子仔细剥离听骨链表面的上皮组织,见内陷袋沿着听骨链表面长入上鼓室及前上鼓室。

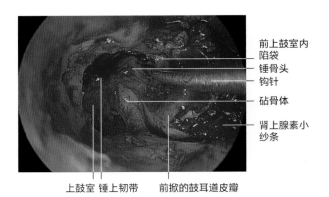

前上鼓室内陷袋
锤骨头
钩针
砧骨体
肾上腺素小纱条
上鼓室　锤上韧带　　前掀的鼓耳道皮瓣

图 27-14　分离内陷袋上皮,注意保护上鼓室的结构,包括听骨链及与之相连的韧带。见胆脂瘤上皮进入前上鼓室。

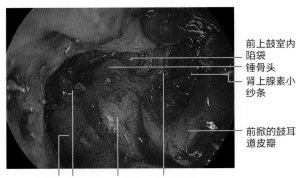

前上鼓室内陷袋
锤骨头
肾上腺素小纱条
前掀的鼓耳道皮瓣
上鼓室　锤上韧带　砧骨体　锤前韧带

图 27-15　将鼓耳道皮瓣连同鼓膜从听骨链表面分离,进一步暴露前上鼓室。将前上鼓室内的内陷袋上皮彻底清理干净。

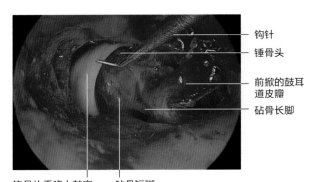

钩针
锤骨头
前掀的鼓耳道皮瓣
砧骨长脚
软骨片重建上鼓室　　砧骨短脚

图 27-16　取小块耳屏软骨填塞上鼓室作为支撑,防止再次内陷。注意减少软骨与听骨链的应力接触,以免影响听骨链的活动。

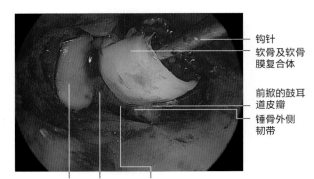

钩针
软骨及软骨膜复合体
前掀的鼓耳道皮瓣
锤骨外侧韧带
上鼓室填塞软骨片　砧骨体　砧骨长脚

图 27-17　用薄软骨片重建上鼓室外侧壁。

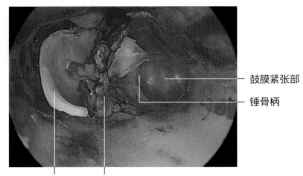

鼓膜紧张部
锤骨柄
软骨及软骨膜复合体　复位的鼓耳道皮瓣

图 27-18　软骨片调整到位后,复位鼓耳道皮瓣。

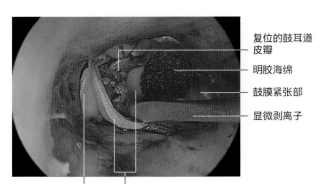

复位的鼓耳道皮瓣
明胶海绵
鼓膜紧张部
显微剥离子
软骨片　软骨及软骨膜复合体

图 27-19　由于软骨具有一定的弹性,容易移位,使用半干的明胶海绵填塞固定位置。

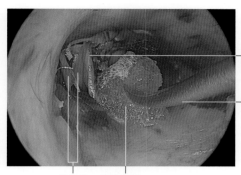

软骨及软骨膜复合体

显微剥离子

软骨片　明胶海绵

图 27 - 20　半干的明胶海绵对耳屏软骨起到固定和塑形作用。

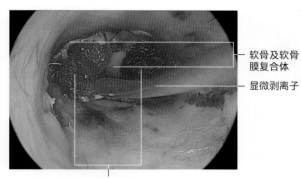

软骨及软骨膜复合体

显微剥离子

明胶海绵

图 27 - 21　可以看到半干的明胶海绵将软骨和鼓耳道皮瓣固定在所需要的位置,该操作需要一定的技巧,因为单手操作,所以比较困难。

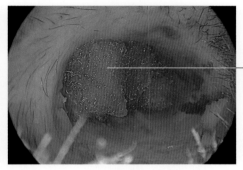

明胶海绵

图 27 - 22　外耳道明胶海绵填塞完毕。

 手术视频

外耳道胆脂瘤复发内镜上鼓室重建术(病例 27)

手术视频

　　扫描上方二维码可见手术过程。

分析

　　患者 2 年半前第一次手术时,除处理左耳上鼓室胆脂瘤,还针对右耳分泌性中耳采取中耳置管手术,术后尽管多次复查未见鼓室积液,但松弛部形成的痂皮经过 2 年的累积,最终发展为胆脂瘤,疾病发展脉络清晰,提示上鼓室胆脂瘤的形成并不需要持续性的咽鼓管通气不良作为前提条件。可能胆脂瘤的形成有个启动过程,一旦启动,不再受咽鼓管功能好坏的影响。本例患者选择显微镜还是内镜手术,从患者角度来看,两者均可,但显微镜需要增加扩大手术视野的切口和取筋膜或软骨膜的切口,相比之下内镜手术只需要做个耳屏切口,所以我们选择内镜下手术治疗。

手术后随访

　　术后 2 个月复诊(图 27 - 23),右耳清理痂皮见鼓膜完整,纯音听阈测试:右耳 125 Hz B - A35;250 Hz B15 A35;500 Hz B0 A10;1 kHz B0 A10;2 kHz B5 A15;4 kHz B5 A15;8 kHz B - A35;左耳 125 Hz B - A20;250 Hz B0 A15;500 Hz B0 A10;1 kHz B0 A10;2 kHz B5 A10;4 kHz B0 A10;8 kHz B - A10。

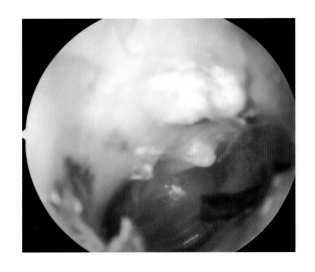

图 27 - 23 术后 2 个月内镜检查显示上鼓室破坏的位置已经被重建的软骨片取代。

病例 28

胆脂瘤内陷袋切除自体砧骨听骨链重建术

| **诊断** 中耳胆脂瘤，分泌性中耳炎。 | **手术方式** 内镜下上鼓室重建+自体 PORP 听骨链重建+鼓膜修补术。 |

病史和术前检查

患者 男，70 岁，主诉右耳反复流脓多年，伴听力下降。术前相关检查见图 28 - 1、图 28 - 2。

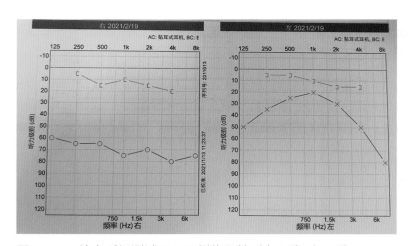

图 28 - 1 纯音听阈测试显示双侧传导性听力下降，左耳重。

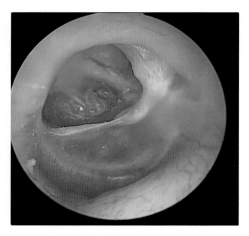

图 28 - 2 术前内镜检查显示鼓膜紧张部后部及松弛部内陷袋形成，可见面神经水平段、残余镫骨及鼓岬。内陷袋边缘增厚。

见图 28 - 3～图 28 - 22。

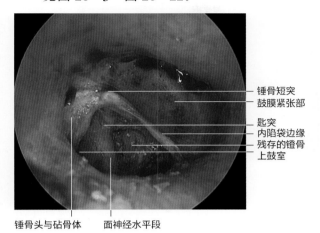

图 28 - 3　内镜下可见鼓膜后方巨大内陷袋,内陷袋直接与鼓室内侧壁结构粘连,可以看到残存的镫骨,面神经水平段等。

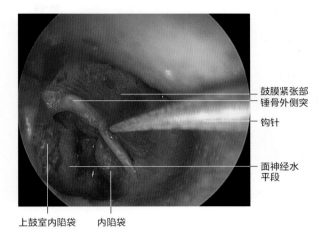

图 28 - 4　使用钩针清理内陷袋边缘增厚部分,做新鲜创面。

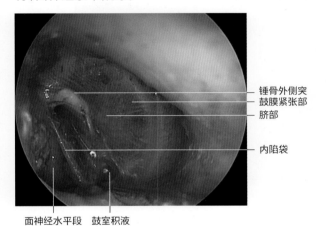

图 28 - 5　分离紧张部边缘,制作新鲜创面时,可以看到中鼓室有鼓室积液。

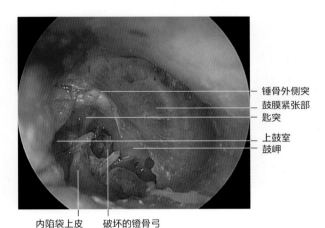

图 28 - 6　清理内陷袋的上皮,操作需要仔细,避免损伤可能裸露的面神经水平段,分离残留镫骨表面的上皮,尽量动作轻柔,减少过度扰动。

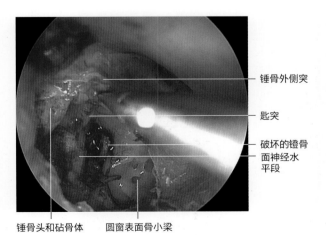

图 28 - 7　彻底清理内陷袋上皮,见镫骨头破坏,镫骨弓纤细,活动度较正常大,面神经水平段无裸露,鼓室黏膜良好。残余砧骨体与锤骨头融合在一起。砧骨长脚缺失。

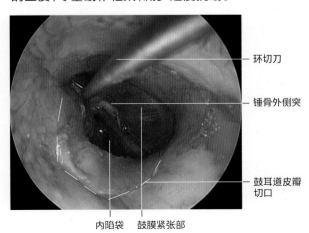

图 28 - 8　使用环切刀自 6 点至 12 点位置做舌形鼓耳道皮瓣切口,如图虚线所示,深达骨质。

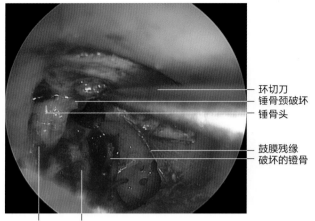

环切刀
锤骨颈破坏
锤骨头

鼓膜残缘
破坏的镫骨

砧骨体　　面神经水平段

图 28-9　使用浸润肾上腺素的小纱条保护鼓耳道皮瓣和止血,将鼓耳道皮瓣沿着骨面前推至骨缘,前掀越过内陷袋区域。

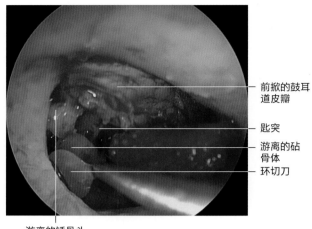

前掀的鼓耳道皮瓣

匙突

游离的砧骨体

环切刀

游离的锤骨头

图 28-10　充分暴露内陷袋区域,使用环切刀继续清理上鼓室可能残留的上皮,分离锤砧骨,见锤骨头和砧骨体均处于游离状态。

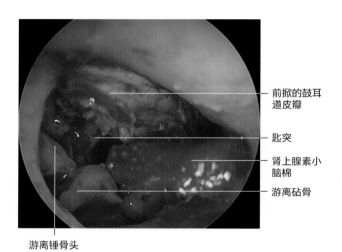

前掀的鼓耳道皮瓣

匙突

肾上腺素小脑棉

游离砧骨

游离锤骨头

图 28-11　锤骨头与锤骨颈连接被破坏,砧骨长脚破坏,游离两块残留的听骨,取出。

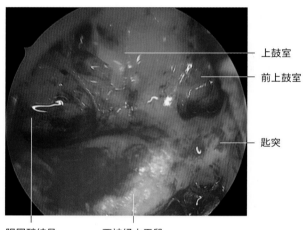

上鼓室

前上鼓室

匙突

胆固醇结晶　　面神经水平段

图 28-12　内镜探查鼓窦、上鼓室、前上鼓室,可以看到鼓窦内有胆固醇结晶和积液。

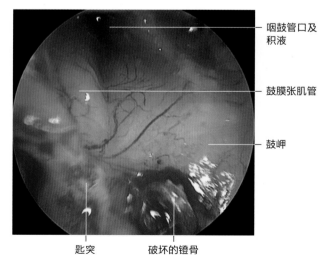

咽鼓管口及积液

鼓膜张肌管

鼓岬

匙突　　破坏的镫骨

图 28-13　内镜填充咽鼓管口,可以看到咽鼓管口周围的黏膜正常,但是咽鼓管口内有积液。

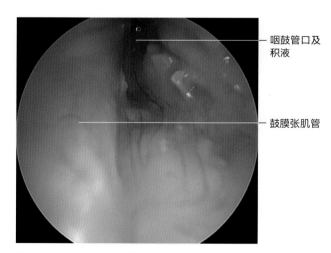

咽鼓管口及积液

鼓膜张肌管

图 28-14　将内镜进一步抵近咽鼓管口内,可以看到咽鼓管口内积液,说明咽鼓管功能不良。

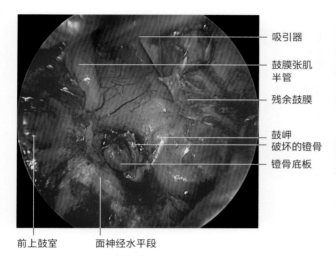

吸引器
鼓膜张肌半管
残余鼓膜
鼓岬
破坏的镫骨
镫骨底板

前上鼓室　　　面神经水平段

图 28－15　吸净咽鼓管口的积液,清理鼓窦胆固醇结晶,术腔的内陷袋上皮也清理干净,镫骨弓纤细,底板活动好。

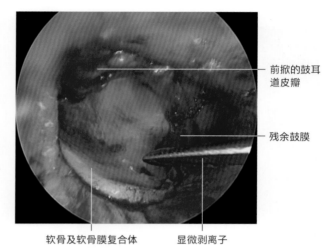

前掀的鼓耳道皮瓣
残余鼓膜

软骨及软骨膜复合体　　　显微剥离子

图 28－16　使用耳屏软骨及软骨膜复合体内置法修补鼓膜。软骨膜面朝外。

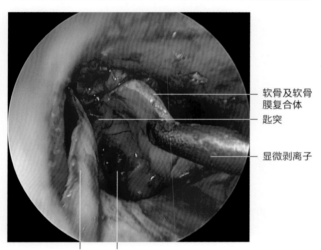

软骨及软骨膜复合体
匙突
显微剥离子

上鼓室重建软骨片　破坏的镫骨

图 28－17　使用软骨片重建上鼓室外侧壁骨质缺损。

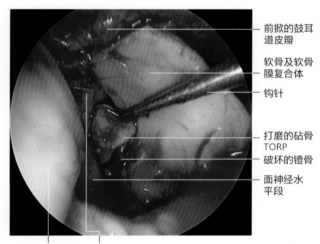

前掀的鼓耳道皮瓣
软骨及软骨膜复合体
钩针
打磨的砧骨TORP
破坏的镫骨
面神经水平段

上鼓室重建软骨片　残余鼓膜张肌腱

图 28－18　将残留砧骨打磨后移入术腔,将短脚顶住镫骨底板,作为自体 TORP 重建听骨链。

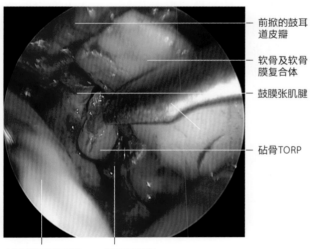

前掀的鼓耳道皮瓣
软骨及软骨膜复合体
鼓膜张肌腱
砧骨TORP

上鼓室重建软骨片　破坏的镫骨

图 28－19　调整合适角度将自体砧骨 TORP 依靠残留的镫骨弓固定,保持直立。

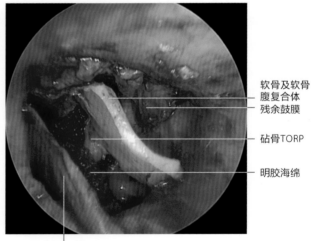

软骨及软骨膜复合体
残余鼓膜
砧骨TORP
明胶海绵

上鼓室重建软骨片

图 28－20　使用半干的明胶海绵填塞固定砧骨 TORP 和重建上鼓室的软骨片。

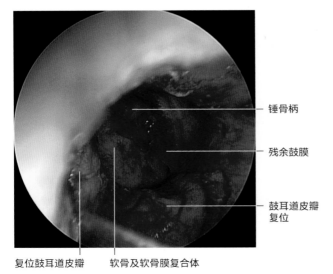

锤骨柄

残余鼓膜

鼓耳道皮瓣
复位

复位鼓耳道皮瓣　　软骨及软骨膜复合体

图 28－21　将软骨及软骨膜复合体覆盖在砧骨 TORP 表面，复位鼓耳道皮瓣。

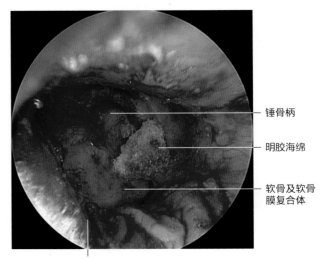

锤骨柄

明胶海绵

软骨及软骨
膜复合体

复位的鼓耳道皮瓣

图 28－22　外侧填塞半干的明胶海绵，使软骨及软骨膜复合体与残留鼓膜贴合紧密。保持鼓耳道皮瓣的位置。

手术视频

扫描右方二维码可见手术过程。

 手术视频

右侧胆脂瘤内镜自体 TORP（病例 28）

分析

患者术前发现胆脂瘤破坏鼓膜后上及上鼓室外侧壁，松弛部形成的内陷袋破坏鼓索神经及听骨链，胆脂瘤已引流。从鼓室和咽鼓管口积液情况判断，患者咽鼓管功能不良。由于患者不同意使用人工听骨，术中发现残留砧骨体虽被胆脂瘤囊壁包裹，但并没有胆脂瘤上皮侵犯，可以用于重建听骨链，残余镫骨弓刚好起到支架辅助作用，遂采用残留砧骨体重建听骨链。术前 CT 显示鼓窦乳突软组织影，术中证实是潴留病变非胆脂瘤，因此没有进一步开放上鼓室。患者术后听力良好。既往这种情况术者多数考虑显微镜手术，但内镜手术损伤小，恢复快，缺点是单手操作，重建听骨链时需要耐心和技巧。

手术后随访

术后 1 个半月复诊（图 28－23），耳鸣好转，纯音听阈测试，右耳 125 Hz B－A50；250 Hz B20 A55；500 Hz B20 A60；1 kHz B15 A55；2 kHz B25 A60；4 kHz B35 A80；8 kHz B－A70。

术后 2 个半月复诊（图 28－24），右鼓膜良好，左侧鼓室仍有积液。

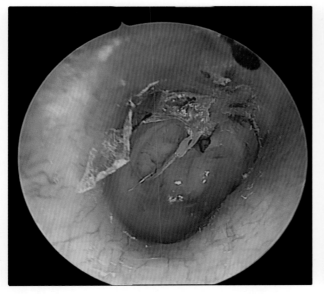

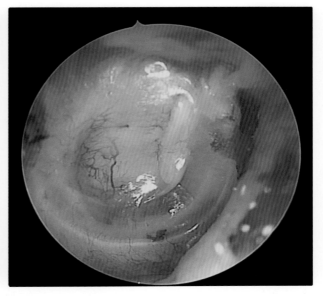

图 28-23 术后 1 个半月内镜检查显示鼓膜愈合良好,浑浊,少许痂皮。

图 28-24 术后 2 个半月内镜检查鼓膜愈合良好,但透过鼓膜可以看到液平。

病例 29 **胆脂瘤内陷袋切除上鼓室开放重建术**

| **诊断** 不张性中耳炎。 | **手术方式** 内镜下上鼓室开放重建+听骨链探查+鼓膜加固术。 |

病史和术前检查

患者 女,26 岁,主诉双耳听力下降久,记忆中有流脓史。查体双侧鼓膜内陷,鼓室有积液,上鼓室外侧壁破坏,内容物已引流。纯音听阈测试,左耳 125 Hz B-A75;250 Hz B15 A70;500 Hz B20 A60;1 kHz B20 A50;2 kHz B20 A45;4 kHz B15 A40;8 kHz B-A35。术前相关检查见图 29-1~图 29-5。

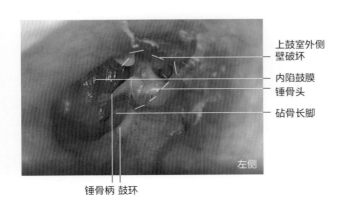

上鼓室外侧
壁破坏

内陷鼓膜

锤骨头

砧骨长脚

左侧

锤骨柄 鼓环

图 29-1 内镜检查显示左耳鼓膜紧张部完整内陷,可见液平,松弛部内陷袋包绕听骨,内陷袋内容物已引流,虚线显示破坏的上鼓室外侧壁边缘。

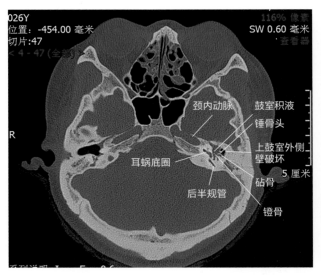

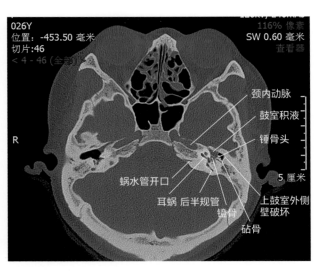

图 29 - 2 横断面 CT 显示左侧上鼓室、乳突气房软组织影，上鼓室外侧壁破坏。右侧鼓膜内陷，咽鼓管口软组织影。

图 29 - 3 横断面 CT 显示左侧听骨链内侧、乳突软组织影，上鼓室外侧壁破坏。右侧鼓膜内陷。

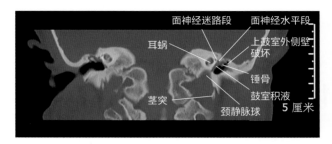

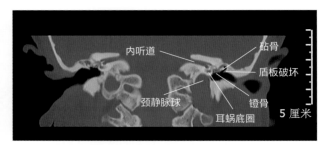

图 29 - 4 冠状面 CT 显示左侧鼓膜内陷，中鼓室及锤骨内侧阴影，上鼓室外侧壁破坏，脑板低位。

图 29 - 5 冠状面 CT 显示左侧砧骨内侧软组织影，盾板破坏变钝，脑板低位。

手术步骤

见图 29 - 6～图 29 - 19。

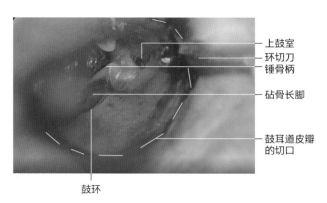

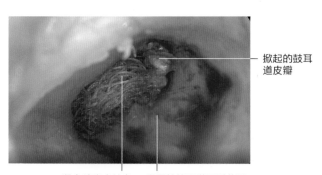

图 29 - 6 环切刀自 11 点至 18 点位置，距离鼓环 3～4mm 做舌形鼓耳道皮瓣切口，如图虚线所示，深达骨面。

图 29 - 7 浸润肾上腺素的小纱条保护鼓耳道皮瓣和止血，小吸引器头沿着骨面将鼓耳道皮瓣前推至鼓环位置。

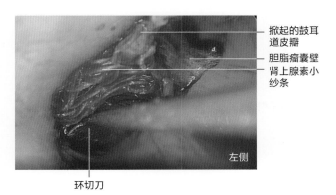

右侧标注：
掀起的鼓耳道皮瓣
胆脂瘤囊壁
肾上腺素小纱条

左侧

环切刀

图 29‑8 环切刀从 18 点位置掀起鼓环,暴露后鼓室黏膜,切开,沿着骨缘自下而上分离鼓环至锤骨外侧韧带位置,避免损伤鼓索神经,将内陷袋囊壁仔细分离。

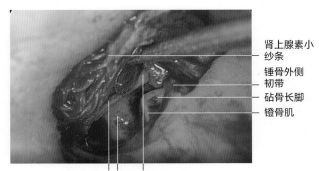

右侧标注：
肾上腺素小纱条
锤骨外侧韧带
砧骨长脚
镫骨肌

掀起的鼓环 鼓岬 锤骨柄内侧面

图 29‑9 前掀鼓耳道皮瓣及与之相连的鼓膜,暴露鼓室,探查听骨链,完整暴露上鼓室残留的胆脂瘤囊壁,保持囊壁的完整性,予以完整切除。

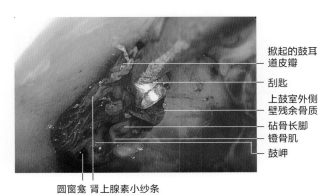

右侧标注：
掀起的鼓耳道皮瓣
刮匙
上鼓室外侧壁残余骨质
砧骨长脚
镫骨肌
鼓岬

圆窗龛 肾上腺素小纱条

图 29‑10 刮匙进一步刮除上鼓室外侧壁,直至暴露残留胆脂瘤囊壁的边缘。

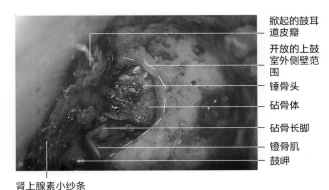

右侧标注：
掀起的鼓耳道皮瓣
开放的上鼓室外侧壁范围
锤骨头
砧骨体
砧骨长脚
镫骨肌
鼓岬

肾上腺素小纱条

图 29‑11 虚线显示需刮除的上鼓室外侧壁的边缘和胆脂瘤囊壁边缘。

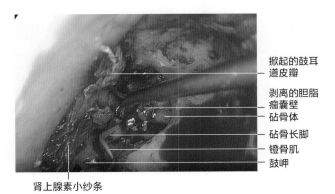

右侧标注：
掀起的鼓耳道皮瓣
剥离的胆脂瘤囊壁
砧骨体
砧骨长脚
镫骨肌
鼓岬

肾上腺素小纱条

图 29‑12 显微剥离子沿着囊壁的边缘将其与骨质和听小骨完整分离,注意用力不宜过度以免扰动听骨链,同时注意保护鼓索神经。

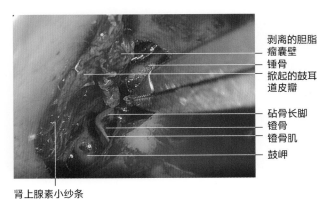

右侧标注：
剥离的胆脂瘤囊壁
锤骨
掀起的鼓耳道皮瓣
砧骨长脚
镫骨
镫骨肌
鼓岬

肾上腺素小纱条

图 29‑13 听骨链表面的胆脂瘤囊壁贴合比较紧密,稍加剥离后使用鳄鱼钳轻轻撕除。

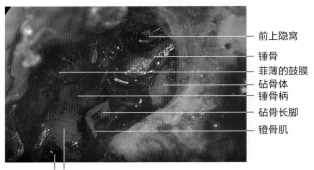

前上隐窝
锤骨
菲薄的鼓膜
砧骨体
锤骨柄
砧骨长脚
镫骨肌

圆窗龛 鼓岬

图 29 - 14 将胆脂瘤囊壁完整剥离后,探查听骨链完整,活动良好,做好移植床。

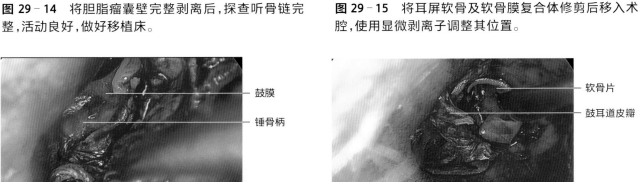

软骨筋膜面
软骨

左侧

图 29 - 15 将耳屏软骨及软骨膜复合体修剪后移入术腔,使用显微剥离子调整其位置。

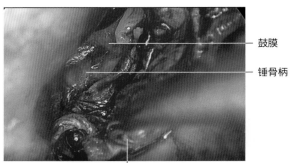

鼓膜
锤骨柄

移植的软骨及软骨膜复合体

图 29 - 16 软骨及软骨膜复合体进入中鼓室部分用于改善鼓膜内陷,进入上鼓室部分作为上鼓室重建的一部分。

软骨片
鼓耳道皮瓣

左侧

图 29 - 17 更多的软骨片重建上鼓室外侧壁。

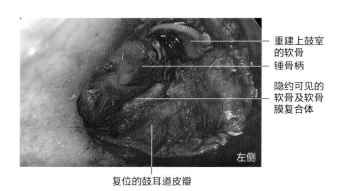

重建上鼓室的软骨
锤骨柄
隐约可见的软骨及软骨膜复合体

左侧

复位的鼓耳道皮瓣

图 29 - 18 复位鼓耳道皮瓣,将软骨片进行调整恢复正常的结构形状。

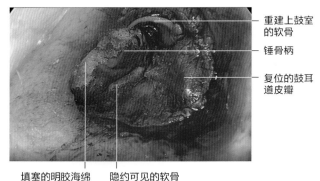

重建上鼓室的软骨
锤骨柄
复位的鼓耳道皮瓣

填塞的明胶海绵 隐约可见的软骨

图 29 - 19 使用半干的明胶海绵从外侧填塞固定鼓耳道皮瓣及其下方的软骨片。

手术视频

扫描右方二维码可见手术过程。

 手术视频

左侧上鼓室内陷鼓室
积液内镜重建（病例 29）

分析

患者内镜检查结果显示鼓膜后部严重内陷、鼓室有积液,胆脂瘤破坏上鼓室外侧壁后引流,CT 显示鼓室积液,鼓窦、乳突为潴留性改变。手术选择内镜下手术,清理上鼓室病变,软骨片重建上鼓室外侧壁防止后续胆脂瘤形成,中鼓室植入软骨片防治鼓膜再次内陷。本例也可以使用显微镜操作,采用耳前切口取耳屏软骨重建上鼓室或耳后切口取耳道下壁软骨重建上鼓室。对于医生来说显微镜下操作难度小,但是步骤复杂,需要增加额外的切口,对于患者来说适合选择内镜下手术,切口小、微创,但是内镜手术对医生的技能要求高。

手术后随访

见图 29-20~图 29-22。

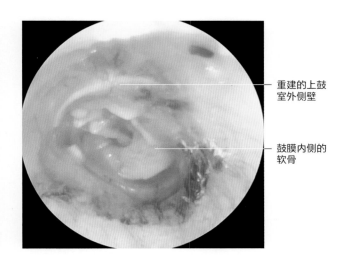

重建的上鼓室外侧壁

鼓膜内侧的软骨

图 29-20 术后 2 个月复诊,内镜检查示鼓膜完整,上鼓室内陷袋消失,可以清晰看到软骨片,纯音听阈测试显示:左侧 125 Hz B-A40;250 Hz B20 A40;500 Hz B20 A50;1 kHz B20 A40;2 kHz B25 A35;4 kHz B15 A25;8 kHz B-A20。

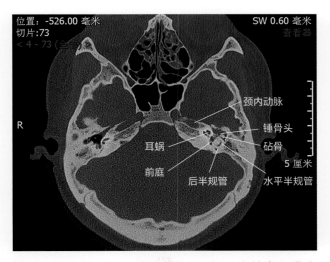

颈内动脉

锤骨头

砧骨

耳蜗

前庭

后半规管

水平半规管

图 29-21 术后 2 个月横断面 CT 显示中鼓室及乳突仍有软组织影。

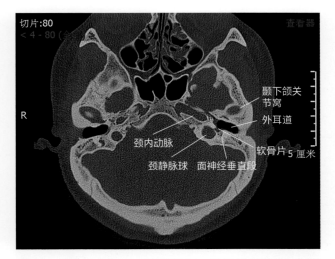

颞下颌关节窝

外耳道

软骨片

颈内动脉

颈静脉球

面神经垂直段

图 29-22 术后 2 个月横断面 CT 显示鼓膜增厚,为重建的软骨片。

胆脂瘤内陷袋切除上鼓室及听骨链重建术

诊断 上鼓室胆脂瘤,不张性中耳炎。 | **手术方式** 内镜下上鼓室胆脂瘤切除+上鼓室开放重建+PORP 听骨链重建+鼓膜加固术。

病史和术前检查

患者 女,26 岁,双侧听力下降久,记忆中有流脓史。查体双侧鼓膜内陷有积液,上鼓室外侧壁破坏,内容物已引流。术前纯音听阈测试,右耳 125 Hz B−A55;250 Hz B25 A55;500 Hz B30 A65;1 kHz B30 A55;2 kHz B30 A40;4 kHz B30 A40;8 kHz B−A35。术前相关检查见图 30−1～图 30−4。

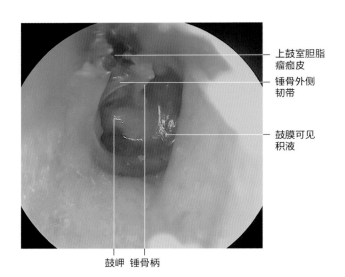

上鼓室胆脂瘤痂皮
锤骨外侧韧带
鼓膜可见积液

鼓岬 锤骨柄

图 30−1 术前内镜检查显示鼓膜菲薄内陷贴于鼓岬,可见鼓室积液,松弛部内陷袋破坏上鼓室,有胆脂瘤痂皮覆盖。

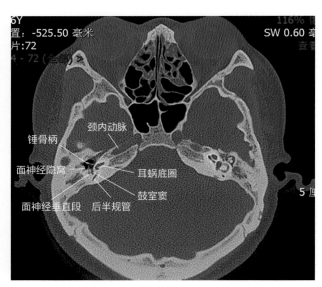

锤骨头
砧骨
耳蜗
前庭
后半规管
水平半规管
鼓窦潴留性改变

锤骨柄
颈内动脉
面神经隐窝
耳蜗底圈
鼓室窦
面神经垂直段
后半规管

图 30−2 横断面 CT 显示双侧乳突气房未发育,鼓窦上鼓室软组织影。

图 30−3 横断面 CT 显示锤骨柄向鼓室内侧壁移位,鼓膜内陷,咽鼓管口有软组织影。

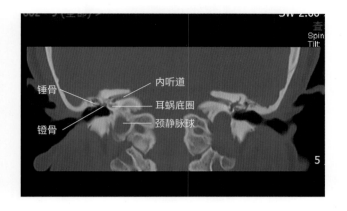

图 30-4 冠状面 CT 显示上鼓室软组织影,鼓膜内陷,下鼓室软组织影,脑板低位。

手术步骤

见图 30-5～图 30-24。

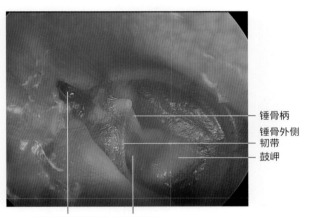

图 30-5 清理上鼓室胆脂瘤痂皮后见上鼓室外侧壁部分破坏。鼓膜整体内陷,中央与鼓岬相贴,锤骨柄被拉向内侧,可以看到锤骨外侧韧带。

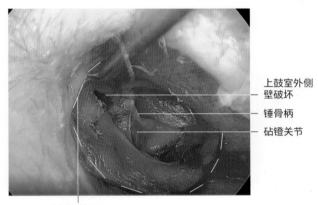

图 30-6 环切刀自 6 点到 13 点位置做舌形鼓耳道皮瓣,切口如图虚线所示,距离鼓环 3～4 mm,深达骨面。

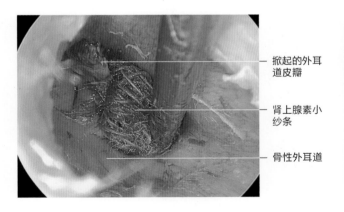

图 30-7 使用浸润肾上腺素的小纱条保护鼓耳道皮瓣和止血,使用小吸引器头沿着骨面平行前推鼓耳道皮瓣至鼓环位置。避免将鼓耳道皮瓣分离破碎。

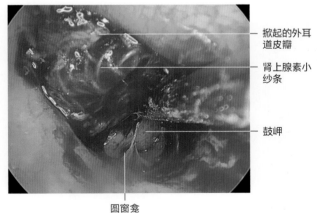

图 30-8 环切刀 6 点位置掀起鼓环,进入鼓室,由于鼓膜菲薄内陷,需要仔细操作,尽量保持鼓膜完整,自下而上沿着骨缘分离鼓环至锤骨外侧韧带位置,防止损伤鼓索神经。

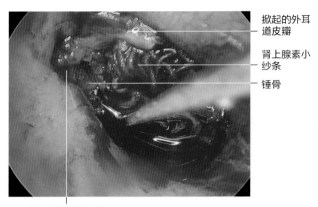

掀起的外耳
道皮瓣

肾上腺素小
纱条

锤骨

上鼓室外侧壁破坏

图 30‑9 确认鼓索神经位置,使用钩针将锤骨外侧韧带离断,由于鼓索神经往往在探出骨缘向前走行时与锤骨外侧韧带结合紧密,因此离断锤骨外侧韧带需要仔细分辨清楚鼓索神经。

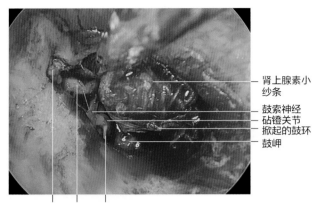

肾上腺素小
纱条

鼓索神经
砧镫关节
掀起的鼓环
鼓岬

上鼓室胆脂瘤 锤骨 镫骨肌

图 30‑10 将鼓耳道皮瓣及相连的鼓膜前掀,暴露中鼓室,探查听骨链,清理上鼓室的胆脂瘤上皮,发现锤骨和砧骨固定,镫骨活动良好。

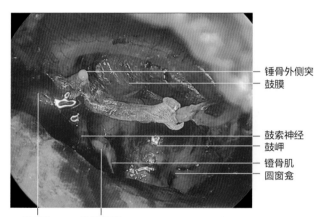

锤骨外侧突
鼓膜

鼓索神经
鼓岬
镫骨肌
圆窗龛

锤骨头 砧镫关节

图 30‑11 完全清理上鼓室的胆脂瘤上皮后,见听骨链完整但固定,色泽白,鼓室黏膜正常。

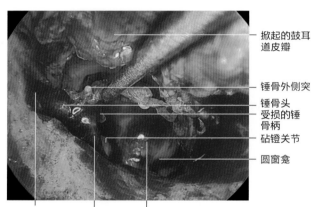

掀起的鼓耳
道皮瓣

锤骨外侧突
锤骨头
受损的锤
骨柄
砧镫关节
圆窗龛

上鼓室外侧壁破坏 鼓索神经 鼓岬

图 30‑12 使用钩针松动锤骨过程中发现锤骨柄断裂,骨质脆,周围固定,因视野关系暂时无法松解锤骨和砧骨。

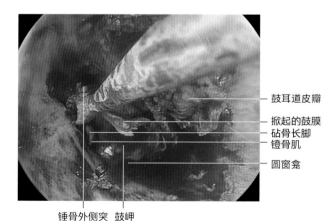

鼓耳道皮瓣

掀起的鼓膜
砧骨长脚
镫骨肌

圆窗龛

锤骨外侧突 鼓岬

图 30‑13 使用刮匙刮除上鼓室外侧壁骨质,以便探查锤骨和砧骨。

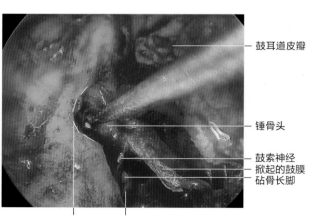

鼓耳道皮瓣

锤骨头

鼓索神经
掀起的鼓膜
砧骨长脚

刮除骨质 镫骨肌

图 30‑14 骨质刮除范围如图虚线所示,由于发现锤骨和砧骨一起处于固定状态,锤砧关节失去作用,分离锤砧关节,准备去除砧骨。

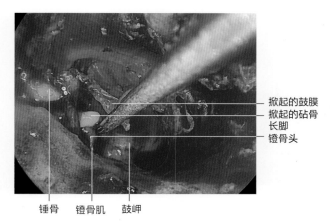

�>起的鼓膜
掀起的砧骨长脚
镫骨头

锤骨　镫骨肌　鼓岬

图 30-15　分离锤砧关节后锤骨活动度尚可,砧骨仍处于固定状态,分离砧镫关节,为去除砧骨做准备。

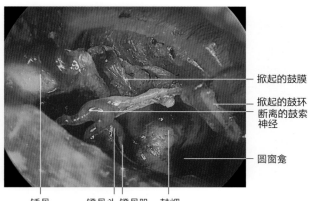

掀起的鼓膜
掀起的鼓环
断离的鼓索神经

圆窗龛

锤骨　镫骨头　镫骨肌　鼓岬

图 30-16　在松解锤骨和处理砧骨过程中误伤鼓索神经,鉴于已经完全切除胆脂瘤上皮,鼓窦病变为潴留性改变,砧骨取出困难,决定将砧骨推入鼓窦,为重建听骨链腾出空间。

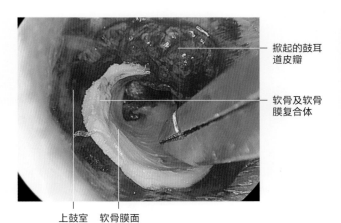

掀起的鼓耳道皮瓣

软骨及软骨膜复合体

上鼓室　软骨膜面

图 30-17　取耳屏软骨及软骨膜复合体移入术腔,内置法重建菲薄破损的鼓膜,软骨膜面朝外。

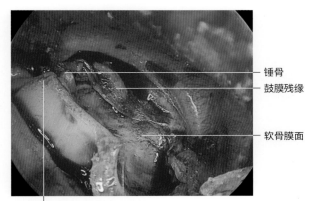

锤骨
鼓膜残缘

软骨膜面

软骨及软骨膜复合体

图 30-18　使用显微剥离子将软骨及软骨膜置于锤骨柄下方,残余鼓膜内侧。

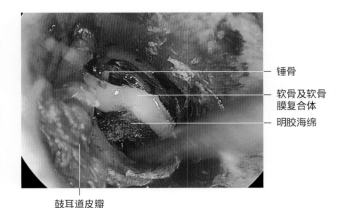

锤骨
软骨及软骨膜复合体
明胶海绵

鼓耳道皮瓣

图 30-19　使用半干明胶海绵填塞鼓室,保持软骨及软骨膜复合体与鼓膜贴合紧密,保持原来鼓膜的空间位置。

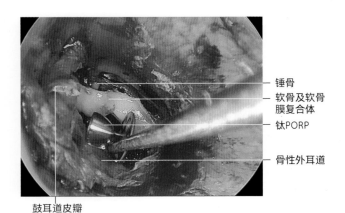

锤骨
软骨及软骨膜复合体
钛PORP

骨性外耳道

鼓耳道皮瓣

图 30-20　使用钩针将钛 PORP 小心移入中鼓室,为重建听骨链做准备。

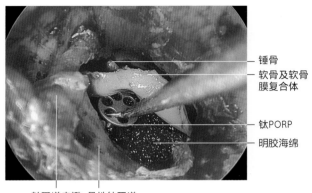

锤骨
软骨及软骨膜复合体
钛PORP
明胶海绵

鼓耳道皮瓣　骨性外耳道

图 30‑21　使用钩针将钛 PORP 小心戴帽于镫骨头上,周围填塞半干的明胶海绵使听骨保持适当的角度。

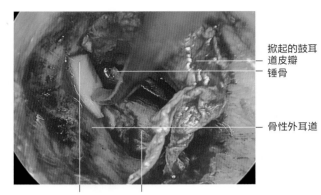

掀起的鼓耳道皮瓣
锤骨
骨性外耳道

重建上鼓室软骨片　软骨及软骨膜复合体

图 30‑22　将软骨及软骨膜复合体覆盖在 PORP 上,使用软骨片重建破坏的上鼓室外侧壁。

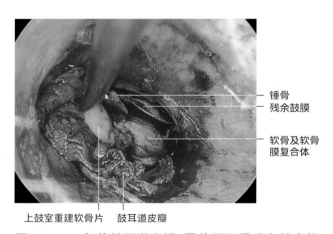

锤骨
残余鼓膜
软骨及软骨膜复合体

上鼓室重建软骨片　鼓耳道皮瓣

图 30‑23　复位鼓耳道皮瓣,覆盖用于重建上鼓室的软骨片表面和软骨及软骨膜复合体的后份,使用钩针仔细检查软骨及软骨膜复合体与残余鼓膜边缘的贴合情况。

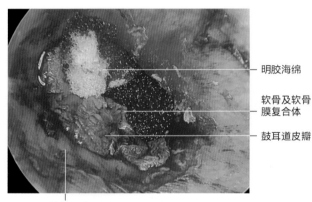

明胶海绵
软骨及软骨膜复合体
鼓耳道皮瓣

骨性外耳道

图 30‑24　使用半干的明胶海绵填塞固定鼓耳道皮瓣和重建的软骨以及软骨和软骨膜复合体。

手术视频

扫描右方二维码可见手术过程。

 手术视频

右侧鼓膜内陷 PORP（病例 30）

分析

　　患者术前内镜和 CT 检查显示上鼓室外侧壁骨质部分破坏伴有少量胆脂瘤痂皮生长,鼓膜内陷,鼓室有积液,考虑到病变范围较小,遂选择内

镜下手术。术中切开上鼓室后,去除胆脂瘤上皮,见锤骨和砧骨固定,松解锤骨后,将砧镫关节分离。由于砧骨周围骨化导致空间狭窄,单手操作

下很难将砧骨取出,因此将砧骨推向鼓窦,为重建听骨链腾出空间。随后使用钛合金 PORP 重建听骨链,软骨片重建上鼓室外侧壁,软骨及软骨膜复合体修补破损鼓膜并依靠软骨的弹性防止鼓膜内陷。患者术后恢复快,听力改善满意。该患者如采用显微镜下手术,切口和取材会增加手术创伤,但是相对来说安全性高,因此是否采用内镜下手术,应根据术者的经验来决定。

手术后随访

见图 30 - 25～图 30 - 28。

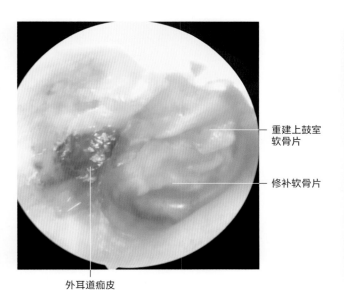

图 30 - 25 术后 1 个月内镜检查外耳道少许痂皮清理,鼓膜完整,内陷不明显,可以清晰地看到鼓膜内侧的软骨以及上鼓室重建软骨的形态。

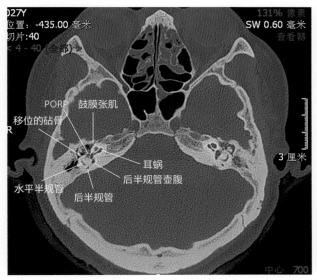

图 30 - 26 术后 1 年横断面 CT 显示鼓窦上鼓室净,上鼓室可以看到移位的砧骨。

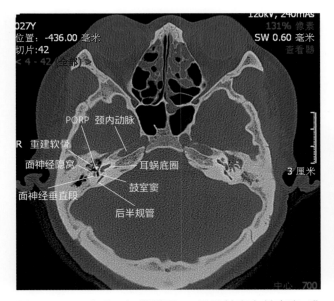

图 30 - 27 术后 1 年横断面 CT 显示鼓窦上鼓室净,乳突气房未发育,可见钛 PORP 位置良好。

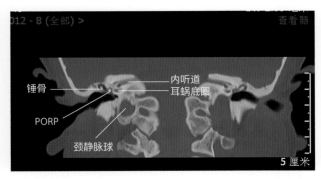

图 30 - 28 术后 1 年冠状面 CT 显示脑板低位,鼓室净,可见钛 PORP。

术后 2 个月纯音听阈测试：右耳 125 Hz B－A55；250 Hz B15 A60；500 Hz B25 A55；1 kHz B25 A45；2 kHz B20 A30；4 kHz B10 A30；8 kHz B－A25；

术后 6 个月纯音听阈测试：右耳 125 Hz B－A50；250 Hz B25 A50；500 Hz B20 A45；1 kHz B10 A25；2 kHz B10 A20；4 kHz B10 A30；8 kHz B－A20；较术后 2 个月时听力进一步改善。

术后 1 年，纯音听阈测试：右耳 125 Hz B－A50；250 Hz B10 A45；500 Hz B10 A40；1 kHz B10 A20；2 kHz B10 A15；4 kHz B10 A20；8 kHz B－A15；听力稳定。

复发胆脂瘤手术篇

中耳胆脂瘤残留和复发与下列因素相关：咽鼓管功能不良，移植鼓膜松弛部内陷袋形成，胆脂瘤上皮积聚生长进入鼓室；面神经隐窝和鼓室窦未开放，致胆脂瘤上皮残留；乳突尖和窦脑膜角处蜂房未完全开放，致胆脂瘤残留；面神经嵴过高，外耳道口狭窄，致乳突腔引流不畅，导致复发；病变广泛，侵及骨迷路、岩尖及内听道，手术时不易清除，易残留和复发。对于复发胆脂瘤是在前期手术的基础上进行手术，因此对已经变化的周围解剖结构和胆脂瘤的生长特点要有充分的评估，良好的术前阅片和手术经验是基础。手术原则是彻底清理病变，并尽量保留正常结构，重建听力。本篇病例采用耳内镜下操作，术中清楚显示中耳各个结构、隐蔽部位及细小病灶，术中仔细清理复发及残余病变组织，术后患者鼓膜外观良好，听力恢复可。与显微镜下手术相比，耳内镜下视野缺乏立体感，内镜抵近观察可以克服立体感不足的缺点，但抵近后又缺乏显微镜下解剖的整体观，因此会增加辨识解剖结构的难度。手术中对面神经结构和残余镫骨结构的辨别和解剖，是术中操作的核心内容，且单手清理上述结构周围病变和人工听骨安装都存在困难，虽创伤小，但风险也相应增大，因此对术者要求更高。

双侧后天继发胆脂瘤术后左耳胆脂瘤残留复发

诊断　慢性中耳炎，继发性中耳胆脂瘤。鼓膜穿孔。

手术方式　内镜下鼓室探查+鼓膜修补术。

病史和术前检查

患者　女，59岁，主诉双耳听力下降数年，查体示双侧鼓膜穿孔。术前相关检查见图 31-1～图 31-7。

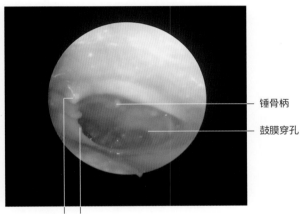

锤骨外侧突　胆脂瘤上皮

锤骨柄

鼓膜穿孔

图 31-1　内镜检查显示左侧鼓膜大穿孔，穿孔前缘有胆脂瘤上皮长入鼓室。

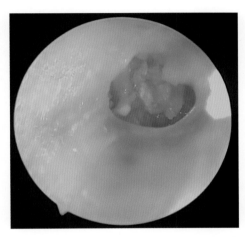

图 31-2　内镜检查显示右侧鼓膜大穿孔，中鼓室有胆脂瘤组织团块。

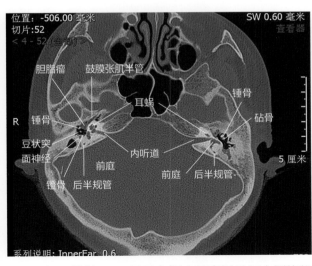

图 31-3　横断面 CT 显示右侧中鼓室锤骨柄内侧软组织影，左侧鼓窦软组织影，双侧乳突发育不良。

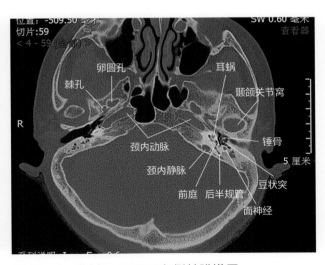

图 31-4　横断面 CT 显示左侧鼓膜增厚。

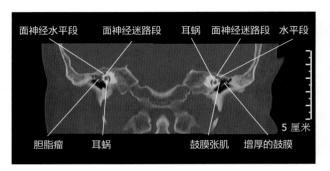

面神经水平段　面神经迷路段　耳蜗　面神经迷路段　水平段

胆脂瘤　耳蜗　鼓膜张肌　增厚的鼓膜

5 厘米

图 31-5 冠状面 CT 显示右侧上鼓室听骨链内侧软组织影，左侧鼓膜增厚。

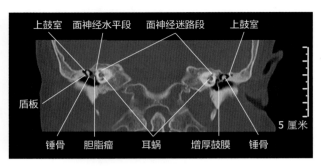

上鼓室　面神经水平段　面神经迷路段　上鼓室

盾板

锤骨　胆脂瘤　耳蜗　增厚鼓膜　锤骨

5 厘米

图 31-6 冠状面 CT 显示右侧锤骨柄内侧软组织影，左侧鼓膜增厚。

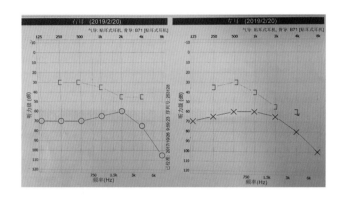

图 31-7 纯音听阈测定显示双侧以传导性聋为主的混合型听力下降。

手术步骤

左耳第一次手术步骤见图 31-8～图 31-17。

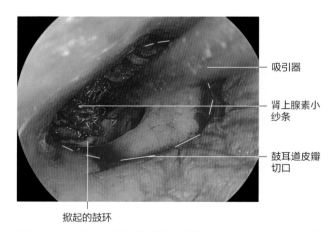

吸引器

肾上腺素小纱条

鼓耳道皮瓣切口

掀起的鼓环

图 31-8 钩针做鼓膜残缘新鲜创面，使用环切刀做 12 点到 6 点位置舌形鼓耳道皮瓣，切口如图虚线所示，沿骨面向前分离，掀起鼓环，进入鼓室，其间使用肾上腺素小纱条保护鼓耳道皮瓣和止血。

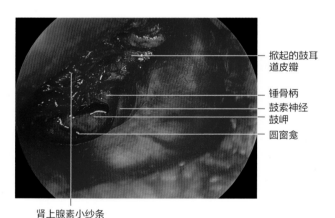

掀起的鼓耳道皮瓣

锤骨柄

鼓索神经

鼓岬

圆窗龛

肾上腺素小纱条

图 31-9 注意保护鼓索神经，进一步前推鼓耳道皮瓣和残余鼓膜，暴露听骨链。

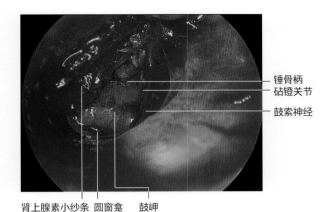

锤骨柄
砧镫关节
鼓索神经

肾上腺素小纱条　圆窗龛　鼓岬

图 31‑10 鼓室黏膜略增厚，锤骨柄尖端破坏，听骨链活动良好，周围有软组织包绕。

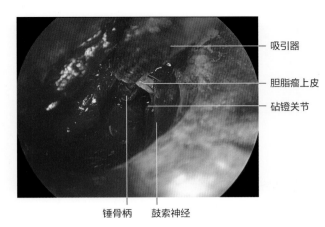

吸引器
胆脂瘤上皮
砧镫关节

锤骨柄　鼓索神经

图 31‑11 清理听骨链周围软组织，见胆脂瘤上皮。

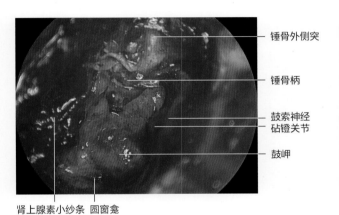

锤骨外侧突
锤骨柄
鼓索神经
砧镫关节
鼓岬

肾上腺素小纱条　圆窗龛

图 31‑12 清理胆脂瘤上皮和肉芽组织，完成鼓膜重建的准备工作。

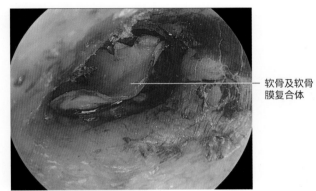

软骨及软骨膜复合体

图 31‑13 取耳屏软骨及软骨膜复合体内置法修补鼓膜，位于锤骨柄内侧。

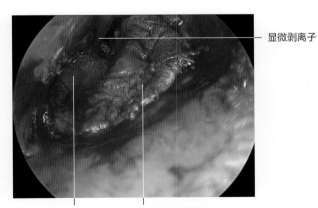

显微剥离子

软骨及软骨膜复合体　复位的鼓耳道皮瓣

图 31‑14 鼓室内填塞明胶海绵使耳屏软骨及软骨膜复合体与残余鼓膜内侧贴合紧密，复位鼓耳道皮瓣，检查穿孔边缘，确保软骨及软骨膜复合体完全封闭穿孔。

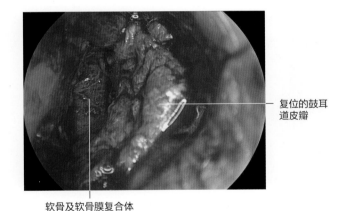

复位的鼓耳道皮瓣

软骨及软骨膜复合体

图 31‑15 软骨及软骨膜复合体置于残余鼓膜内侧，贴合良好。

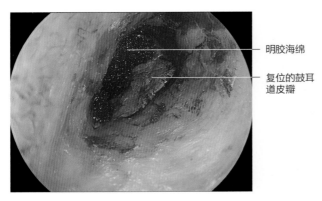

明胶海绵

复位的鼓耳道皮瓣

明胶海绵

图 31-16 半干明胶海绵填塞外耳道,固定鼓耳道皮瓣,使残余鼓膜与软骨及软骨膜复合体贴合紧密。

图 31-17 外耳道填塞明胶海绵。

左耳第二手术步骤见图 31-18～图 31-39。

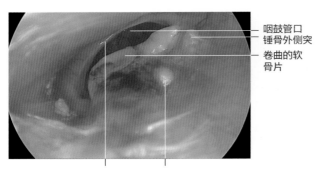

咽鼓管口
锤骨外侧突
卷曲的软骨片

鼓膜穿孔前缘　胆脂瘤珠

图 31-18 可以看到上次修补的软骨及软骨膜复合体前缘卷曲,上皮未能完全封闭穿孔。同时在鼓膜中央位置可以看到小胆脂瘤珠。

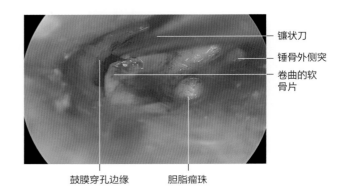

镰状刀
锤骨外侧突
卷曲的软骨片

鼓膜穿孔边缘　胆脂瘤珠

图 31-19 使用镰状刀处理鼓膜穿孔边缘做新鲜创面。

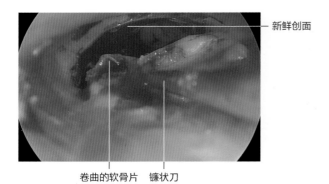

新鲜创面

卷曲的软骨片　镰状刀

图 31-20 使用镰状刀将卷曲的软骨切除,露出不含上皮的新鲜创面。

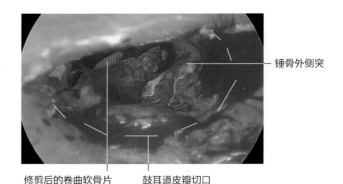

锤骨外侧突

修剪后的卷曲软骨片　鼓耳道皮瓣切口

图 31-21 使用环切刀做 12 点至 6 点位置舌形鼓耳道皮瓣切口,如图虚线所示。

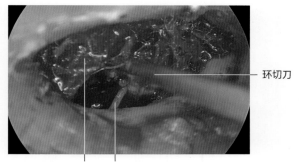

环切刀

肾上腺素小纱条　　鼓索神经

图 31 - 22　沿着骨面分离前推鼓耳道皮瓣,其间用肾上腺素小纱条保护鼓耳道皮瓣和止血。注意二次手术由于可能存在粘连,容易损伤鼓索神经,需仔细分离。

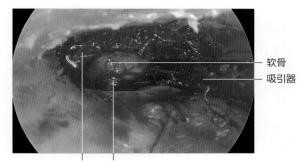

软骨
吸引器

肾上腺素小纱条　　鼓索神经

图 31 - 23　鼓索神经与修补材料软骨及软骨膜复合体粘连在一起,需要用细钩针仔细分离。

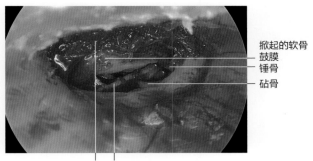

掀起的软骨
鼓膜
锤骨
砧骨

肾上腺素小纱条　　鼓索神经

图 31 - 24　将鼓索神经与软骨及软骨膜复合体分离,前掀软骨及软骨膜复合体,进入中鼓室。

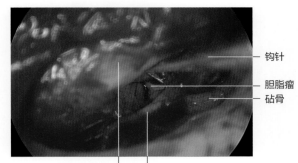

钩针
胆脂瘤
砧骨

掀起的软骨鼓膜　　鼓索神经

图 31 - 25　可以看到包绕鼓膜张肌腱的胆脂瘤,此处可能是第一次手术后残留的胆脂瘤,因手术本身刺激迅速生长,也不排除自未愈合的穿孔处长入可能。

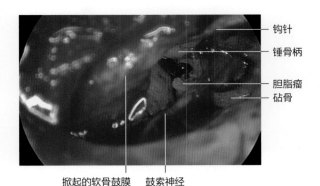

钩针
锤骨柄

胆脂瘤
砧骨

掀起的软骨鼓膜　　鼓索神经

图 31 - 26　用钩针仔细分离清除胆脂瘤,同时注意保护听骨链和鼓索神经。

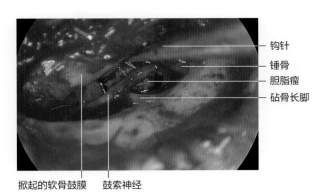

钩针
锤骨
胆脂瘤
砧骨长脚

掀起的软骨鼓膜　　鼓索神经

图 31 - 27　胆脂瘤呈球形生长,边界清楚。将其从听骨链分离开。

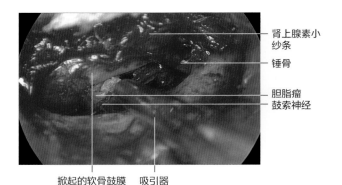

肾上腺素小
纱条
锤骨
胆脂瘤
鼓索神经

掀起的软骨鼓膜　吸引器

图 31 - 28　将胆脂瘤推移到鼓岬位置,用吸引器
去除。

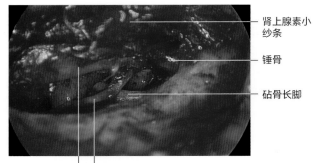

肾上腺素小
纱条
锤骨
砧骨长脚

掀起的软骨鼓膜　鼓索神经

图 31 - 29　胆脂瘤清理干净后可见听骨链和保留完
好的鼓索。

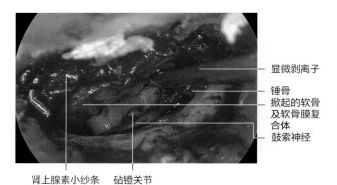

显微剥离子
锤骨
掀起的软骨
及软骨膜复
合体
鼓索神经

肾上腺素小纱条　砧镫关节

图 31 - 30　进一步用显微剥离子清理可能残留的胆
脂瘤。

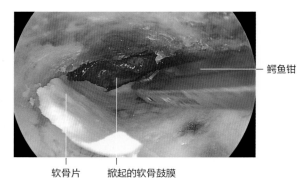

鳄鱼钳

软骨片　掀起的软骨鼓膜

图 31 - 31　取薄层耳屏软骨移入术腔修补鼓膜。

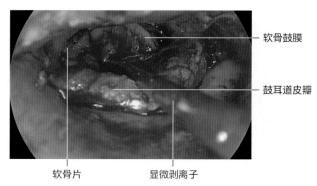

软骨鼓膜

鼓耳道皮瓣

软骨片　显微剥离子

图 31 - 32　可以看到上次修补用的软骨及软骨膜复
合体前端较厚且外卷,不利于与植入的软骨贴合
紧密。

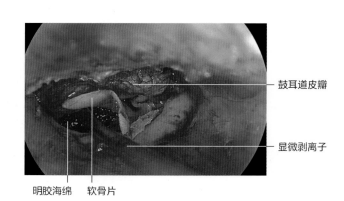

鼓耳道皮瓣

显微剥离子

明胶海绵　软骨片

图 31 - 33　半干的明胶海绵鼓室填塞,内置法植入软
骨片,尽量与穿孔边缘贴合紧密。

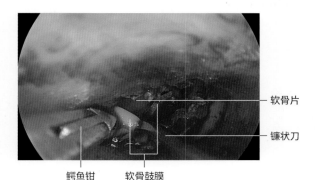

软骨片

镰状刀

鳄鱼钳　软骨鼓膜

图 31‑34　由于之前的软骨及软骨膜复合体塑形存在问题,再次植入的软骨片大小足够,切除软骨及软骨膜复合体的前半部分。

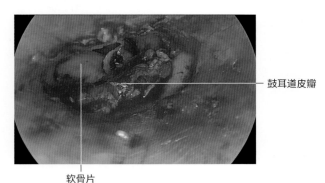

鼓耳道皮瓣

软骨片

图 31‑35　切除软骨及软骨膜复合体前端的外卷部分,可以看到软骨片与鼓膜穿孔边缘贴合良好。

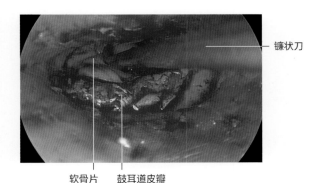

镰状刀

软骨片　鼓耳道皮瓣

图 31‑36　使用镰状刀修剪软骨片,以便与鼓膜穿孔边缘贴合紧密。

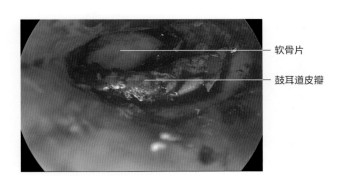

软骨片

鼓耳道皮瓣

图 31‑37　内置法软骨片与鼓膜穿孔边缘贴合良好,复位鼓耳道皮瓣。

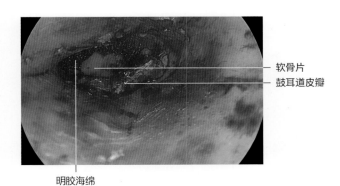

软骨片

鼓耳道皮瓣

明胶海绵

图 31‑38　半干的明胶海绵填塞固定软骨片和鼓耳道皮瓣,保持贴合紧密。

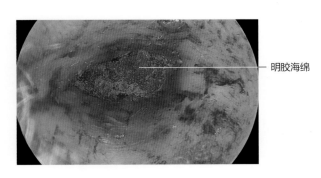

明胶海绵

图 31‑39　外耳道填塞半干明胶海绵。

右耳手术步骤见图 31‑40～图 31‑63。

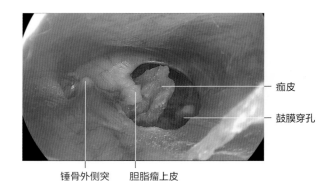

图 31－40　内镜下看到鼓膜穿孔后边缘上皮长入鼓室，在鼓室内形成胆脂瘤痂皮。

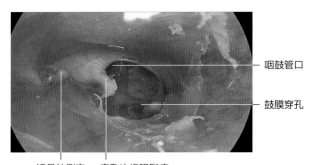

图 31－41　清理鼓室胆脂瘤痂皮，鼓室黏膜正常，咽鼓管口通畅。松弛部有内陷。

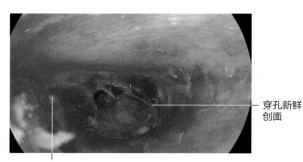

图 31－42　弯钩针清理穿孔边缘的胆脂瘤上皮，做新鲜创面。

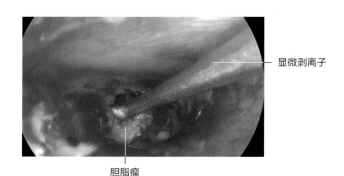

图 31－43　胆脂瘤在锤骨柄内侧呈包绕生长，在做鼓耳道皮瓣前，利用穿孔大，出血不多，视野好的条件，尽量把胆脂瘤去除，避免小的残留。

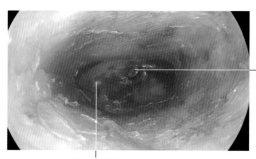

图 31－44　胆脂瘤清除干净，穿孔边缘新鲜创面制作完成。

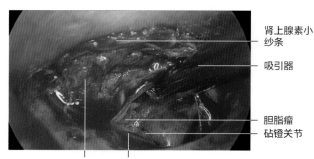

图 31－45　做舌形鼓耳道皮瓣连同鼓环及残余鼓膜向前推移，进入鼓室，保护鼓索神经，可见锤骨柄内侧仍然有胆脂瘤组织。

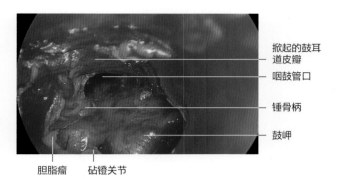

掀起的鼓耳
道皮瓣
咽鼓管口
锤骨柄
鼓岬

胆脂瘤　砧镫关节

图 31‑46 剥离锤骨柄上的鼓膜，将残余鼓膜及鼓耳道皮瓣尽量前掀，充分暴露，可以看到咽鼓管口通畅，鼓膜张肌腱周围有胆脂瘤组织，听骨链完整。

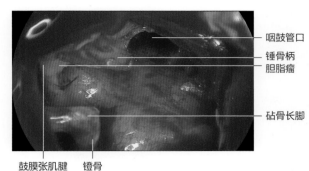

咽鼓管口
锤骨柄
胆脂瘤
砧骨长脚

鼓膜张肌腱　镫骨

图 31‑47 调整内镜角度，探查砧镫关节良好，可以清晰地看到白色的胆脂瘤组织包绕鼓膜张肌腱连接锤骨颈的位置。

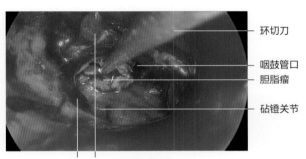

环切刀
咽鼓管口
胆脂瘤
砧镫关节

鼓索神经　掀起的鼓耳道皮瓣

图 31‑48 小环切刀仔细将胆脂瘤组织和鼓膜张肌腱分离，尽量避免将胆脂瘤组织分离破碎，分离破碎会使小的胆脂瘤上皮遗留在术腔，致术后复发可能。

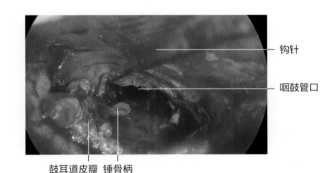

钩针
咽鼓管口

鼓耳道皮瓣　锤骨柄

图 31‑49 将锤骨柄与鼓膜完全分离以彻底清理胆脂瘤，这个角度可以看到咽鼓管口的全貌。

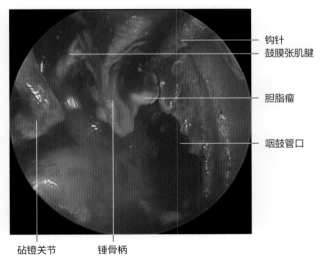

钩针
鼓膜张肌腱
胆脂瘤
咽鼓管口

砧镫关节　锤骨柄

图 31‑50 更换 2.7 mm 内镜抵近观察发现管上隐窝位置也有胆脂瘤存在，钩针仔细分离去除。

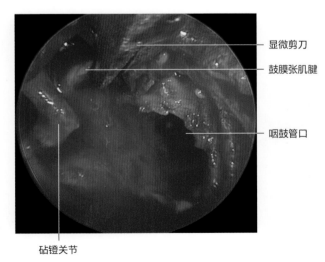

显微剪刀
鼓膜张肌腱
咽鼓管口

砧镫关节

图 31‑51 鼓膜张肌腱影响胆脂瘤的彻底清理，使用显微剪刀剪断鼓膜张肌腱。

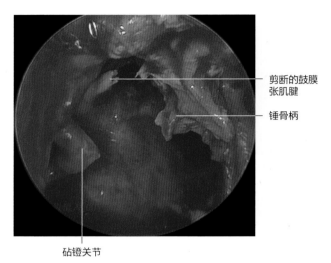

剪断的鼓膜
张肌腱

锤骨柄

砧镫关节

图 31-52 剪断鼓膜张肌腱后,可以较为清晰地看到管上隐窝位置,并将此处的胆脂瘤清理干净。

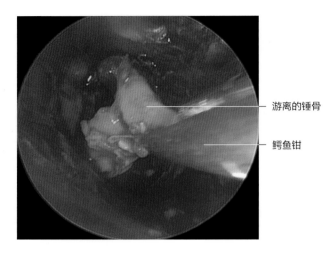

游离的锤骨

鳄鱼钳

图 31-53 由于在分离胆脂瘤时发现包绕锤骨的胆脂瘤多,无法彻底清理干净,而且砧骨固定,所以切除锤骨。

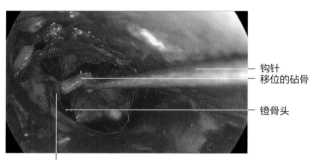

钩针
移位的砧骨

镫骨头

离断的鼓索神经

图 31-54 由于锤骨切除,很难保留鼓索神经,予以切断,砧镫关节分离后,移位砧骨。

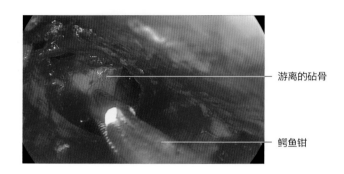

游离的砧骨

鳄鱼钳

图 31-55 用鳄鱼钳将移位的砧骨取出,此过程需要注意不要损伤到镫骨。

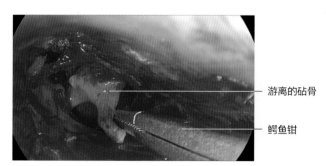

游离的砧骨

鳄鱼钳

图 31-56 取出砧骨,彻底清理上鼓室残留的胆脂瘤,由于内镜下无法冲洗术腔,术中尽可能完整分离胆脂瘤、及时吸净小的胆脂瘤碎屑来防止残留。

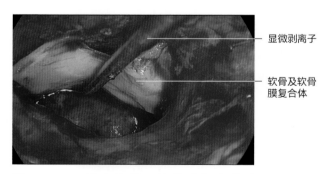

显微剥离子

软骨及软骨
膜复合体

图 31-57 采用软骨及软骨膜复合体内置法修补鼓膜。

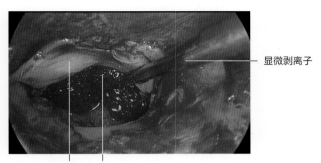

显微剥离子

软骨及软骨膜复合体　明胶海绵

图 31 - 58 半干的明胶海绵鼓室填塞,使软骨及软骨膜复合体能够与鼓膜穿孔边缘贴合紧密。

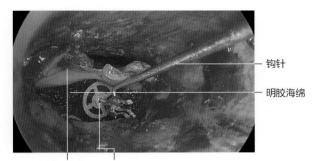

钩针

明胶海绵

软骨及软骨膜复合体　钛PORP

图 31 - 59 使用钩针小心地将钛听骨 PORP 移入术野,尽量避免碰触,防止听骨的细脚发生变形,为重建造成困难。

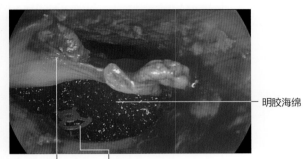

明胶海绵

软骨及软骨膜复合体　钛PORP

图 31 - 60 将钛听骨安置在镫骨头上,卡紧,继续填塞明胶海绵,注意听骨表面不要填塞明胶海绵。

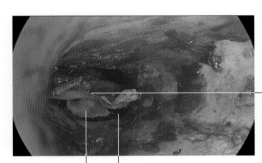

软骨及软骨膜复合体

软骨片　明胶海绵

图 31 - 61 取小片软骨覆盖听骨表面,因削薄的软骨及软骨膜复合体不足以阻挡听骨脱出。

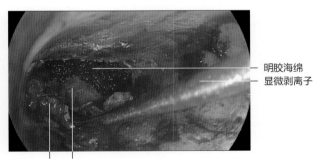

明胶海绵
显微剥离子

鼓耳道皮瓣　软骨及软骨膜复合体

图 31 - 62 复位软骨及软骨膜复合体,探查听骨的高度是否合适,复位鼓耳道皮瓣,外耳道填塞明胶海绵固定软骨及软骨膜复合体使其位置合适,与穿孔边缘贴合紧密。

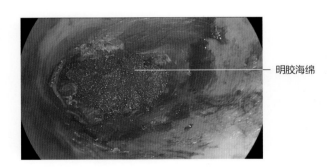

明胶海绵

图 31 - 63 继续填塞明胶海绵,固定复位的鼓耳道皮瓣。

手术视频

1. 左耳第一次手术视频

手术视频

内镜鼓膜修补胆脂瘤清理
加 PORP（病例 31‑1）

2. 左耳第二次手术视频

手术视频

左侧内镜初次鼓膜修补术（病例 31‑2）

3. 右耳手术视频

手术视频

初次失败二次内镜鼓膜修
补术（病例 31‑3）

分析

患者双侧鼓膜大穿孔，胆脂瘤上皮长入鼓室，CT 显示鼓窦净，乳突未发育，因此适合内镜下手术。先行左耳第一次单纯鼓膜修补术，术后 3 个月随访发现鼓膜前缘未愈合，可能与修补的软骨边缘卷曲有关。第二次手术考虑到左侧鼓膜修补需要软骨，遂采取双侧手术同时进行，右耳取出的软骨同时进行左侧鼓膜修补术。左耳第二次手术术中发现鼓膜张肌周围的胆脂瘤较多，这可能是上次手术后残留的胆脂瘤碎屑继续生长而来，这可能也是鼓膜愈合不良的原因。由于两次手术都是采用内镜下手术，对于患者来说几乎没有任何影响，因此患者比较容易接受再次手术，也说明了内镜手术的微创优势，但是内镜下胆脂瘤的清理，对手术者来说具有一定的挑战性。

手术后随访

见图 31‑64～图 31‑66。

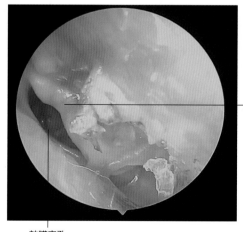

卷曲的软骨片

鼓膜穿孔

图 31‑64 左侧第一次手术术后 3 个月随访，内镜显示鼓膜前方边缘软骨卷曲，未完全愈合。

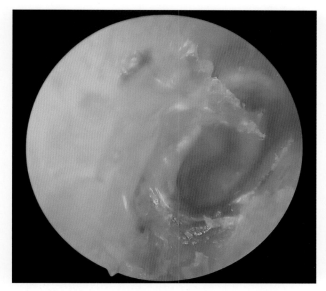

图 31-65 右耳术后 1 个月内镜检查显示鼓膜完整，形态良好，外耳道少许痂皮。

第二次手术术后 2 个月纯音听阈测试

左耳：125 Hz B-A30；250 Hz B15 A30；500 Hz B15 A30；1 kHz B25A 35；2 kHz B45 A50；4 kHz B50 A80；8 kHz B-A95。

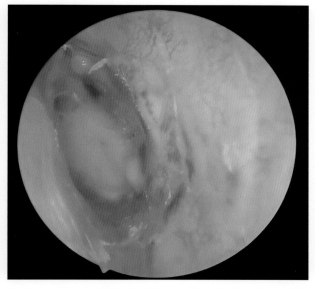

图 31-66 左侧第二次手术术后 1 个月内镜检查显示鼓膜完整，形态良好，软骨清晰可见。

右耳：125 Hz B-A45；250 Hz B20 A40；500 Hz B30 A45；1 kHz B40 A50；2 kHz B45 A50；4 kHz B45 A80；8 kHz B-A95。

病例 32

开放式乳突切除术后内陷袋形成胆脂瘤复发

诊断 中耳胆脂瘤，开放术式式术后复发。

手术方式 内镜下上鼓室开放重建+听骨链探查+鼓膜修补术。

病史和术前检查

患者 女，34 岁，2016 年 11 月因左侧中耳胆脂瘤行第一次手术治疗：开放式乳突切除+ 鼓室成形+ TORP 听骨链重建+ 耳甲腔成形术。术前纯音听阈测试：左耳 125 Hz B-A60；250 Hz B20A60；500 Hz B15A45；1 kHz B10A35；2 kHz B30A45；4 kHz B-A115；8 kHz B-A-。术后 4 个月复诊（2017.3.6），鼓膜正常，纯音听阈测试：左耳 125 Hz B-A40；250 Hz B15 A40；500 Hz B15 A45；1 kHz B15 A35；2 kHz B35 A40；4 kHz B-A80；8 kHz B-A-。患者近 3 年没有复诊，本次因左侧耳痛伴流血性分泌物 1 个月就诊。术前检查见图 32-1~图 32-4。

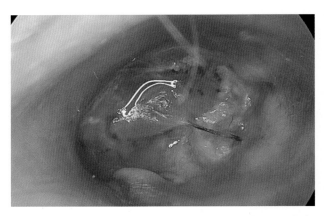

图 32-1 内镜检查显示鼓膜表面分泌物,鼓膜后上部分内陷见胆脂瘤上皮。

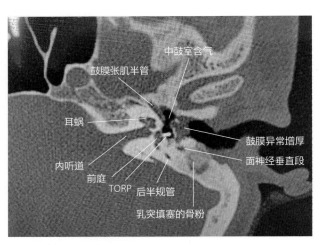

图 32-2 第二次手术前的横断面 CT 显示 TORP 位置良好,但是鼓膜异常增厚,乳突区填塞的骨粉已骨化。

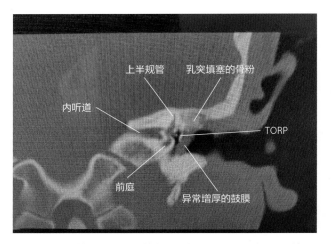

图 32-3 第二次手术前的冠状面 CT 显示 TORP 位置良好,鼓膜异常增厚,上鼓室填塞的骨粉已骨化。

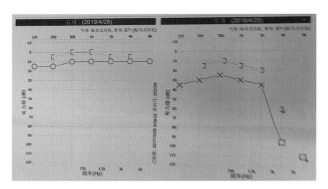

图 32-4 纯音听阈测定显示左耳 3 kHz 以下轻度传导性听力下降,4 kHz、8 kHz 缺失。

手术步骤

(一) 第一次手术过程

左侧耳后切口,肌骨膜瓣后翻,暴露乳突,作外耳道皮瓣。乳突轮廓化,磨低外耳道后壁,见乳突气化型,气房内见炎性肉芽及胆脂瘤上皮。不伴中颅窝脑板低位,硬脑膜未暴露,不伴乙状窦前位,乙状窦骨质未破坏。打开鼓窦见炎性肉芽及胆脂瘤上皮,开放上鼓室,亦见炎性肉芽及胆脂瘤上皮。鼓膜紧张部完整,有钙化斑,松弛部完全内陷。上鼓室听骨链已被腐蚀,锤骨头破坏,砧骨缺

如,镫骨板上结构消失。中下鼓室黏膜肥厚,圆窗位置正常。咽鼓管鼓口通畅。鼓岬骨质完整。迷路骨壁完整。面神经骨管完整,未能保留鼓索神经。胆脂瘤包囊从松弛部内陷,压迫破坏砧骨后进入上鼓室内侧及后鼓室,继续向后进入鼓窦乳突。术中清除病灶,保留锤骨柄和镫骨底板。生理盐水冲洗术腔,3.5 mm TORP 重建听骨链。做耳道切口,取耳道下壁软骨。骨粉填塞鼓窦及入口,封闭上鼓室。做颞肌筋膜切口,取颞肌筋膜内植法修复

鼓膜，人工听骨和鼓膜间垫软骨片。鼓室内填塞明胶海绵。骨粉和筋膜缩窄乳突术腔，明胶海绵固定。外耳道内填塞抗生素油纱条。耳甲腔成形术扩大外耳道。缝合切口，耳部加压包扎。

（二）第二次手术采用耳内镜下手术

见图 32－5～图 32－26。

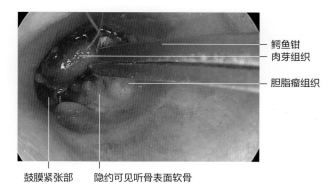

鳄鱼钳
肉芽组织
胆脂瘤组织

鼓膜紧张部　隐约可见听骨表面软骨

图 32－6　鳄鱼钳清理肉芽组织。

肉芽组织
胆脂瘤组织

鼓膜紧张部　隐约可见听骨表面软骨　隐约可见上鼓室重建软骨

图 32－5　内镜下显示鼓膜锤骨柄后上方胆脂瘤内陷袋形成，内陷袋前下方大量肉芽组织生长，覆盖鼓膜紧张部。第一次手术重建的外耳道宽敞，隐约可见上鼓室重建的软骨和听骨表面软骨。

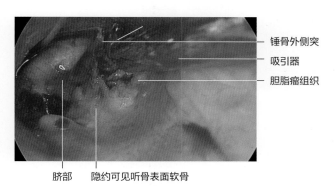

锤骨外侧突
吸引器
胆脂瘤组织

脐部　隐约可见听骨表面软骨

图 32－7　肉芽源自锤骨外侧突后上方，胆脂瘤内陷袋压迫破坏引起。鼓膜紧张部完整。

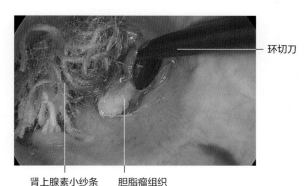

环切刀

肾上腺素小纱条　胆脂瘤组织

图 32－8　使用肾上腺素小纱条止血，环切刀分离胆脂瘤内陷袋。

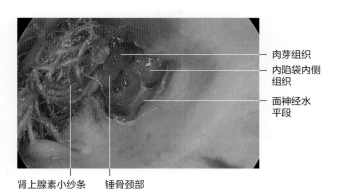

肉芽组织
内陷袋内侧组织
面神经水平段

肾上腺素小纱条　锤骨颈部

图 32－9　清理干净内陷袋里面的胆脂瘤，可以看到内陷袋完整，主要位于上鼓室前份，向前发展破坏锤骨颈部残端引起肉芽生长，上次手术术中重建上鼓室阻挡胆脂瘤继续向后发展。

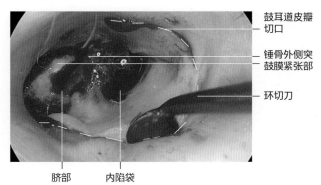

鼓耳道皮瓣
切口
锤骨外侧突
鼓膜紧张部
环切刀

脐部　内陷袋

图 32－10　为探查鼓室和内陷袋深面，我们做 11 点至 6 点位置舌形鼓耳道皮瓣，切口如图虚线所示。

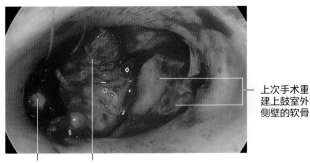

鼓膜紧张部　　掀起的鼓耳道皮瓣

　　　　　　　　　　　　　　上次手术重
　　　　　　　　　　　　　　建上鼓室外
　　　　　　　　　　　　　　侧壁的软骨

图 32-11　沿着骨面分离前推鼓耳道皮瓣,可见上次手术用于重建上鼓室的软骨片仍保持良好的形态。

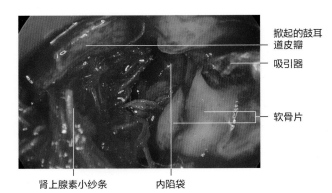

掀起的鼓耳
道皮瓣

吸引器

软骨片

肾上腺素小纱条　　内陷袋

图 32-12　继续前推鼓耳道皮瓣和鼓膜,暴露内陷袋周边结构。其间使用肾上腺素小纱条保护鼓耳道皮瓣和止血。

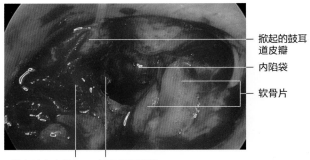

掀起的鼓耳
道皮瓣

内陷袋

软骨片

肾上腺素小纱条　　锤骨颈部残端

图 32-13　前推鼓耳道皮瓣和鼓膜后见锤骨颈部残端,暴露整个内陷袋。可见重建上鼓室的软骨片仍保持良好的形态。

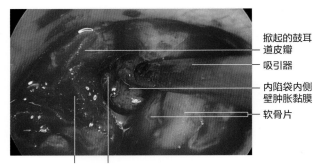

掀起的鼓耳
道皮瓣

吸引器

内陷袋内侧
壁肿胀黏膜

软骨片

肾上腺素小纱条　　锤骨颈残端

图 32-14　清理内陷袋壁,可以看到内陷袋对深处组织的压迫引起黏膜肿胀明显。

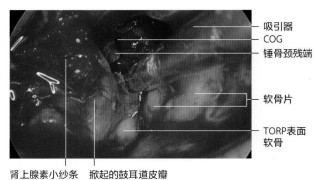

吸引器
COG
锤骨颈残端

软骨片

TORP表面
软骨

肾上腺素小纱条　　掀起的鼓耳道皮瓣

图 32-15　彻底清理内陷袋,可以看到上鼓室前方与管上隐窝分界的 COG。

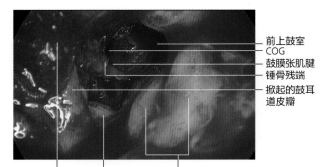

前上鼓室
COG
鼓膜张肌腱
锤骨残端
掀起的鼓耳
道皮瓣

肾上腺素小纱条　TORP表面软骨　软骨片

图 32-16　清理内陷袋后可以看到鼓膜张肌腱、COG、TORP 表面的软骨。

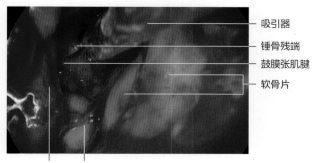

吸引器
锤骨残端
鼓膜张肌腱
软骨片

掀起的皮瓣　TORP表面软骨

图 32‑17　继续用吸引器清理内陷袋位置，防止胆脂瘤残留。

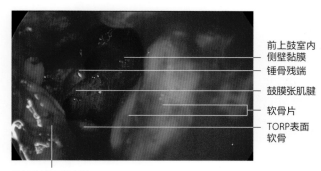

前上鼓室内侧壁黏膜
锤骨残端
鼓膜张肌腱
软骨片
TORP表面软骨

掀起的鼓耳道皮瓣

图 32‑18　病变清理完成后可看到周围的组织结构。

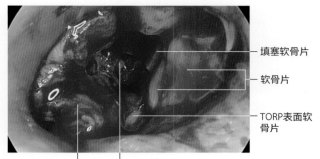

填塞软骨片
软骨片
TORP表面软骨片

掀起的鼓耳道皮瓣　锤骨残端

图 32‑19　取小块耳屏软骨填塞内陷袋压迫造成的缺损。

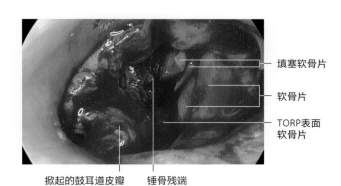

填塞软骨片
软骨片
TORP表面软骨片

掀起的鼓耳道皮瓣　锤骨残端

图 32‑20　填塞多块软骨彻底封闭内陷袋压迫造成的缺损，防止再次内陷。

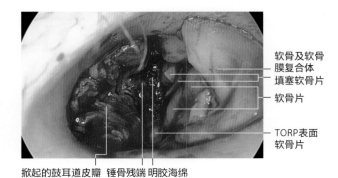

软骨及软骨膜复合体
填塞软骨片
软骨片
TORP表面软骨片

掀起的鼓耳道皮瓣　锤骨残端　明胶海绵

图 32‑21　填塞明胶海绵固定软骨片。

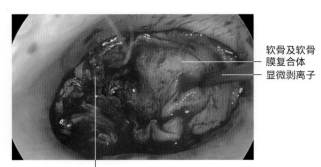

软骨及软骨膜复合体
显微剥离子

掀起的鼓耳道皮瓣

图 32‑22　用软骨及软骨膜复合体修补内陷袋造成的鼓膜缺损。

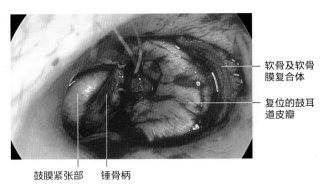

—— 软骨及软骨
膜复合体

—— 复位的鼓耳
道皮瓣

鼓膜紧张部　锤骨柄

图 32－23　复位鼓耳道皮瓣,覆盖在软骨及软骨膜复合体表面。

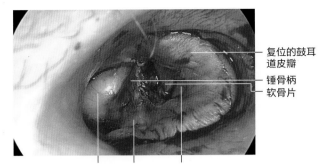

—— 复位的鼓耳
道皮瓣

—— 锤骨柄
—— 软骨片

鼓膜紧张部　TORP表面软骨　软骨及软骨膜复合体

图 32－24　调整软骨及软骨膜复合体,使其与内陷袋形成的鼓膜缺损边缘紧密贴合。

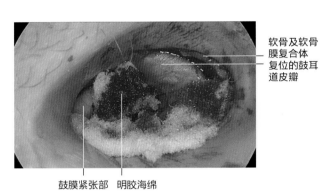

—— 软骨及软骨
膜复合体
—— 复位的鼓耳
道皮瓣

鼓膜紧张部　明胶海绵

图 32－25　半干的明胶海绵填塞,使鼓膜缺损边缘与软骨及软骨膜复合体贴合紧密。

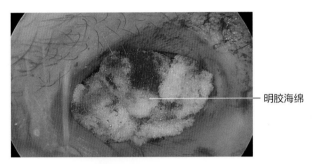

—— 明胶海绵

图 32－26　外耳道填塞明胶海绵固定复位的鼓耳道皮瓣。

手术视频

扫描右方二维码可见手术过程。

手术视频

开放术式复发二次内镜TORP（病例32）

分析

　　患者第一次手术后4个月复诊鼓膜正常,此后3年时间未再就诊。从本次就诊情况来看,患者因长期没有随访,前上鼓室内陷袋形成早期未被发现并及时处理,经过长时间缓慢发展,最终进入上鼓室前方,致结构破坏和肉芽生长。尽管上鼓室已经用骨粉和软骨片重建,但是锤骨颈和重建的上鼓室之间的空隙给内陷袋生长提供了有利条件。胆脂瘤内陷袋无疑需手术处理。此例内镜下操作优于显微镜。

手术后随访

　　见图32－27。

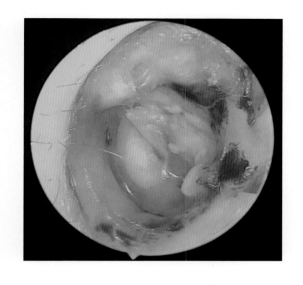

图 32-27 术后 1 个半月复诊，耳鸣无变化，查体左耳道干净，鼓膜完整，重建的软骨片清晰可见。纯音听阈测试：左耳 125 Hz B−A55；250 Hz B30 A55；500 Hz B25 A50；1 kHz B25 A35；2 kHz B20 A25；4 kHz B35 A45；8 kHz B−A100。

病例 33

听瘤患者双中耳胆脂瘤术后左耳内陷袋形成胆脂瘤复发

诊断 中耳胆脂瘤，听神经瘤。	**手术方式** 1. 开放式乳突切除+钛 PORP 听骨链重建+鼓室成形术（左）。 2. 内镜下上鼓室开放重建+鼓膜修补术（右）。 3. 内镜下胆脂瘤切除+自体听骨链重建+鼓膜修补术（左）。

病史和术前检查

（一）左耳第一次手术情况

患者 男，26 岁，2014 年 4 月第一次入院，行左耳开放式鼓室成形术。手术过程：左侧耳后切口，肌骨膜瓣后翻。暴露乳突，做外耳道皮瓣。乳突轮廓化，磨低外耳道后壁，乳突板障型，气房内炎性肉芽。颅中窝脑板低位，硬脑膜暴露 1 cm×1 cm。无乙状窦前位，乙状窦骨质无破坏。打开鼓窦见炎性肉芽及胆脂瘤上皮；开放上鼓室，见上鼓室炎性肉芽、胆脂瘤上皮及新生骨。探查鼓室，见听骨链有破坏，锤骨正常，砧骨长脚腐蚀，砧骨体骨化，镫骨正常、活动好。中下鼓室黏膜光滑。圆窗正常暴露。咽鼓管鼓口通畅。鼓岬及迷路骨壁完整。面神经骨管完整。未保留鼓索神经。鼓膜紧张部完整，有钙化斑，松弛部胆脂瘤内陷袋破坏砧骨长脚，并将砧骨压至上鼓室内侧壁后骨化，内陷袋内胆脂瘤已自然引流，剩余胆脂瘤上皮覆盖鼓室内结构。清除病灶，冲洗术腔，保留锤骨柄和镫骨。钛 PORP2.0 mm 重建听骨链。取耳甲腔软骨，骨粉封堵鼓窦及入口，封闭上鼓室。颞肌筋膜内植法修复鼓膜，人工听骨和筋膜间垫软骨片，明胶海绵固定。骨粉和筋膜缩窄乳突术腔，筋膜和软骨覆盖骨粉的鼓室侧。外耳道内填塞抗生素油纱条。

耳甲腔成形,扩大耳道口。

第一次术前纯音听阈测试:左耳 125 Hz B－A45;250 Hz B15 A45;500 Hz B15 A40;1 KHz B25 A45;2 KHz B25 A45;4 KHz B25 A50;8 KHz B－A60。

第一次术后 4 个月纯音听阈测试:左耳 125 Hz B－A45;250 Hz B10 A40;500 Hz B15 A35;1 kHz B10 A35;2 kHz B20 A25;4 kHz B15 A35;8 kHz B－A50。

第一次术后 2 年纯音听阈测试:左耳 125 Hz B－A25;250 Hz B5 A25;500 Hz B0 A20;1 kHz B5 A30;2 kHz B5 A20;4 kHz B15 A35;8 kHz B－A35。

术后 5 年复诊,左耳听骨内陷,胆脂瘤痂皮形成。纯音听阈测试:左耳 125 Hz B－A40;250 Hz B15 A35;500 Hz B10 A30;1 kHz B10 A30;2 kHz B15 A20;4 kHz B15 A35;8 kHz B－A25;右耳 125 Hz B－A45;250 Hz B25 A45;500 Hz B35 A45;1 kHz B55 A75;2 kHz B45 A65;4 kHz B55 A65;8 kHz B－A65。

术前相关检查见图 33－1～图 33－6。

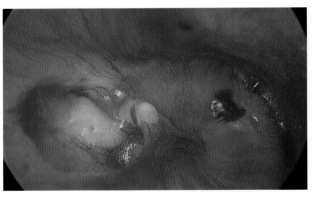

图 33－1 右侧内镜检查显示松弛部内陷袋破坏上鼓室外侧壁部分骨质,内陷袋内无胆脂瘤上皮。

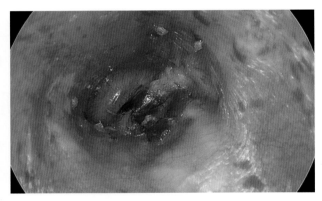

图 33－2 左侧内镜检查显示鼓膜后方内陷袋累及松弛部和上鼓室,有胆脂瘤痂皮存留。外耳道为开放术式外耳道重建外观,可见用于重建的软骨。

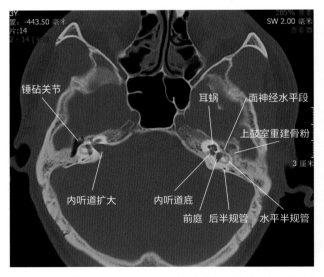

图 33－3 横断面 CT 显示左侧上填充鼓室鼓窦的骨粉,右侧可见内听道扩大,MRI 证实是巨大听瘤。右侧乳突气房发育不良。

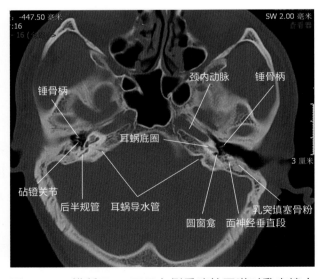

图 33－4 横断面 CT 可见左侧重建外耳道时乳突填充的骨粉,鼓膜增厚。右侧乳突气房软组织影。

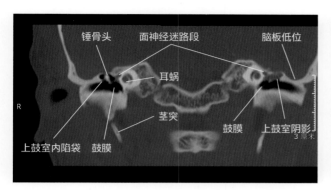

图 33-5 冠状面 CT 显示左侧上鼓室前方有软组织影,本例患者脑板低位,右侧盾板变小,与锤骨头之间有内陷袋形成。

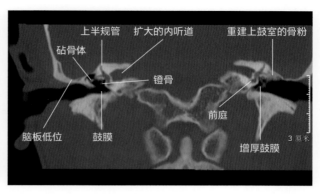

图 33-6 冠状面 CT 显示左侧用于重建上鼓室填充的骨粉,鼓膜紧张部后方增厚,右侧内听道扩大,MRI 证实为巨大听瘤。

手术步骤

(一) 右耳手术步骤

见图 33-7～图 33-17。

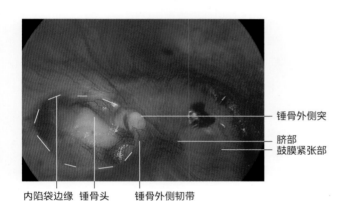

图 33-7 内镜下观察鼓膜紧张部完整色泽略浑浊,松弛部内陷袋向上破坏上鼓室外侧壁,内侧包绕锤骨头,内陷袋内容物已排出。

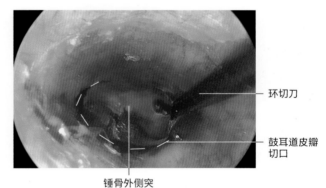

图 33-8 环切刀自 1 点至 6 点位置做舌形鼓耳道皮瓣切口,如图虚线所示,包含内陷袋,深达骨质。

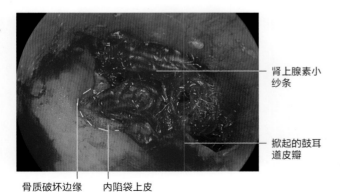

图 33-9 使用肾上腺素小纱条保护鼓耳道皮瓣和止血,使用吸引器边吸边将鼓耳道皮瓣沿着骨面推向前方,连同内陷袋一同掀起。

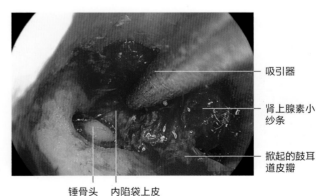

图 33-10 将内陷袋壁与锤骨头分离,尽量保持内陷袋完整,防止残留,避免引起听骨链脱位。

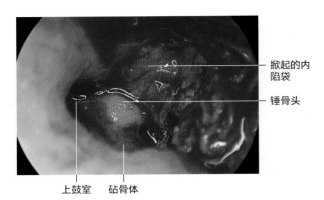

图 33-11 内陷袋剥离干净，显露锤砧关节。

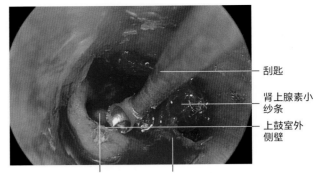

图 33-12 为了去除上鼓室其余部位可能残留的内陷袋，采用刮匙刮除部分上鼓室外侧壁，注意避免损伤鼓索神经和听骨链。

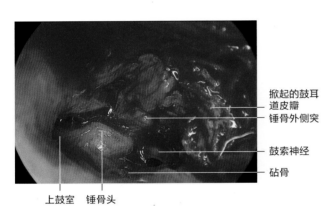

图 33-13 环切刀继续向下掀起部分鼓环，检查内陷袋是否进入鼓室，此过程避免损伤鼓索神经和砧骨长脚。

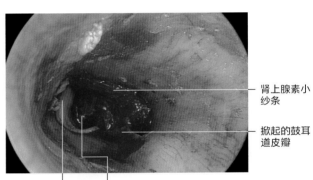

图 33-14 彻底清理内陷袋后，取耳屏软骨及软骨膜复合体重建上鼓室外侧壁。

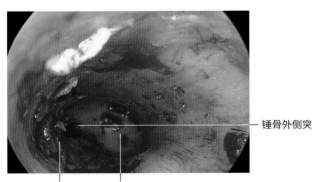

图 33-15 复位鼓耳道皮瓣，探查软骨及软骨膜复合体是否合适，前下方是否有欠缺。

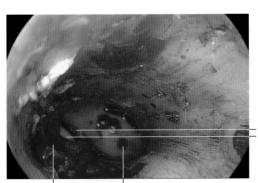

图 33-16 环切刀或者小钩针调整软骨及软骨膜复合体至合适位置，重建内陷袋形成部位的结构缺失。

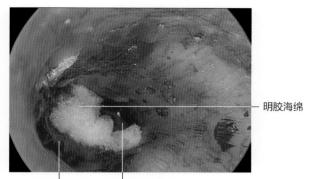

——明胶海绵

复位的鼓耳道皮瓣　　鼓膜紧张部

采用半干的明胶海绵固定软骨及软骨膜复合体和复位的鼓耳道皮瓣。

（二）左耳第二次手术步骤

见图 33‑18～图 33‑32。

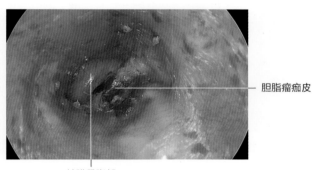

——胆脂瘤痂皮

鼓膜紧张部

图 33‑18 内镜可见鼓膜紧张部前份完整，略浑浊，后上有胆脂瘤痂皮覆盖，外耳道为上次开放术式手术重建的外耳道外观。

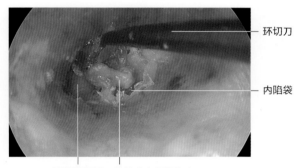

——环切刀

——内陷袋

鼓膜紧张部　　脓性痂皮及胆脂瘤

图 33‑19 环切刀轻轻分离胆脂瘤痂皮，可以看到痂皮深处有脓性分泌物，该部位向深处凹陷形成的内陷袋破坏了周围组织结构。

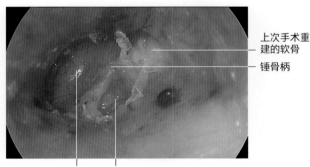

——上次手术重建的软骨
——锤骨柄

鼓膜紧张部　　胆脂瘤内陷袋内有脓性分泌物

图 33‑20 去除大部分胆脂瘤痂皮，探查内陷袋，可见内陷袋位于增厚的鼓膜紧张部后部以上，累及部分上鼓室，内陷袋内脓性分泌物潴留。

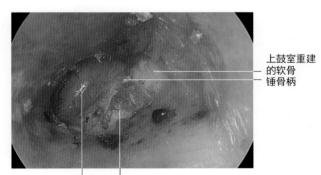

——上鼓室重建的软骨
——锤骨柄

鼓膜紧张部　　胆脂瘤内陷袋

图 33‑21 吸引器吸净内陷袋的半固态内容物后显露内陷袋壁，内陷袋壁尚完整，病变未进入中鼓室。

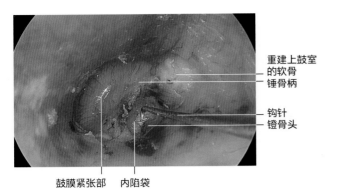

重建上鼓室
的软骨
锤骨柄

钩针
镫骨头

鼓膜紧张部　内陷袋

图 33–22　显微钩针仔细探查内陷袋壁,可以看到内陷袋包绕部分镫骨及部分锤骨柄。

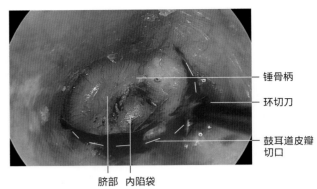

锤骨柄

环切刀

鼓耳道皮瓣
切口

脐部　内陷袋

图 33–23　使用环切刀做自 12 点至 6 点位置舌形鼓耳道皮瓣,包含内陷袋范围,距离内陷袋边缘 2～3 mm,深达骨质。

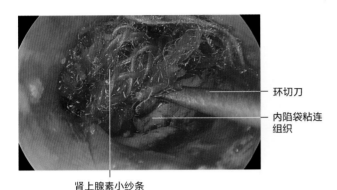

环切刀

内陷袋粘连
组织

肾上腺素小纱条

图 33–24　肾上腺素小纱条保护鼓耳道皮瓣和止血,环切刀沿着骨面将鼓耳道皮瓣前推,掀起内陷袋,显露内陷袋周围的粘连组织。

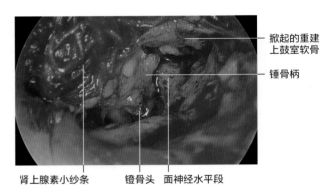

掀起的重建
上鼓室软骨

锤骨柄

肾上腺素小纱条　镫骨头　面神经水平段

图 33–25　进一步前掀鼓耳道皮瓣和内陷袋,可以看到内陷袋周围的粘连组织包绕镫骨头,锤骨柄,覆盖面神经水平段,上次手术用于重建上鼓室的软骨形态良好,已骨化的骨粉的支撑作用部分抵挡了内陷袋的压迫作用。

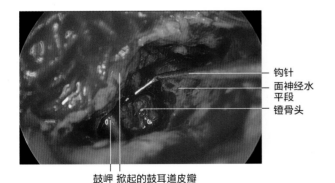

钩针
面神经水
平段
镫骨头

鼓岬　掀起的鼓耳道皮瓣

图 33–26　显微钩针仔细分离将内陷袋粘连组织从镫骨头分开,探查镫骨头尚完整,活动好,面神经水平段无裸露,如果有裸露,分离时需要小心损伤。分离过程尽量保留原有的鼓室内侧壁黏膜,防止术后粘连。

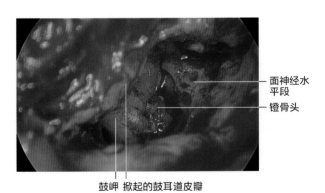

面神经水
平段

镫骨头

鼓岬　掀起的鼓耳道皮瓣

图 33–27　将内陷袋及粘连组织彻底清理干净,可见镫骨完整,鼓室内侧壁黏膜完好,面神经水平段表面的骨粉已骨化。

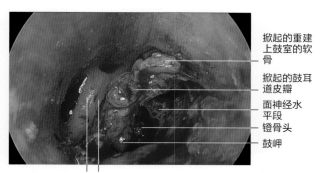

鼓膜紧张部 脐部

图 33‑28 复位鼓耳道皮瓣,设计重建方案,可见上次用于重建上鼓室的软骨形态良好。术腔病变清理干净。

右侧标注：
掀起的重建上鼓室的软骨
掀起的鼓耳道皮瓣
面神经水平段
镫骨头
鼓岬

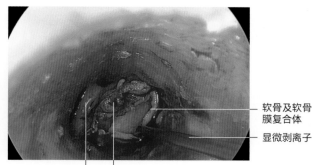

鼓膜紧张部　掀起的鼓耳道皮瓣

图 33‑29 取耳屏软骨及软骨膜复合体重建内陷袋引起的骨质缺损。显微剥离子将其调整到合适的位置。

右侧标注：
软骨及软骨膜复合体
显微剥离子

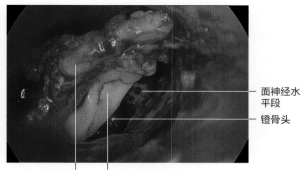

掀起的鼓耳道皮瓣　软骨及软骨膜复合体

图 33‑30 将软骨及软骨膜复合体和鼓耳道皮瓣掀起,如果需要重建听骨链,需测量所需听小骨的尺寸。该患者双侧听瘤,考虑到后期听瘤手术可能造成听力丧失,因此将软骨及软骨膜复合体覆盖在镫骨头上,起到听骨链作用,未植入人工听骨。

右侧标注：
面神经水平段
镫骨头

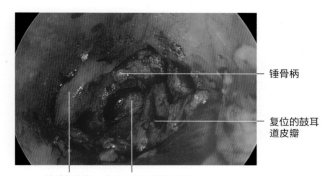

鼓膜紧张部　软骨及软骨膜复合体

图 33‑31 复位鼓耳道皮瓣,探查软骨及软骨膜复合体位置是否合适,并进行适当的调整,使之与破损边缘贴合密切。

右侧标注：
锤骨柄
复位的鼓耳道皮瓣

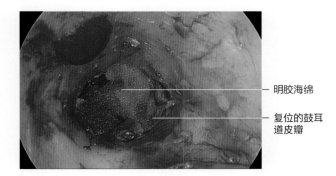

右侧标注：
明胶海绵
复位的鼓耳道皮瓣

图 33‑32 使用半干的小块明胶海绵固定复位的鼓耳道皮瓣和软骨及软骨膜复合体。由于软骨及软骨膜复合体的弹性,鼓室内不需要填塞明胶海绵。

手术视频

1. 左耳第二次手术视频

手术视频

左侧显微镜术后鼓膜后方
内陷袋内镜重建术（病例33‑1）

2. 右耳手术视频

手术视频

右侧上鼓室内陷袋内镜
重建术（病例33‑2）

分析

该患者左耳第一次手术尽管已经用软骨和骨粉重建上鼓室，杜绝了再次形成内陷袋的可能，但术后鼓膜后方再次出现内陷，致后期人工听骨排出，结合右耳内陷袋的发生发展过程，我们认为胆脂瘤内陷袋的形成不能只用咽鼓管功能不良来解释，这可能是胆脂瘤的一种特性。不幸的是该患者后期CT复查中发现了内听道口扩大，MRI增强扫描发现双侧听神经瘤。因患者目前听力尚可，考虑到胆脂瘤在持续发展，而双侧听瘤处理比较复杂，所以我们选择对听瘤采取观察处理，首先进行双侧胆脂瘤切除手术。由于软骨及软骨膜复合体既可以用来修补内陷袋引起的缺陷，因其本身的硬度，将其放到镫骨头上，也可以起到人工听骨的作用。考虑到后期听瘤手术后听力可能下降较多（左侧听瘤3～4cm），未植入人工听骨。

手术后随访

见图33‑33、图33‑34。

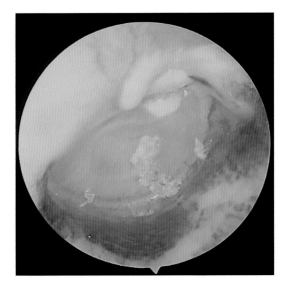

图33‑33 术后1个半月内镜检查右侧鼓膜上鼓室重建软骨形态良好，上皮化。

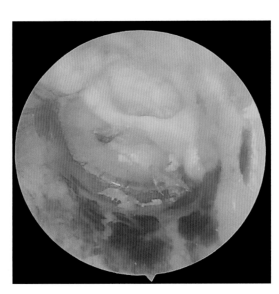

图33‑34 术后1个半月内镜检查左侧鼓膜完整，后方重建软骨形态良好，上皮化。

患者左耳 2014 年接受第一次手术，2016 年 CT 检查显示钛听骨完好，2019 年再次 CT 检查未见听骨。本次术后 2 周复诊，双耳清理固态明胶海绵，鼓膜完整，左耳听力较术前差；术后 3 个月复诊，双耳清理痂皮，见膜完整，听力恢复良好。

左耳 125 Hz B－A35；250 Hz B15 A35；500 Hz B20 A35；1 kHz B15 A35；2 kHz B5 A15；4 kHz B20 A35；8 kHz B－A40；右耳 125 Hz B30 A50；250 Hz B25 A45；500 Hz B60 A40；1 kHz B60 A75；2 kHz B50 A70；4 kHz B－A65；8 kHz B－A60。

病例 34

开放式乳突切除术后胆脂瘤残留复发

诊断 中耳胆脂瘤，开放式乳突切除术+鼓室成形术后复发。	**手术方式** 内镜下外耳道成形术+钛 TORP 重建听骨链+鼓室成形术。

病史和术前检查

患者 女，57 岁，主诉左侧中耳术后 2 年，吞咽异响 6 个月。2 年前行开放式鼓室成形+听骨链重建术，6 个月前出现听力下降伴吞咽异响，CT 显示残余术腔有炎性病变。术前相关检查见图 34‐1～图 34‐4。

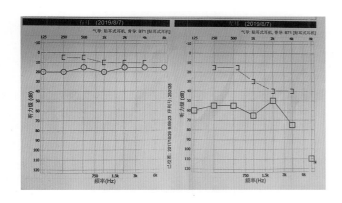

图 34‐1 纯音听阈测试左耳以传导性听力下降为主的混合型耳聋。

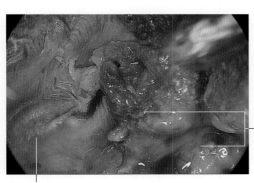

上鼓室乳突区胆脂瘤

鼓膜区

图 34‐2 内镜检查显示鼓膜尚完整，术腔有大量胆脂瘤痂皮和脓性分泌物。

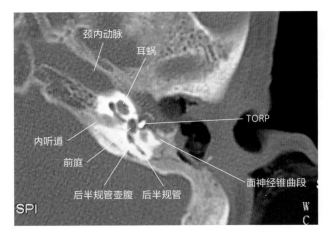

图 34-3 横断面 CT 显示术腔及鼓室内软组织影，TORP 位置出现前倾移位。

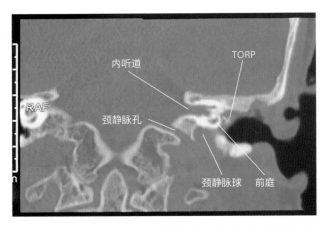

图 34-4 冠状面 CT 显示乳突区及鼓室软组织影，外耳道扩大，钛 TORP 可见。

手术步骤

见图 34-5～图 34-28。

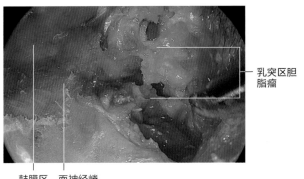

图 34-5 内镜下使用环切刀清理乳突区胆脂瘤，由于是二次手术，各解剖结构不清晰，要小心操作。

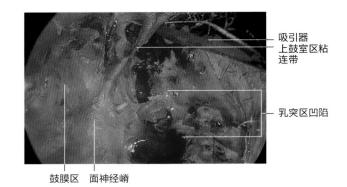

图 34-6 将胆脂瘤痂皮清理干净后，可以大体判断面神经嵴的位置。

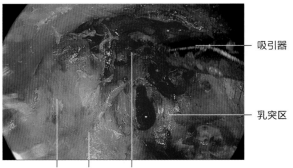

图 34-7 吸引器将每个可能残留胆脂瘤的缝隙仔细清理干净。该过程需要注意鼓室盖是否有缺损，以免损伤硬脑膜。

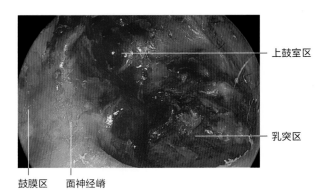

图 34-8 彻底清理胆脂瘤组织后，可以看到上鼓室，乳突区空腔比较大，上次手术没有处理这些腔隙，脱落的痂皮不容易清理，日久形成新的胆脂瘤上皮。

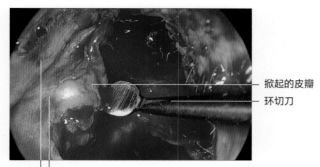

鼓膜区 面神经嵴

图 34 - 9 仔细分辨面神经嵴周围的结构,采用环切刀仔细沿着面神经嵴后方将皮瓣掀起,术前仔细读片,判断半规管膜迷路是否裸漏,避免处理病史时导致内淋巴漏。

掀起的皮瓣
环切刀

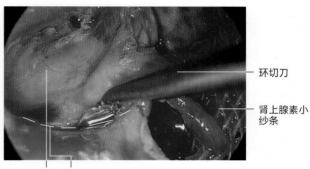

鼓膜区 皮瓣切口

环切刀
肾上腺素小纱条

图 34 - 10 使用环切刀确定面神经垂直段无裸露的前提下,做自 9 点至 6 点位置鼓耳道皮瓣切口,如图虚线所示,深达骨质,与乳突区残余的皮瓣相连。

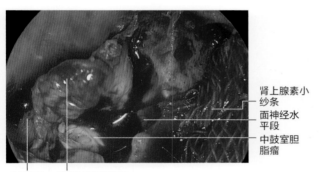

鼓膜区 掀起的鼓膜组织

图 34 - 11 使用肾上腺素小纱条保护鼓耳道皮瓣和止血,环切刀沿骨面向前分离鼓耳道皮瓣,进入鼓室,可见鼓室内有大量胆脂瘤组织。

肾上腺素小纱条
面神经水平段
中鼓室胆脂瘤

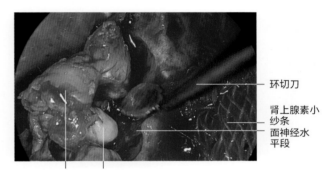

掀起的鼓膜组织 中鼓室胆脂瘤

环切刀
肾上腺素小纱条
面神经水平段

图 34 - 12 小心辨认面神经水平段和听骨链,环切刀逐步分离鼓耳道皮瓣和鼓膜,向前掀起,暴露中鼓室,可见中鼓室胆脂瘤边界清晰,应该是上次手术后残留的胆脂瘤发展而来。

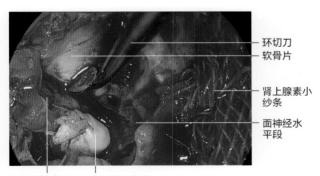

掀起的鼓膜组织 中鼓室胆脂瘤

环切刀
软骨片
肾上腺素小纱条
面神经水平段

图 34 - 13 进一步分离鼓耳道皮瓣及鼓膜,可以看到垫在钛 TORP 表面的软骨片,将软骨片留在鼓膜上,分离钛听骨。

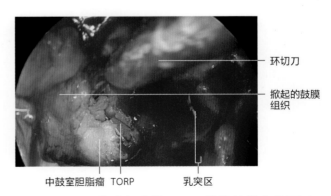

中鼓室胆脂瘤 TORP 乳突区

环切刀
掀起的鼓膜组织

图 34 - 14 胆脂瘤包裹钛 TORP,并将其推向前下,与覆盖的软骨片分离。

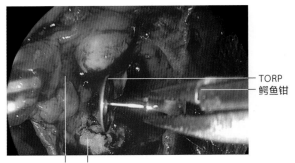

掀起的鼓膜组织　中鼓室胆脂瘤

TORP
鳄鱼钳

图 34‑15　鳄鱼钳将钛 TORP 取出,彻底清理,酒精处理备用。

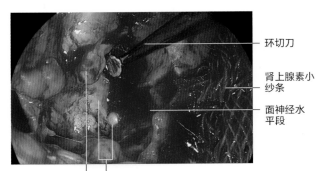

环切刀
肾上腺素小纱条
面神经水平段

掀起的鼓膜组织　中鼓室胆脂瘤

图 34‑16　由于耳内镜下无法冲洗术腔,该患者镫骨板上无结构,给中鼓室胆脂瘤的清理提供了足够的空间,因此建议勿将胆脂瘤分碎,尽量沿着囊壁分离,避免产生胆脂瘤碎屑致术后复发。

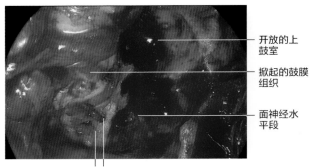

开放的上鼓室
掀起的鼓膜组织
面神经水平段

中鼓室胆脂瘤　镫骨底板

图 34‑17　中鼓室胆脂瘤面积较广,几乎铺满了整个中鼓室,清理难度较大。

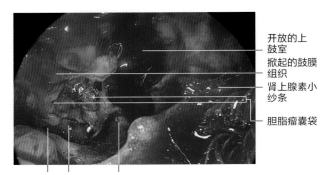

开放的上鼓室
掀起的鼓膜组织
肾上腺素小纱条
胆脂瘤囊袋

鼓室黏膜　鼓岬　面神经水平段

图 34‑18　用吸引器将胆脂瘤上皮彻底吸净去除,确认残余的胆脂瘤囊壁范围及累及的重要结构。此过程尽量保护鼓室黏膜。

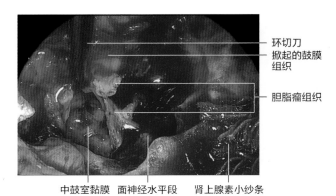

环切刀
掀起的鼓膜组织
胆脂瘤组织

中鼓室黏膜　面神经水平段　肾上腺素小纱条

图 34‑19　清理胆脂瘤囊壁,可以看到囊壁尽管贴近鼓室黏膜,但两者之间仍然存在间隙,鼓室黏膜状态尚好,可以将囊壁剥离而保留接近正常的鼓室黏膜。

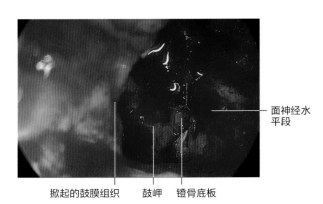

面神经水平段

掀起的鼓膜组织　鼓岬　镫骨底板

图 34‑20　清理胆脂瘤囊壁,分离镫骨底板上组织,为听骨链重建做准备。该过程尽量不要过度碰触镫骨底板以及底板后上的面神经水平段。

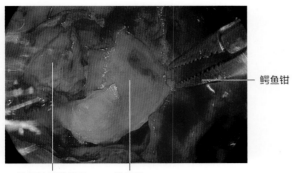

图 34–21 彻底清理完毕后,取耳屏软骨片置于鼓膜内侧,以增加鼓膜的弹性,防止其内陷。

掲起的鼓膜组织　软骨片　鳄鱼钳

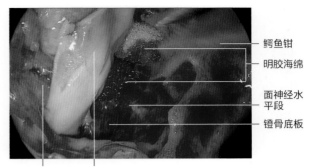

鳄鱼钳
明胶海绵
面神经水平段
镫骨底板

掲起的鼓膜组织　软骨片

图 34–22 鼓室内填塞半干的明胶海绵,将软骨片与鼓膜贴合紧密,同时为听骨链重建留足空间。

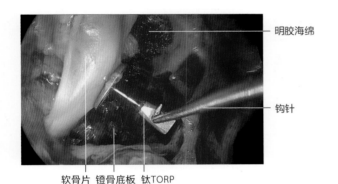

明胶海绵
钩针

软骨片　镫骨底板　钛TORP

图 34–23 小钩针将清理干净的钛 TORP 移入术腔。

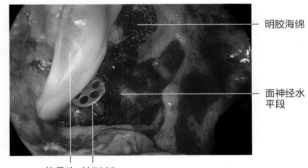

明胶海绵
面神经水平段

软骨片　钛TORP

图 34–24 使用小钩针将钛 TORP 放置于镫骨底板上,听骨表面与软骨片接触,调整合适角度。

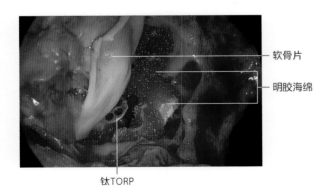

软骨片
明胶海绵

钛TORP

图 34–25 听骨周围填塞半干明胶海绵防止移位。

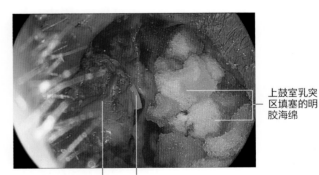

上鼓室乳突区填塞的明胶海绵

复位的鼓膜组织　软骨片

图 34–26 复位软骨片,鼓膜及鼓耳道皮瓣,此过程需轻柔仔细,防止钛 TORP 移位。乳突和上鼓室腔填塞半干的明胶海绵。

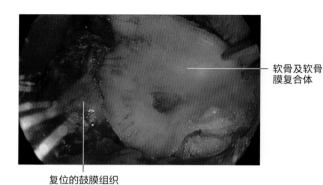

软骨及软骨膜复合体

复位的鼓膜组织

图 34-27 取耳屏软骨及软骨膜复合体重建上鼓室乳突,覆盖在填塞的明胶海绵外侧。由于软骨及软骨膜复合体具有弹性,可以倚靠周边结构保持在原位。使用钩针调整前缘位于鼓耳道皮瓣内侧并贴合良好。

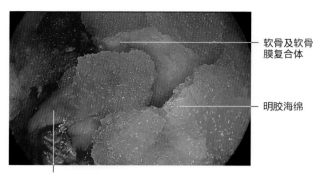

软骨及软骨膜复合体

明胶海绵

复位的鼓膜组织

图 34-28 使用半干的明胶海绵行外耳道填塞,将鼓耳道皮瓣,软骨及软骨膜复合体固定在原位。

手术视频

扫描右方二维码可见手术过程。

 手术视频

显微镜术后复发内镜二次
TORP(病例 34)

分析

通过该患者的 CT 和耳内镜检查结果,我们判断第一次手术术腔存在胆脂瘤残留,因后续没有持续随访,中鼓室胆脂瘤出现快速生长。本例选取显微镜和内镜手术均可,但如果术者缺乏经验却选择内镜下手术则会比较很危险,因为从手术中面神经裸露情况来看,第一次手术后耳解剖结构不清晰,且植入的钛听骨往往和周围组织粘连,单手操作分离粘连困难,容易将听骨分离变形,无法继续使用,相对来说显微镜下操作会更安全。此外,我们也需要术前评估是否需要更换钛听骨。

手术后随访

术后 2 个月随访,听力改善明显,偶有耳鸣,较术前减轻。左耳清理痂皮,见术腔净,纯音听阈测试:左耳 125 Hz B - A65;250 Hz B20 A55;500 Hz B20A 55;1 kHz B25 A50;2 kHz B45 A75;4 kHz B40 A80;8 kHz B- A-。

开放式鼓室成形术后胆脂瘤残留复发

诊断 中耳胆脂瘤,显微镜开放式鼓室成形术后复发,湿耳。

手术方式 内镜下外耳道成形术+钛 TORP 听骨链重建+鼓膜修补术。

病史和术前检查

患者 男,40 岁,右侧耳后入路中耳胆脂瘤切除术后 16 年,术后反复流脓,伴听力下降。查体见耳后切口瘢痕,耳道后上扩大,有大量脓性分泌物,清理后见鼓膜内陷,与鼓室内侧壁粘贴,鼓膜后上穿孔。听骨链结构不清晰,后上骨质缺损范围包括鼓窦区域。术前相关检查见图 35-1～图 35-5。

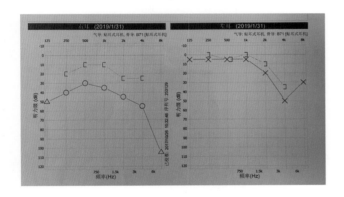

图 35-1 纯音听阈测试显示右侧传导性听力下降为主的混合型聋,左侧高频听力下降。

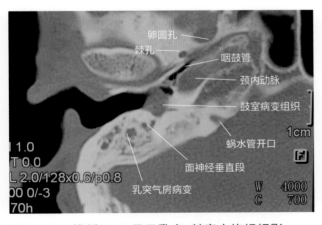

图 35-2 横断面 CT 显示乳突、鼓室内软组织影。

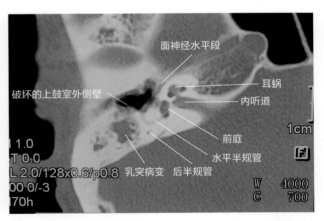

图 35-3 横断面 CT 显示乳突软组织影,上鼓室外侧壁破坏为上次手术所致,鼓室黏膜增厚。听骨链结构不清。

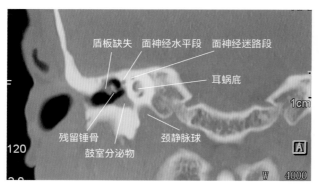

图 35 - 4 冠状面 CT 显示上鼓室外侧壁盾板破坏,被软组织取代,下鼓室有软组织影,鼓膜缺损,锤骨不完整。

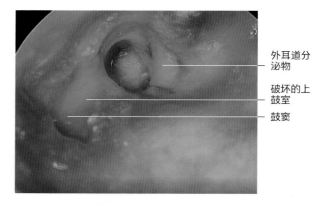

图 35 - 5 内镜检查显示右耳开放术式外观,大量黏脓性分泌物,鼓窦上鼓室开放。

手术步骤

见图 35 - 6～图 35 - 18。

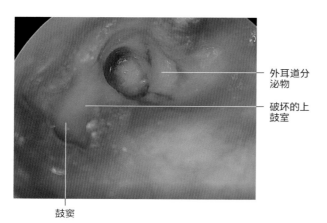

图 35 - 6 术腔有大量脓性分泌物,可以看到上鼓室、鼓窦与外耳道相通,可能是术中切除亦或胆脂瘤破坏所致,上次手术未予重建。

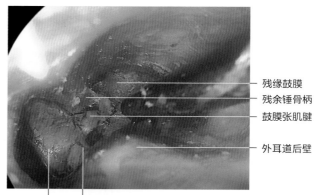

图 35 - 7 吸净脓性分泌物后,清晰可见鼓膜残缘,整个鼓膜内陷贴于鼓室内侧壁,听骨链仅剩部分锤骨柄,镫骨板上结构缺失,面神经水平段裸露,上鼓室,鼓窦有上皮覆盖。

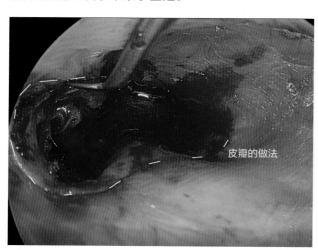

图 35 - 8 使用环切刀做如图虚线所示做非常规的鼓耳道皮瓣切口,深达骨质,皮瓣范围包括鼓窦上鼓室。

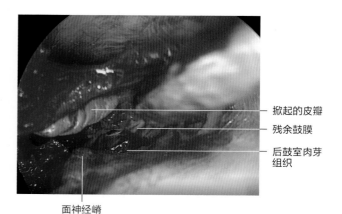

图 35 - 9 使用肾上腺素小纱条保护鼓耳道皮瓣和止血,小吸引器边吸边将鼓耳道皮瓣沿着骨面前推,推至鼓环位置,继续前掀鼓耳道皮瓣,进入鼓室,发现鼓索神经缺失,后鼓室内有炎性肉芽组织,仔细分离上鼓室,鼓窦覆盖的上皮组织。

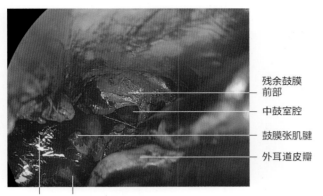

残余鼓膜
前部

中鼓室腔

鼓膜张肌腱

外耳道皮瓣

上鼓室　面神经水平段

图 35 - 10　将鼓耳道皮瓣,连同残余鼓膜和上鼓室、鼓窦内侧壁覆盖的上皮向前掀,可见中鼓室前份黏膜完整,咽鼓管口通畅,去除锤骨柄,清理前上隐窝处的胆脂瘤和病变组织,清理后鼓室、镫骨底板表面的肉芽组织,此处注意避免损伤裸露的面神经水平段,避免过度活动镫骨底板,判断残余乳突气房内是否有胆脂瘤,如果是潴留性病变可以不做进一步处理,随着炎症控制会自行恢复。

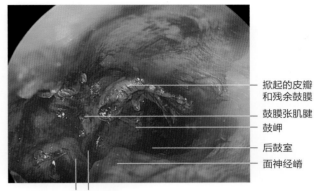

掀起的皮瓣
和残余鼓膜

鼓膜张肌腱

鼓岬

后鼓室

面神经嵴

面神经水平段　镫骨底板

图 35 - 11　显示清理病变后准备重建的术腔。

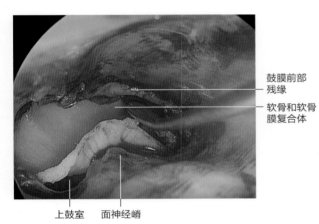

鼓膜前部
残缘

软骨和软骨
膜复合体

上鼓室　面神经嵴

图 35 - 12　根据残余鼓膜和鼓窦、上鼓室外侧壁缺失情况评估所需修补材料的大小,取耳屏软骨及软骨膜复合体移入术腔,采用内置法修补。

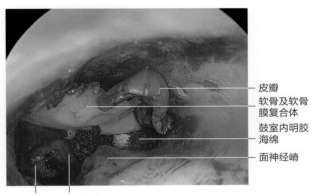

皮瓣

软骨及软骨
膜复合体

鼓室内明胶
海绵

面神经嵴

上鼓室　面神经水平段

图 35 - 13　采用耳屏软骨及软骨膜复合体修补鼓膜,重建鼓窦和上鼓室外侧壁,鼓室填塞半干的明胶海绵使软骨及软骨膜复合体与鼓膜残缘紧密贴合。

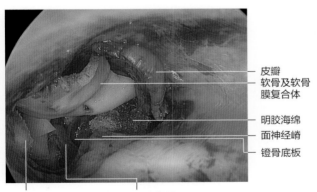

皮瓣

软骨及软骨
膜复合体

明胶海绵

面神经嵴

镫骨底板

软骨片重建上鼓室　面神经水平段裸露

图 35 - 14　使用小块软骨片填塞鼓窦上鼓室起支撑作用,软骨及软骨膜复合体重建鼓窦上鼓室外侧壁,清理镫骨底板准备安装钛 TORP。

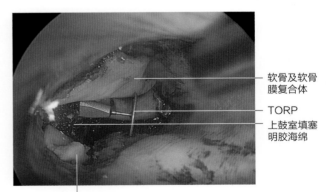

软骨及软骨
膜复合体

TORP

上鼓室填塞
明胶海绵

上鼓室软骨片重建

图 35 - 15　使用小钩针将钛 TORP 小心移入鼓室,避免碰撞导致钛 TORP 形状变化,影响传导能力。

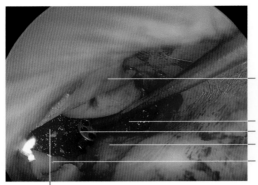

软骨及软骨
膜复合体

鼓室填塞明
胶海绵

TORP

面神经嵴

上鼓室软骨
片重建

上鼓室明胶海绵

图 35-16 使用钩针单手操作将钛 TORP 放置于镫骨底板之上，注意避免损伤面神经水平段，保持钛 TORP 的表面与软骨片和镫骨底板平行，周围使用半干的明胶海绵固定。

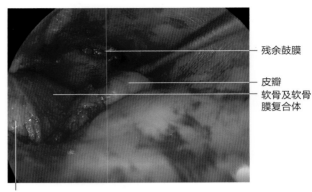

残余鼓膜

皮瓣

软骨及软骨
膜复合体

上鼓室填塞的软骨片

图 35-17 将软骨及软骨膜复合体覆盖在钛 TORP 上，此时用小剥离子轻柔操作，注意鼓膜边缘与软骨及软骨膜复合体的贴合情况，软骨及软骨膜复合体覆盖上鼓室和鼓窦的情况，复位鼓耳道皮瓣时防止 TORP 发生移位。

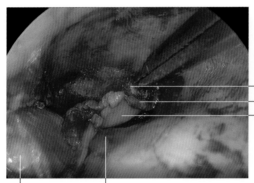

明胶海绵压
迫修补软骨
及软骨膜复
合体

皮瓣

软骨及软骨
膜复合体

上鼓室填塞的软骨片　面神经嵴

图 35-18 因软骨及软骨膜复合体弹性较强，形态往往不太服帖，需要用半干的明胶海绵填塞压迫，将其固定到合适的位置，并固定复位的鼓耳道皮瓣。

 手术视频

显微镜术后二次内镜 TORP（病例 35）

手术视频

扫描上方二维码可见手术过程。

分析

该患者既往耳后入路手术史，从冠状面和横断面 CT 来看，内镜下操作可以在不用进一步去除骨质的情况下很好地清理病变，而乳突气房的病变在炎症控制后可以自行恢复，因此我们采用内镜下手术。术中探查见鼓窦和上鼓室在上次手术时已经开放，吸净脓性分泌物后见术腔为上皮组织覆盖，残余乳突气房内是潴留性改变，与我们术前评估结果一致。本例也可以选择耳后入路显微镜下开放式乳突切除加鼓室成形术。与显微镜下手术相比，对于术者来说，内镜手术难度较大，尤其是处理面神经裸露位置时容易误伤，单手TORP安装也存在困难；而对于患者来说内镜下手术创伤确实比显微镜手术要小，但风险也相应增大，显微镜的立体视野和双手操作可以大大减小手术风险，利于病变清理。术者根据自己的经验采取自己擅长的手术术式很重要。

手术后随访

术后1个半月复诊（图35-19），右耳清理痂皮，见鼓膜完整，纯音听阈测试：右侧 125 Hz B-A50；250 Hz B15 A45；500 Hz B15 A45；1 kHz B15 A45；2 kHz B25 A35；4 kHz B25 A50；8 kHz B-A90。

术后半年复诊，听力好，耳内有分泌物，吸净后，前上方见穿孔、内陷。

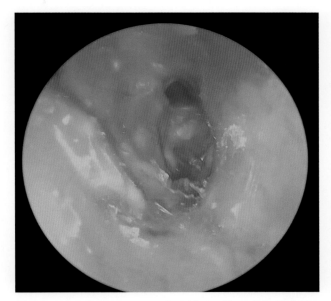

图35-19 术后1个半月内镜检查，外耳道少许痂皮，鼓膜完整。

鼓膜胆脂瘤篇

颞肌筋膜内置法鼓膜修补术后鼓膜夹层胆脂瘤形成

诊断　鼓膜胆脂瘤。

手术方式　内镜下鼓膜胆脂瘤切除术。

病史和术前检查

患者　男，26岁，左侧鼓膜修补术后2年，发现鼓膜夹层胆脂瘤半年入院。2年前因鼓膜紧张部穿孔，穿孔面积约占鼓膜面积的3/4（图36-1），行显微镜下鼓膜修补术，颞肌筋膜内植法修补鼓膜，筋膜位于锤骨柄内侧。术后恢复良好，术后1年复诊发现鼓膜夹层胆脂瘤珠形成（图36-2、图36-3），且逐渐长大。纯音听阈测试：左耳125 Hz B-A30；250 Hz B10 A30；500 Hz B15 A30；1 kHz B20 A35；2 kHz B25 A35；4 kHz B20 A35；8 kHz B-A35。

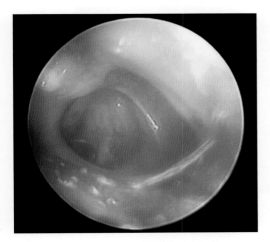

图36-1　第一次手术前内镜检查显示鼓膜几无残缘的大穿孔，鼓室有渗液。

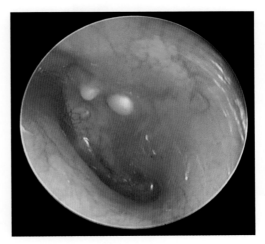

图36-2　术后1年鼓膜完整良好，但是在锤骨柄后方可见白色隆起。

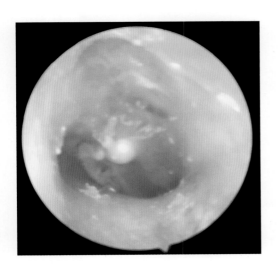

图36-3　术前内镜检查显示白色隆起变大，考虑鼓膜夹层胆脂瘤珠形成。

见图 36‐4～图 36‐11。

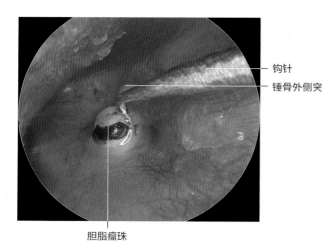

图 36‐4　内镜显示锤骨柄后方鼓膜紧张部夹层胆脂瘤珠,使用钩针仔细分离边缘。

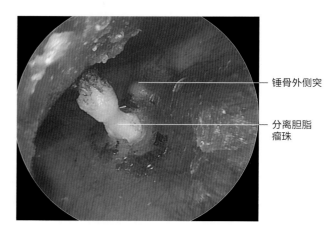

图 36‐5　分离胆脂瘤珠。

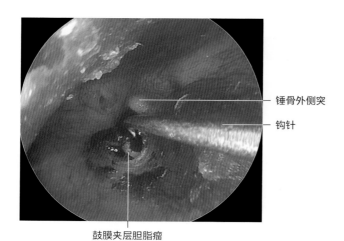

图 36‐6　胆脂瘤珠所在位置形成小的内陷袋,使用钩针仔细分离残留胆脂瘤,避免破坏囊壁。

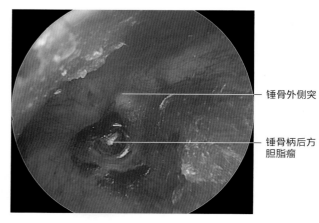

图 36‐7　内陷袋内侧位于锤骨柄后方,内陷袋与锤骨柄表面相通,有胆脂瘤上皮。

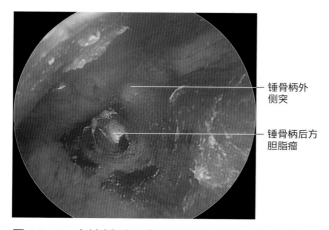

图 36‐8　内镜抵近观察锤骨柄内侧的胆脂瘤上皮,确认内陷袋深处情况。

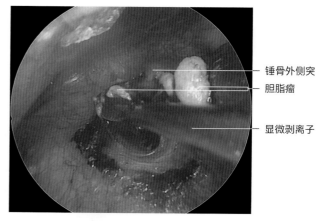

图 36‐9　清理内陷袋内的残余胆脂瘤,可以看到内陷袋内侧完整。

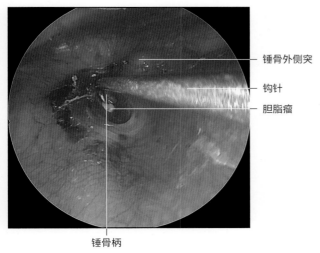

锤骨外侧突

钩针

胆脂瘤

锤骨柄

图 36－10 使用钩针仔细清理内陷袋内锤骨柄缝隙内的胆脂瘤上皮。

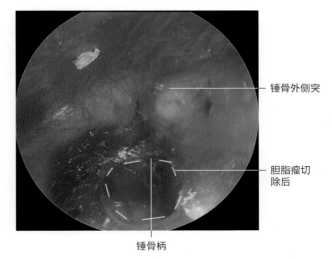

锤骨外侧突

胆脂瘤切除后

锤骨柄

图 36－11 内陷袋内的胆脂瘤完全清理干净后的外观，内陷袋内侧完整，不需要重新修补鼓膜。

手术视频

扫描右方二维码可见手术过程。

 手术视频

术后鼓膜夹层胆脂瘤切除术（病例 36）

分析

本例第一次手术是单纯鼓膜修补，采用颞肌筋膜内置法，筋膜位于锤骨柄内侧，术后 1 年在锤骨柄外侧突后方形成了位于鼓膜夹层的胆脂瘤小珠。考虑此胆脂瘤小珠来源于锤骨柄残留的上皮，如果当时将颞肌筋膜置于锤骨柄外侧，可能会导致鼓室胆脂瘤珠形成，而且不易早期发现，处理会更加麻烦。本例采用内镜下局麻切除该胆脂瘤珠，鼓膜胆脂瘤越早处理越好，手术顺利。该例提示锤骨柄在鼓膜修补术中需要仔细去除残余上皮，最好采用筋膜位于锤骨柄内侧的修补方式为好。该例也可以采用显微镜手术。

手术后随访

见图 36－12。

术后 2 周纯音听阈测试显示，左侧 125 Hz B－A40；250 Hz B10 A35；500 Hz B15 A35；1 kHz B20 A40；2 kHz B25 A35；4 kHz B20 A35；8 kHz B－A35。

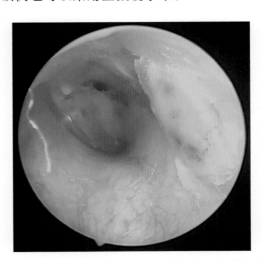

图 36－12 术后 2 周内镜检查显示鼓膜良好。

鼓室硬化篇

听骨链重建手术是耳显微外科中治疗因听骨链病变导致传导性耳聋的常用手术方法。常规的听骨链重建手术是在手术显微镜下操作，利用手术显微镜提供的良好照明和高质量光学放大图像，术者能进行各种精细的手术操作，获得较好疗效。但手术显微镜使用具有一定的局限性，术者只能观察物镜轴线正前方视野内的物体，如有遮挡或隐蔽部位的手术操作往往需要人为地破坏正常结构，以扩大视野，显露手术区域，同时几乎所有的患者均需要做耳前切口，相对来说手术创伤较大。耳内镜是减少创伤、保存功能的一项新技术手段，与显微镜相比各有优缺点。接下来的几个篇章为耳内镜下不同听骨链病变的重建手术，包括耳硬化、鼓室硬化、听骨链中断和听骨链畸形等，术后均取得了较为满意的结果。相对于显微镜下的同类手术，优势在于创伤小、视野清晰、术后恢复快，部分患者不需要去除外耳道后上壁盾板即可处理镫骨周围病变，尤其是耳硬化症患者。对于鼓室硬化症的患者，如果病变范围局限，也具有相应的优势，然而对硬化灶广泛且较重的患者，则会大大增加手术难度。对听骨链畸形患者，使用耳内镜手术可以沿听力传导通路逐步探查听骨链情况，也可近距离观察，便于发现影响听骨链活动的不良连接。耳内镜手术经外耳道入路探查听骨链，需去除上鼓室外侧壁骨质，暴露上鼓室，还要求术者熟识面神经、砧骨等结构及毗邻关系，而这些操作和听骨链重建都是在单手操作下完成，因此对术者要求高。

慢性中耳炎鼓室硬化鼓膜修补听骨链重建术

病例 37

诊断 慢性中耳炎,鼓室硬化。	**手术方式** 内镜下鼓室探查+钛 PORP 听骨链重建+鼓膜修补术。

病史和术前检查

患者 女,25 岁,自幼听力差,耳鸣半年,无耳溢液史。术前相关检查见图 37-1～图 37-5。

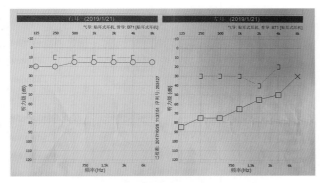

图 37-1 纯音听阈测试左耳以传导性成分为主的混合型听力下降,右耳听力正常。

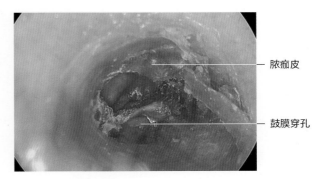

图 37-2 内镜检查显示外耳道内脓性痂皮,潮湿,鼓膜部分可见,鼓膜后下部穿孔。

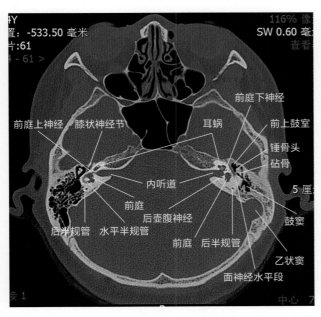

图 37-3 横断面 CT 显示左侧乳突气化不良,乳突黏膜增厚,锤砧骨关节间隙不明显。

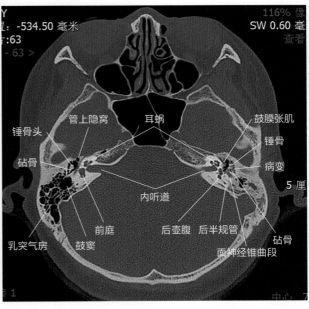

图 37-4 横断面 CT 显示乳突气化不良,乳突黏膜增厚,上鼓室听骨周围有阴影。

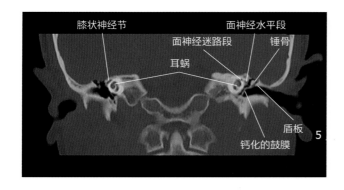

图 37-5 冠状面 CT 显示左侧鼓膜增厚钙化,内陷,听骨周围可见阴影。

手术步骤

见图 37-6～图 37-24。

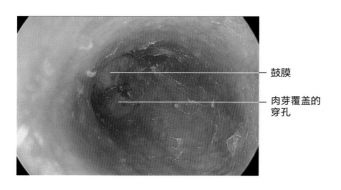

图 37-6 清理外耳道脓痂皮后见鼓膜钙化灶,鼓膜穿孔为肉芽组织覆盖。

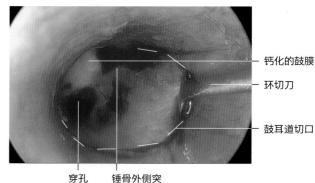

图 37-7 使用环切刀做 11 点至 18 点位置舌形鼓耳道皮瓣,切口如图虚线所示,深达骨质。

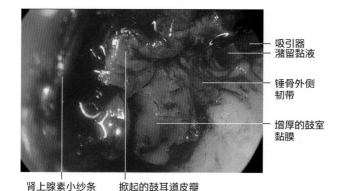

图 37-8 使用环切刀和吸引器沿着骨面分离前推鼓耳道皮瓣,从 18 点位置抬起鼓环,进入鼓室,继续前推鼓耳道皮瓣和鼓膜,见鼓室黏膜肥厚,上鼓室有黏稠分泌物。

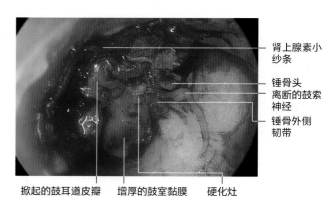

图 37-9 由于鼓膜与鼓室黏膜粘连明显,鼓索神经难以保留,予以切断,见鼓室硬化包绕听骨链。

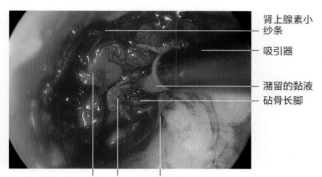

肾上腺素小纱条
吸引器
潴留的黏液
砧骨长脚

掀起的鼓耳道皮瓣　硬化灶　鼓索神经

图 37-10　清理听骨链周围硬化灶,同时可以看到硬化灶包裹的空间内有大量黏稠分泌物。

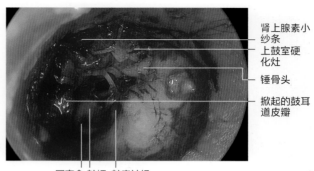

肾上腺素小纱条
上鼓室硬化灶
锤骨头
掀起的鼓耳道皮瓣

圆窗龛　鼓岬　鼓索神经

图 37-11　使用环切刀进一步分离听骨链外侧的松弛部,暴露锤骨头,可见上鼓室外侧壁边缘骨质部分吸收破坏,听骨链周围大量硬化灶。离断的鼓索神经可见。

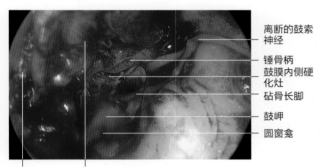

离断的鼓索神经
锤骨柄
鼓膜内侧硬化灶
砧骨长脚
鼓岬
圆窗龛

肾上腺素小纱条　掀起的鼓耳道皮瓣

图 37-12　继续清理位于锤骨柄周围的硬化灶。

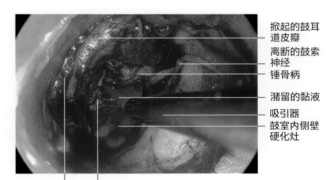

掀起的鼓耳道皮瓣
离断的鼓索神经
锤骨柄
潴留的黏液
吸引器
鼓室内侧壁硬化灶

肾上腺素小纱条　硬化灶

图 37-13　清理完锤骨柄周围硬化灶后,可见仍有大量黏稠分泌物位于咽鼓管口位置,吸引器吸净。

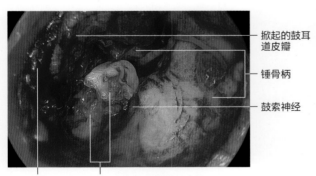

掀起的鼓耳道皮瓣
锤骨柄
鼓索神经

肾上腺素小纱条　掀起的鼓室内侧壁硬化灶

图 37-14　使用环切刀和钩针将鼓室内侧壁钙化灶仔细分离掀起。

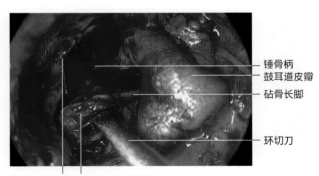

锤骨柄
鼓耳道皮瓣
砧骨长脚
环切刀

鼓膜穿孔前缘　鼓室内侧壁硬化灶

图 37-15　复位鼓耳道皮瓣,继续清理鼓室硬化灶,可见鼓膜紧张部大部分与鼓室内侧壁硬化灶粘连,予以切除。

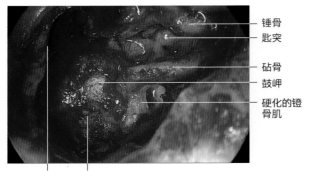

锤骨
匙突
砧骨
鼓岬
硬化的镫骨肌

鼓膜穿孔前缘　圆窗龛

图 37-16 病变清理干净后,可见圆窗龛、鼓岬、听骨链尚完整,镫骨肌硬化,圆窗龛内也有少量硬化灶残留。

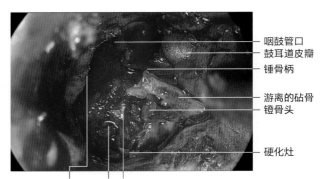

咽鼓管口
鼓耳道皮瓣
锤骨柄
游离的砧骨
镫骨头
硬化灶

鼓膜穿孔前缘　圆窗龛　鼓岬

图 37-17 听骨链活动差,游离砧骨时,可见砧骨长脚骨质疏松断裂,去除砧骨。

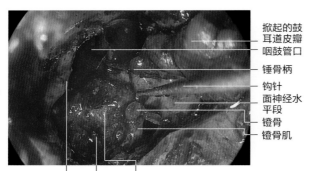

掀起的鼓耳道皮瓣
咽鼓管口
锤骨柄
钩针
面神经水平段
镫骨
镫骨肌

鼓膜穿孔前缘　圆窗龛　鼓岬

图 37-18 清理镫骨周围的硬化灶,镫骨活动恢复。清理镫骨周围硬化灶时,由于是单手操作需要格外仔细,清理最好是自后向前,平行镫骨前后弓,这样在镫骨肌的保护下,不容易将镫骨抬起。

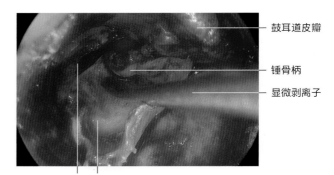

鼓耳道皮瓣
锤骨柄
显微剥离子

鼓膜穿孔前缘　软骨及软骨膜复合体

图 37-19 取耳屏软骨及软骨膜复合体置入术腔,位于锤骨柄下方,软骨膜面朝外。

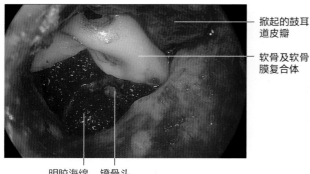

掀起的鼓耳道皮瓣
软骨及软骨膜复合体

明胶海绵　镫骨头

图 37-20 鼓室填塞半干的小块明胶海绵将软骨及软骨膜复合体与残余鼓膜贴合紧密。

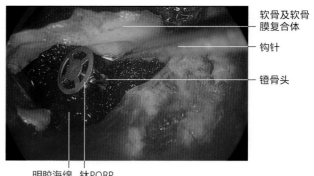

软骨及软骨膜复合体
钩针
镫骨头

明胶海绵　钛PORP

图 37-21 使用钛 PORP,戴在镫骨头上,重建听骨链。

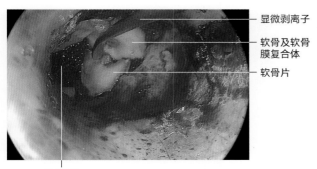

显微剥离子
软骨及软骨
膜复合体
软骨片

明胶海绵

图 37‑22　为了保持听骨链的合适高度和防止钛 PORP 脱出,表面再覆盖一小块软骨片。

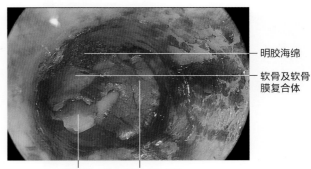

明胶海绵
软骨及软骨
膜复合体

软骨片　复位的鼓耳道皮瓣

图 37‑23　软骨及软骨膜复合体偏小,后方垫一块软骨片,复位鼓耳道皮瓣。

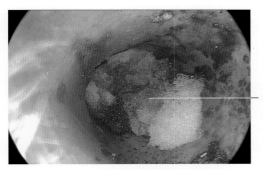

明胶海绵

图 37‑24　鼓膜外侧和外耳道填塞半干的小块明胶海绵固定复位的鼓耳道皮瓣和用于修补的软骨及软骨膜复合体与软骨片。

手术视频

鼓室硬化内镜 PORP(病例 37)

手术视频

扫描上方二维码可见手术过程。

分析

从病史和术中所见来看,本例患者应该是长期的慢性分泌性中耳炎没有及时处理,导致鼓室硬化、听骨链破坏。患者术前 CT 显示以硬化为主,术中发现的潴留粘稠分泌物未在 CT 显示。

本例采用内镜或显微镜操作均可,内镜下操作时硬化灶的处理需要耐心、细致,医生需要具有良好的单手操作技巧,且手术时间偏长。对于新手来说,显微镜下双手操作应该是首选。

手术后随访

术后 1 个月随访(图 37‑25),耳鸣好转一半,内镜下左耳道清理痂皮后,见鼓膜完整。纯音听阈测试:左耳 125 Hz B‑A70;250 Hz B40 A70;

500 Hz B35 A70;1 kHz B30 A65;2 kHz B30A 60;4 kHz B15 A45;8 kHz B‑A35。

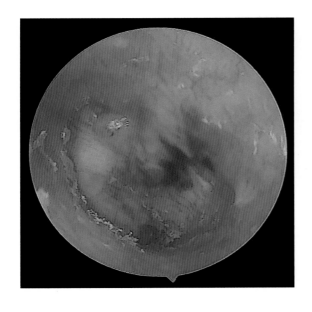

图 37-25 1个月后内镜检查显示鼓膜完整,形态良好。

病例 38

慢性中耳炎鼓室硬化鼓膜修补术

诊断 慢性中耳炎,湿耳,鼓室硬化。 | **手术方式** 内镜下鼓室探查+鼓膜修补术。

病史和术前检查

患者 女,52岁,主诉双耳反复流脓伴听力下降10年。入院准备行右耳手术。术前相关检查见图38-1～图38-6。

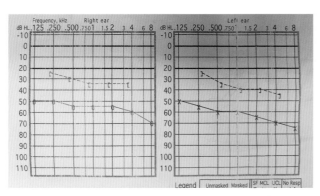

图 38-1 术前纯音听阈测试显示双侧混合型听力下降,以传导成分为主。

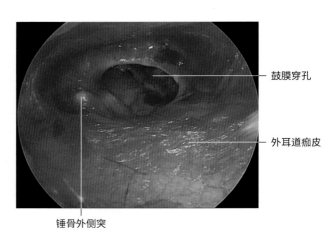

图 38-2 术前内镜检查显示外耳道少许痂皮,鼓膜中央大穿孔,残余鼓膜增厚,鼓室黏膜略有水肿。

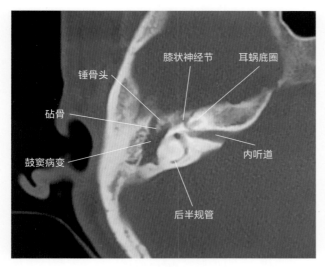

图 38−3 横断面 CT 显示右侧鼓窦、上鼓室软组织影，锤砧骨结构模糊。

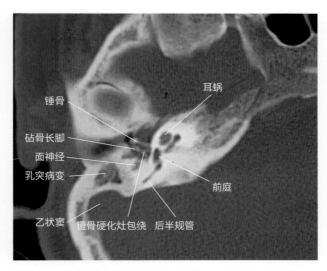

图 38−4 横断面 CT 显示乳突气化不良，乳突气房、中鼓室软组织影。

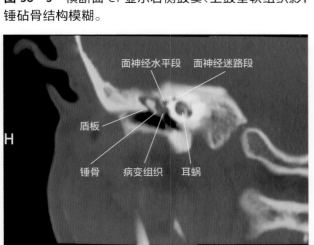

图 38−5 冠状面 CT 显示上鼓室锤骨周围软组织影，鼓膜增厚。

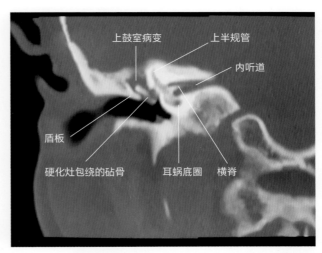

图 38−6 冠状面 CT 显示上鼓室软组织影，砧骨较正常粗大且结构模糊。

手术步骤

见图 38−7～图 38−18。

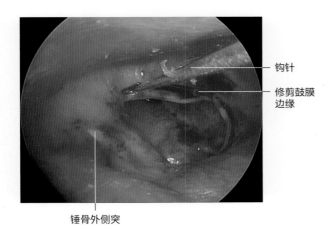

图 38−7 钩针沿着鼓膜穿孔边缘做新鲜创面，分离鼓膜外侧的上皮层与内侧的黏膜层。

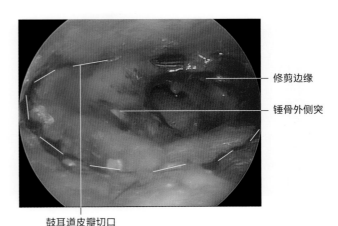

图 38−8 环切刀自 6 点至 13 点位置做舌形鼓耳道皮瓣切口，如图虚线所示，深达骨面。

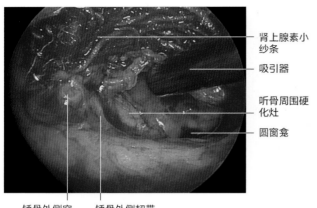

右侧标注：
肾上腺素小纱条
吸引器
听骨周围硬化灶
圆窗龛

下方标注：
锤骨外侧突　锤骨外侧韧带

图 38‑9 使用浸润肾上腺素的小纱条保护鼓耳道皮瓣和止血，使用环切刀或者小吸引器头沿着骨面分离前推鼓耳道皮瓣至鼓环位置，从 6 点位置掀起鼓环进入鼓室。自下而上沿着骨缘掀起鼓环至锤骨外侧韧带，暴露鼓室，可以看到听骨周围有大量的硬化灶。

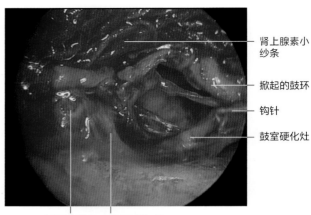

右侧标注：
肾上腺素小纱条
掀起的鼓环
钩针
鼓室硬化灶

下方标注：
锤骨外侧突　锤骨外侧韧带

图 38‑10 钩针清理硬化灶，清理过程需要触探听骨的位置，防止损伤听骨。

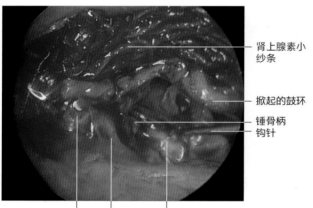

右侧标注：
肾上腺素小纱条
掀起的鼓环
锤骨柄
钩针

下方标注：
锤骨外侧突　锤骨外侧韧带　鼓室硬化灶

图 38‑11 先分离出锤骨柄，沿着锤骨柄分离硬化灶，探查砧骨长脚的位置。

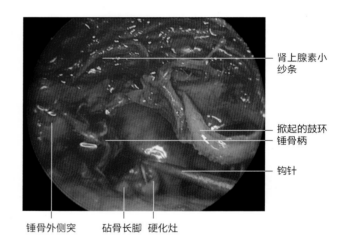

右侧标注：
肾上腺素小纱条
掀起的鼓环
锤骨柄
钩针

下方标注：
锤骨外侧突　砧骨长脚　硬化灶

图 38‑12 沿着砧骨长脚，清理砧骨长脚周围的硬化灶，接着清理砧镫关节的硬化灶，注意避免损伤镫骨，将硬化灶掀起看清楚后，再继续分离。

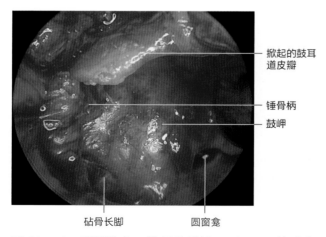

右侧标注：
掀起的鼓耳道皮瓣
锤骨柄
鼓岬

下方标注：
砧骨长脚　　圆窗龛

图 38‑13 听骨链表面的硬化灶清理后，可见鼓膜内侧壁黏膜良好。

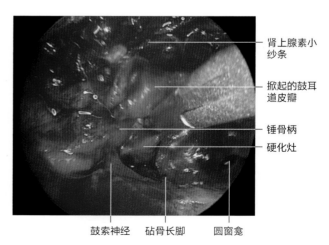

右侧标注：
肾上腺素小纱条
掀起的鼓耳道皮瓣
锤骨柄
硬化灶

下方标注：
鼓索神经　砧骨长脚　　圆窗龛

图 38‑14 在鼓索神经内侧锤骨柄与砧骨长脚之间还有硬化灶，使用小鳄鱼钳钳夹分离，用力轻柔。

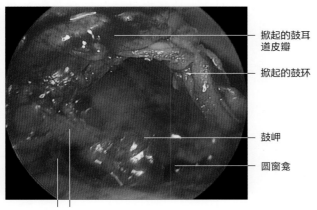

图 38‑15　硬化灶清理干净后探查听骨链,除锤骨柄略短外,基本完整,活动好。

（图中标注）掀起的鼓耳道皮瓣　掀起的鼓环　鼓岬　圆窗龛　鼓索神经　锤骨柄

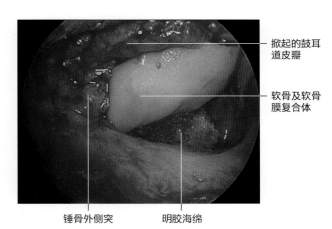

图 38‑16　使用耳屏软骨及软骨膜复合体内置法修补鼓膜,鼓室填塞明胶海绵支撑固定软骨及软骨膜复合体,并与残余鼓膜贴合紧密。

（图中标注）掀起的鼓耳道皮瓣　软骨及软骨膜复合体　锤骨外侧突　明胶海绵

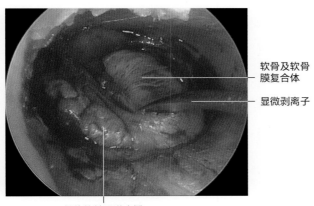

图 38‑17　复位鼓耳道皮瓣,将其覆盖耳屏软骨及软骨膜复合体后缘,使用显微剥离子探查鼓膜穿孔边缘与软骨及软骨膜复合体是否贴合紧密。

（图中标注）软骨及软骨膜复合体　显微剥离子　复位的鼓耳道皮瓣

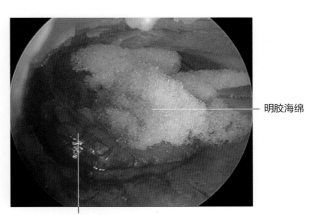

图 38‑18　鼓膜外侧填塞半干的明胶海绵固定鼓耳道皮瓣和软骨及软骨膜复合体。

（图中标注）明胶海绵　复位的鼓耳道皮瓣

手术视频

扫描右方二维码可见手术过程。

 手术视频

鼓室硬化内镜鼓室成形术（病例 38）

分析

　　本例患者病史较长,尽管鼓窦乳突有病变,但是盾板完整,鼓膜松弛部正常,考虑慢性病变可能,因此我们选择内镜下先探查上鼓室情况再做决定,术中发现中耳硬化灶,并无胆脂瘤迹象,因此清理完听骨周围的硬化灶后,探查听骨链活动良好,做鼓膜修补术。本例采用显微镜和内镜手术均可,内镜下单手操作清理硬化灶需要耐心和经验。

手术后随访

术后 1 个半月随访,患者听力好,内镜下左耳见痂皮,清理后见鼓膜完整、干燥。

镫骨手术篇

外伤性前庭窗破裂修补术

诊断　前庭窗膜破裂,眩晕。　｜　**手术方式**　内镜下鼓室探查+前庭窗修补术。

病史和术前检查

患者　女,25岁,主诉眩晕伴听力下降3个月。患者3个月前用力擤鼻涕后出现眩晕及左耳听力下降,伴视物旋转,站立及行走不稳,耳鸣流水声,无耳闷等其他症状。药物治疗效果不明显。术前相关检查见图39-1、图39-2。

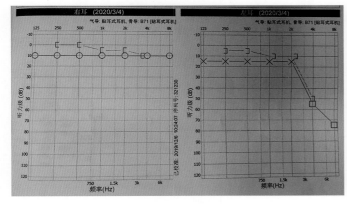

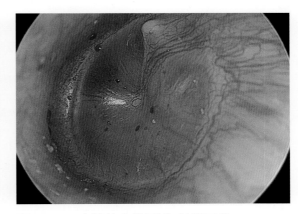

图 39-1　听力检查,纯音听阈测定显示左耳4 kHz,8 kHz陡降。

图 39-2　内镜检查外耳道,鼓膜正常。

手术步骤

见图39-3～图39-15。

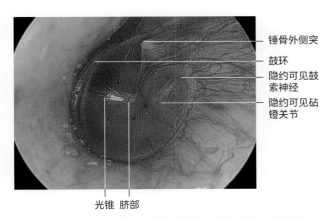

锤骨外侧突
鼓环
隐约可见鼓索神经
隐约可见砧镫关节
光锥　脐部

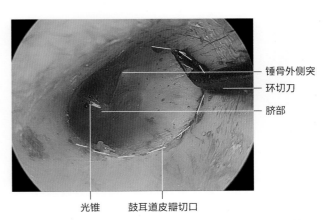

锤骨外侧突
环切刀
脐部
光锥　鼓耳道皮瓣切口

图 39-3　内镜下外耳道和鼓膜正常,透过鼓膜隐约可见砧镫关节和鼓索神经,无特殊发现。

图 39-4　环切刀自11点至6点位置做舌形鼓耳道皮瓣,切口如图虚线所示。深达骨质。

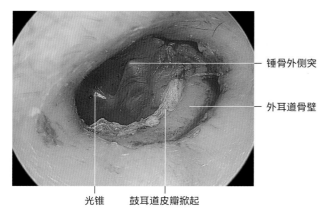

——锤骨外侧突

——外耳道骨壁

光锥　鼓耳道皮瓣掀起

图 39‐5　将鼓耳道皮瓣从骨面向前推。

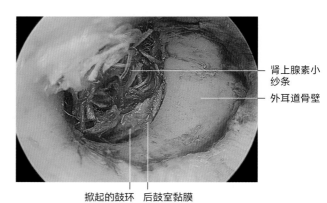

——肾上腺素小纱条

——外耳道骨壁

掀起的鼓环　后鼓室黏膜

图 39‐6　采用浸润肾上腺素的小纱条止血和保护鼓耳道皮瓣,将鼓耳道皮瓣推至鼓环位置。此时可隐约看到与鼓环相连的后鼓室黏膜。

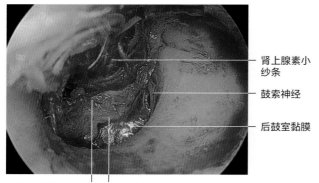

——肾上腺素小纱条

——鼓索神经

——后鼓室黏膜

掀起的鼓耳道皮瓣　掀起的鼓环

图 39‐7　环切刀掀起鼓环,如图所示,充分暴露与鼓环相连的后鼓室黏膜。同时保护位于鼓环深处骨缘的鼓索神经。

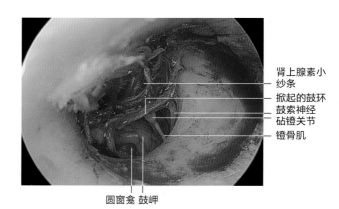

——肾上腺素小纱条

——掀起的鼓环

——鼓索神经

——砧镫关节

——镫骨肌

圆窗龛　鼓岬

图 39‐8　切开后鼓室黏膜进入鼓室,可见听骨链和鼓室其他结构。

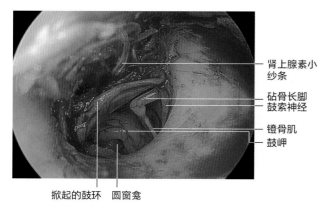

——肾上腺素小纱条

——砧骨长脚

——鼓索神经

——镫骨肌

——鼓岬

掀起的鼓环　圆窗龛

图 39‐9　鼓环连同鼓耳道皮瓣进一步前推,充分暴露中鼓室,显示砧骨长脚、镫骨肌、镫骨、鼓索神经、鼓岬、圆窗龛等结构。

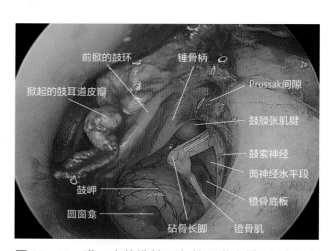

前掀的鼓环　　锤骨柄

掀起的鼓耳道皮瓣

Prussak间隙

鼓膜张肌腱

鼓索神经

面神经水平段

镫骨底板

镫骨肌

鼓岬

圆窗龛

砧骨长脚　镫骨肌

图 39‐10　进一步前推鼓环和鼓耳道皮瓣,去除肾上腺素纱条,扩大视野,可见 Prussak 间隙、鼓膜张肌腱、锤骨柄、面神经水平段等结构。

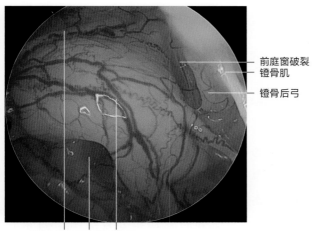

前庭窗破裂
镫骨肌
镫骨后弓

鼓室神经　圆窗龛　鼓岬

图 39-11　采用 3 mm 内镜进入鼓室观察,可以看到镫骨底板前下方位置,底板与前庭窗边缘之间的裂隙,仅覆盖一层黏膜。近距离下可清楚看到鼓岬上的血管纹理及鼓室丛神经。

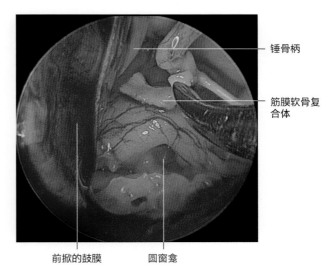

锤骨柄

筋膜软骨复合体

前掀的鼓膜　圆窗龛

图 39-12　取小块带筋膜的小片软骨,筋膜软骨复合体修补前庭窗膜裂隙。

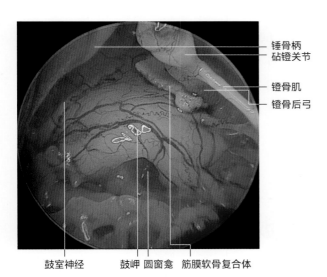

锤骨柄
砧镫关节

镫骨肌
镫骨后弓

鼓室神经　　鼓岬　圆窗龛　筋膜软骨复合体

图 39-13　带筋膜软骨复合体放置到位,修补裂隙,刚好卡在镫骨弓与鼓岬之间,固定良好。

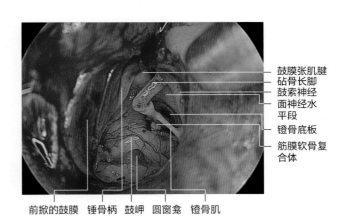

鼓膜张肌腱
砧骨长脚
鼓索神经
面神经水平段
镫骨底板
筋膜软骨复合体

前掀的鼓膜　锤骨柄　鼓岬　圆窗龛　镫骨肌

图 39-14　更换 4 mm 内镜远观修补后的中鼓室。鼓室结构清晰。

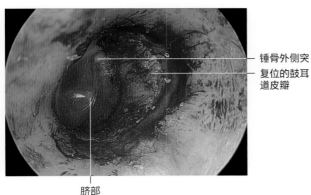

锤骨外侧突
复位的鼓耳道皮瓣

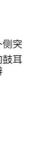

脐部

图 39-15　复位鼓耳道皮瓣。

🔲 **手术视频**

左侧前庭淋巴漏修补术(病例 39)

手术步骤

扫描上页二维码可见手术过程。

分析

从患者的病史、检查来判断非常符合前庭窗膜破裂引起的外淋巴漏诊断,但是患者病情持续2个月,尽管经过了绝对卧床休息和相应药物治疗,仍然没有明显好转迹象,遂决定行内镜下鼓室探查术。术中发现镫骨底板前下与前庭窗结合处存在明显的裂隙,仅由一层膜覆盖,但已经没有活动性液体流出,无法解释患者始终感觉耳内流水声。与显微镜相比,耳内镜能在尽量减少额外损伤的情况下观察并处理前庭窗位置的病变,因此该例患者的确诊和处置突出了内镜的优势。

手术后随访

术后1周复诊抽纱条,外耳道明胶固态,术后3d诉头晕消失,仍有耳鸣及耳内流水声。术后2周复诊,无头晕,走路良好,耳鸣略有减轻,清理明胶。左侧纯音听阈测定同术前125 Hz B‐A15;250 Hz B0 A10;500 Hz B0 A10;1 kHz B0 A10;2 kHz B5 A10;4 kHz B50 A60;8 kHz B‐A80。术后2个月复诊,头晕消失,有耳鸣和流水声,时轻时重但不影响生活。

病例 40

耳硬化症镫骨底板开窗人工镫骨植入术

诊断 耳硬化症。

手术方式 内镜下人工镫骨植入术。

病史和术前检查

患者 女,54岁,主诉右耳听力下降久,耳鸣半年。本次为改善症状就诊。术前相关检查见图40‐1~图40‐5。

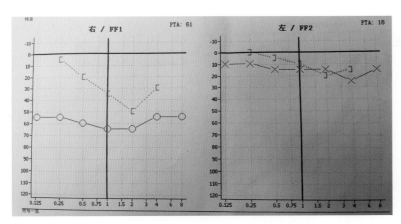

图 40-1 纯音听阈测试检查显示右侧以传导性聋为主的混合型听力下降。

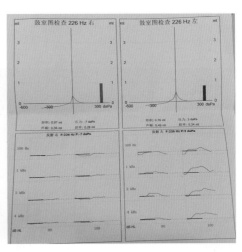

图 40-2 声导抗鼓室图双耳 A 型,右耳声反射消失。

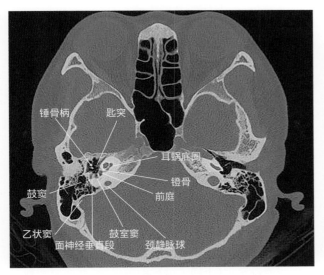

图 40-3 横断面 CT 没有见到明显的窗前裂密度降低等耳硬化症特征性表现。各种结构显示正常。

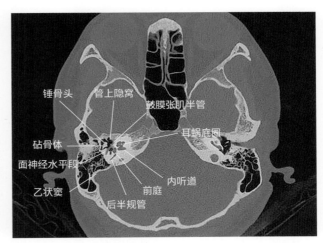

图 40-4 横断面 CT 没有见到明显的窗前裂密度降低等耳硬化症特征性表现。各种结构正常。

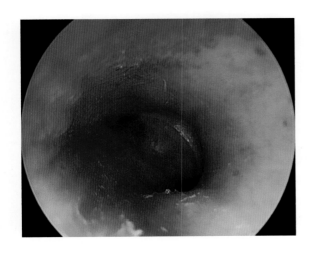

图 40-5 内镜检查显示外耳道、鼓膜正常。

见图 40-6~图 40-32。

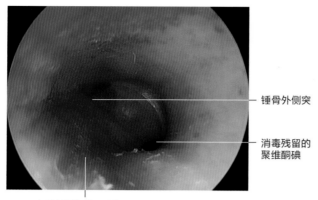

锤骨外侧突

消毒残留的聚维酮碘

麻醉剂浸润外耳道后上壁

图 40-6 利多卡因加少许肾上腺素于外耳道后壁皮下注射浸润麻醉，减少术中刺激和出血。聚维酮碘消毒外耳道。

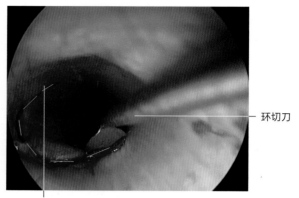

环切刀

鼓耳道皮瓣切口

图 40-7 环切口自 6 点至 13 点位置做舌形鼓耳道皮瓣，如图虚线所示。由于术中去除骨质较多，切口最远端距离鼓环 5mm。深达骨质表面。

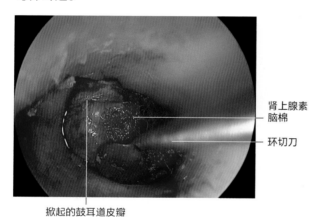

肾上腺素脑棉

环切刀

掀起的鼓耳道皮瓣

图 40-8 使用浸润肾上腺素的小块脑棉保护鼓耳道皮瓣和止血，将鼓耳道皮瓣自骨面向前推。

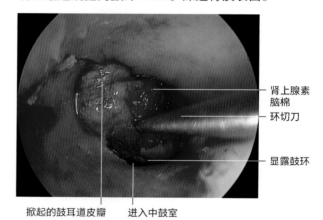

肾上腺素脑棉

环切刀

显露鼓环

掀起的鼓耳道皮瓣　进入中鼓室

图 40-9 将鼓耳道皮瓣推至鼓环，从 6 点位置掀起鼓环进入鼓室，自下向上继续前掀鼓环，此时需要保护鼓索神经。

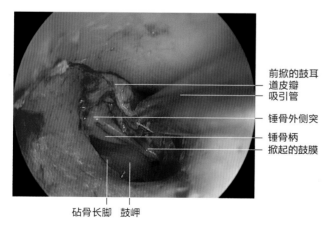

前掀的鼓耳道皮瓣

吸引管

锤骨外侧突

锤骨柄

掀起的鼓膜

砧骨长脚　鼓岬

图 40-10 前掀鼓环和鼓耳道皮瓣，暴露中鼓室。可见锤骨外侧突、锤骨柄、砧骨长脚等结构。此时先判断镫骨底板是否固定，以决定后续手术方案。

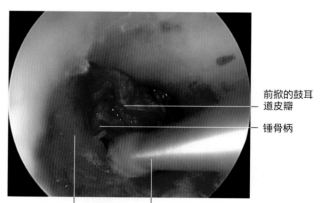

前掀的鼓耳道皮瓣

锤骨柄

暴露的骨性外耳道后上壁　微钻头

图 40-11 暴露清楚后，微钻磨除鼓索神经后方的外耳道骨质。

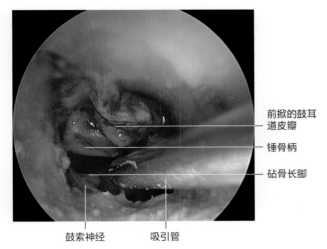

前掀的鼓耳道皮瓣

锤骨柄

砧骨长脚

鼓索神经　　吸引管

图 40－12　磨除部分骨质后,见走行于骨质边缘内侧的鼓索神经,注意保护鼓索神经。

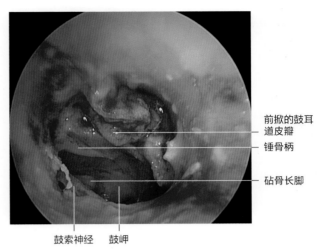

前掀的鼓耳道皮瓣

锤骨柄

砧骨长脚

鼓索神经　　鼓岬

图 40－13　在保护鼓索神经的前提下,继续磨除鼓索神经后方的骨质,暴露镫骨底板。

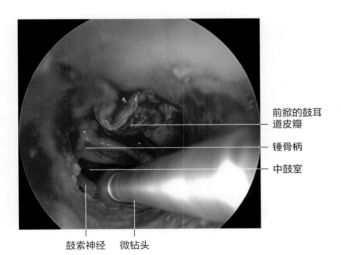

前掀的鼓耳道皮瓣

锤骨柄

中鼓室

鼓索神经　　微钻头

图 40－14　继续磨除鼓索神经后方的骨质,该过程需要细心缓慢,避免损伤鼓索神经。

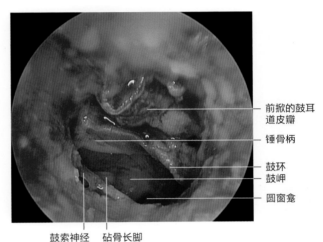

前掀的鼓耳道皮瓣

锤骨柄

鼓环
鼓岬

圆窗龛

鼓索神经　　砧骨长脚

图 40－15　磨出鼓索神经轮廓后,判断后方磨骨的范围,同时可以进一步探查听骨链。

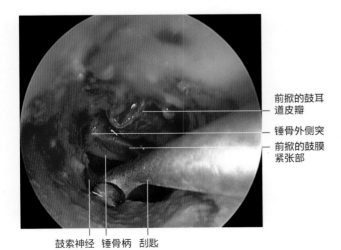

前掀的鼓耳道皮瓣

锤骨外侧突

前掀的鼓膜紧张部

鼓索神经　锤骨柄　刮匙

图 40－16　骨质菲薄的区域可以采用刮匙去除,这样操作更容易保护鼓索神经。

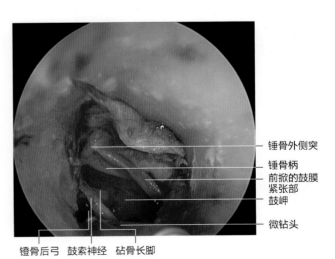

锤骨外侧突

锤骨柄

前掀的鼓膜紧张部

鼓岬

微钻头

镫骨后弓　鼓索神经　砧骨长脚

图 40－17　继续使用合适直径的微钻继续磨除鼓索神经后方的骨质,暴露镫骨和底板。

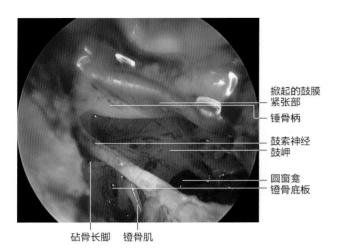

图 40 - 18　磨除鼓索神经后方骨质后可以直视镫骨底板及其周围结构。

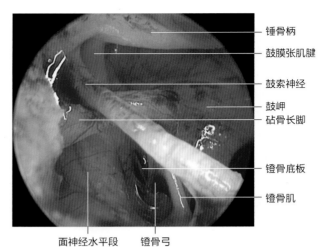

图 40 - 19　更换 2.7 mm 直径内镜抵近观察镫骨底板及其周围结构，可见面神经水平段，镫骨肌，镫骨前后弓。确定打孔位置。

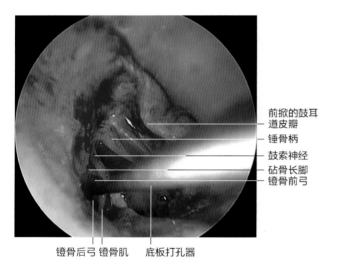

图 40 - 20　内镜距离放远，留出空间给底板打孔器，在镫骨底板中部打孔，先采用 0.4 mm 打通，再用 0.6 mm 扩大，动作轻柔，缓慢，防止底板裂开。

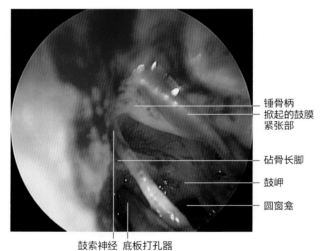

图 40 - 21　采用 0.6 mm 底板打孔器扩大底板开孔。

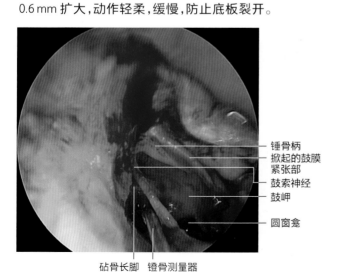

图 40 - 22　打孔完成，使用镫骨测量器测量砧骨长脚与底板的大概距离，选择合适长度的人工镫骨。

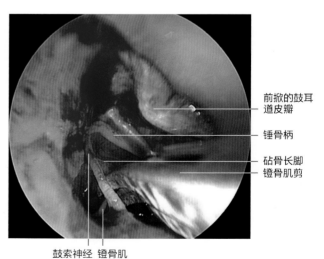

图 40 - 23　镫骨肌剪刀切断镫骨肌。

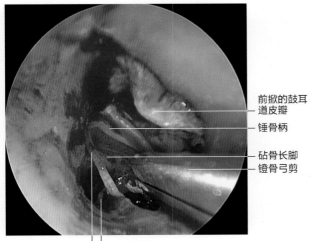

前掀的鼓耳道皮瓣
锤骨柄
砧骨长脚
镫骨弓剪

鼓索神经　剪断的镫骨肌

图 40‑24　镫骨弓剪剪断镫骨后弓,该操作需要注意角度合适的前提开始用力,否则容易引起底板裂开。

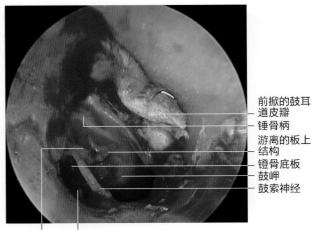

前掀的鼓耳道皮瓣
锤骨柄
游离的板上结构
镫骨底板
鼓岬
鼓索神经

砧骨长脚　剪断的镫骨肌

图 40‑25　用钩针分离砧镫关节后,折断前弓,将镫骨板上结构移除。

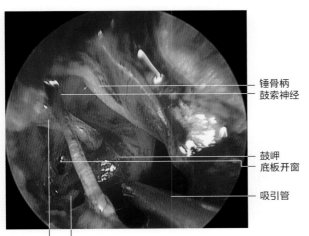

锤骨柄
鼓索神经

鼓岬
底板开窗

吸引管

砧骨长脚　残留镫骨肌

图 40‑26　用 0.5 mm 吸引管将底板周围的外淋巴液吸净,避免直接吸引开窗位置。

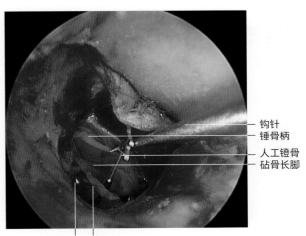

钩针
锤骨柄
人工镫骨
砧骨长脚

内淋巴液　鼓索神经

图 40‑27　用钩针将合适长度的人工镫骨送入中鼓室。

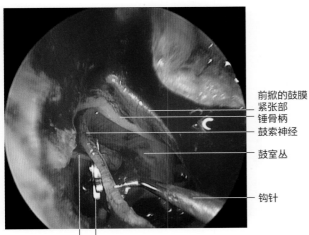

前掀的鼓膜紧张部
锤骨柄
鼓索神经

鼓室丛

钩针

砧骨长脚　人工镫骨

图 40‑28　将人工镫骨放入底板开窗,同时挂在砧骨长脚上,此过程需要避免人工镫骨过多进入窗内。

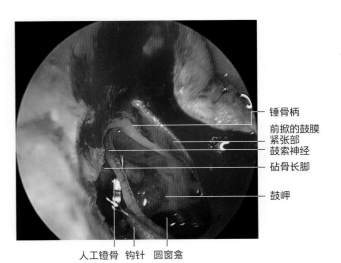

锤骨柄
前掀的鼓膜紧张部
鼓索神经
砧骨长脚

鼓岬

人工镫骨　钩针　圆窗龛

图 40‑29　确定人工镫骨固定在砧骨长脚的大体位置,用钩针将人工镫骨前推卡在砧骨长脚上。

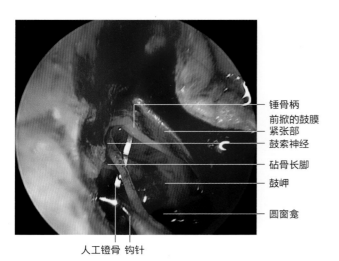

锤骨柄
前掀的鼓膜
紧张部
鼓索神经
砧骨长脚
鼓岬
圆窗龛

人工镫骨 钩针

图 40-30 人工镫骨安装完毕,可以用钩针测试听骨链活动情况。看是否角度合适。

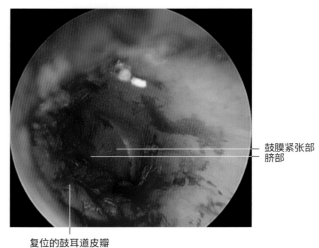

鼓膜紧张部
脐部

复位的鼓耳道皮瓣

图 40-31 复位鼓耳道皮瓣。

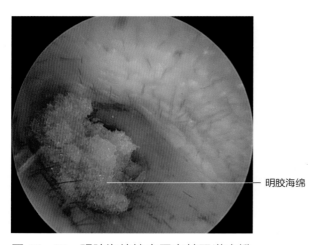

明胶海绵

图 40-32 明胶海绵填塞固定鼓耳道皮瓣。

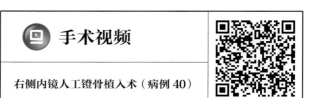

🔲 **手术视频**

右侧内镜人工镫骨植入术(病例40)

手术视频

扫描上方二维码可见手术过程。

分析

依据患者症状、听力和 CT 检查结果提示右耳硬化症可能,拟行鼓室探查加人工镫骨手术,手术可以选择显微镜或内镜下操作,本患者采用内镜下操作,因内镜切口少,切除骨质少,损伤小。不过由于底板开窗需要手工进行,打孔器使用需要在一定角度下操作,所以内镜下骨质切除范围和显微镜下操作相差不大,且内镜下单手操作安装人工镫骨较双手操作难度要大。当然如果使用激光,激光器整合在显微镜镜头上,则只能选择显微镜下手术。

手术后随访

术后无眩晕,没有耳鸣加重等情况。

术后 1 个月复诊,右耳道痂皮,清理后,耳鸣减轻,听力改善明显。纯音听阈测试:右耳 125 Hz B－A15；250 Hz B－5 A20；500 Hz B10 A25；1 kHz B35 A40；2 kHz B45 A45；4 kHz B35 A40；8 kHz B－A40。

外伤后听骨链重建篇

外伤性听小骨移位自体砧骨听骨链重建术

诊断 颞骨骨折，听小骨移位。

手术方式 内镜下上鼓室开放重建＋听骨链探查＋自体砧骨听骨链重建术。

病史和术前检查

患者 女，21岁，主诉左耳外伤后听力下降3年。术前相关检查见图41-1～图41-4。

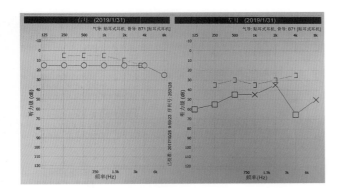

图 41-1 纯音听阈测试左耳混合型听力下降。

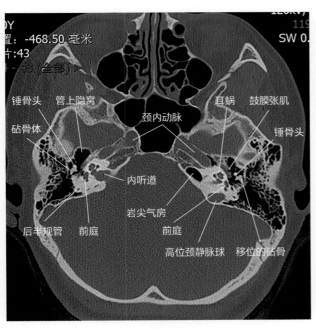

图 41-2 横断面CT乳突鼓窦中鼓室良好，左侧锤砧关节异常，砧骨体明显移位。

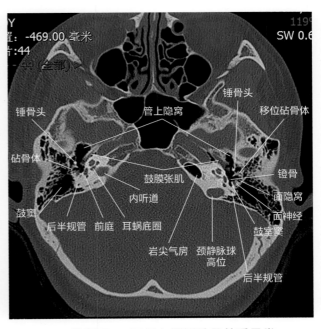

图 41-3 横断面CT显示左侧锤砧骨关系异常。

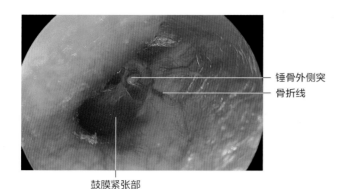

锤骨外侧突

骨折线

鼓膜紧张部

图 41‐4 内镜检查显示外耳道皮肤菲薄,上鼓室外侧壁可以看到骨折线,锤骨外侧突异常。

手术步骤

见图 41‐5～图 41‐26。

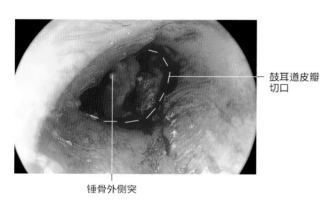

鼓耳道皮瓣切口

锤骨外侧突

图 41‐5 使用环切刀做 11 点至 18 点位置舌形外耳道皮瓣,切口如图虚线所示,深达骨质。

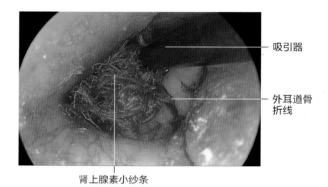

吸引器

外耳道骨折线

肾上腺素小纱条

图 41‐6 使用浸润肾上腺素的小纱条保护鼓耳道皮瓣和止血,使用吸引器将鼓耳道皮瓣沿着骨面前推,可以看到纤维组织长入骨折线,此处操作要仔细,避免将鼓耳道皮瓣分离破碎。

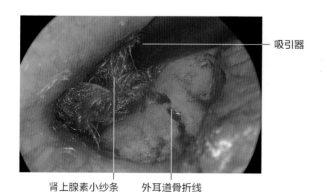

吸引器

肾上腺素小纱条

外耳道骨折线

图 41‐7 将鼓耳道皮瓣与骨折线分离,并沿着骨面前推至鼓环。

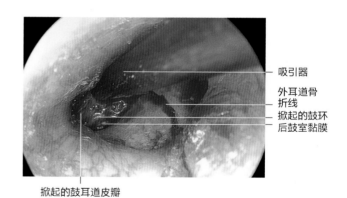

吸引器

外耳道骨折线

掀起的鼓环

后鼓室黏膜

掀起的鼓耳道皮瓣

图 41‐8 自 18 点位置掀起鼓环暴露后鼓室黏膜。

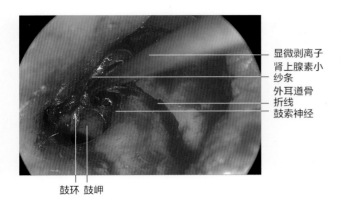

图 41-9 显微剥离子
肾上腺素小
纱条
外耳道骨
折线
鼓索神经

鼓环 鼓岬

图 41-9 使用小剥离子切开后鼓室黏膜进入鼓室，将后部鼓环完全掀起，可以看到有瘢痕组织粘连。注意仔细操作，保护鼓索神经。

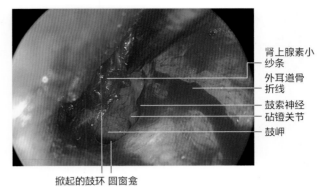

肾上腺素小
纱条
外耳道骨
折线
鼓索神经
砧镫关节
鼓岬

掀起的鼓环 圆窗龛

图 41-10 仔细分离瘢痕组织，进一步显露中鼓室，探查听骨链。

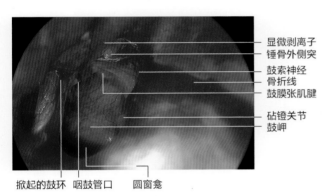

显微剥离子
锤骨外侧突
鼓索神经
骨折线
鼓膜张肌腱
砧镫关节
鼓岬

掀起的鼓环 咽鼓管口 圆窗龛

图 41-11 进一步前掀鼓膜，将松弛部分离前推，可以清楚地看到鼓室内结构。

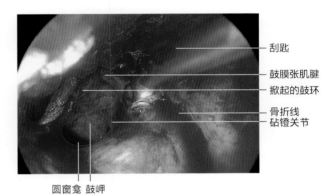

刮匙
鼓膜张肌腱
掀起的鼓环
骨折线
砧镫关节

圆窗龛 鼓岬

图 41-12 由于无法看清楚砧骨状态，使用刮匙去除鼓索神经后面的上鼓室外侧壁骨质，以便探查上鼓室情况。

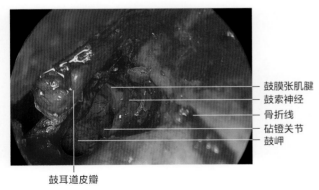

鼓膜张肌腱
鼓索神经
骨折线
砧镫关节
鼓岬

鼓耳道皮瓣

图 41-13 刮匙操作需集中一个点用力，然后采用拧转的动作，先去除表面的坚硬的皮质骨，深处的骨质相对较软，自前向后一层一层刮除。注意保护鼓索神经。

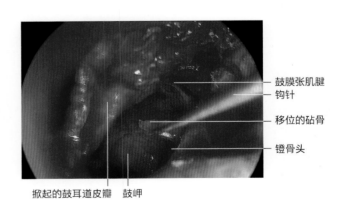

鼓膜张肌腱
钩针
移位的砧骨
镫骨头

掀起的鼓耳道皮瓣 鼓岬

图 41-14 探查发现砧骨体整体发生了翻转，尽管与镫骨还有部分连接，但是与锤骨距离较远。

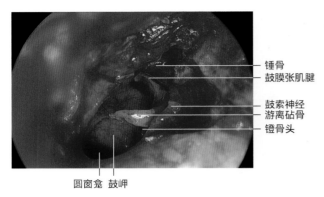

锤骨
鼓膜张肌腱

鼓索神经
游离砧骨
镫骨头

圆窗龛　鼓岬

图 41-15　用钩针将砧骨游离。

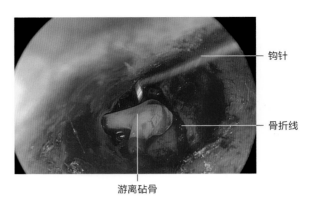

钩针

骨折线

游离砧骨

图 41-16　用钩针将游离砧骨取出。

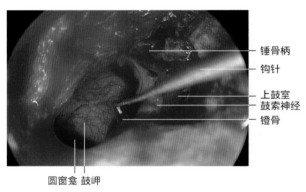

锤骨柄
钩针

上鼓室
鼓索神经
镫骨

圆窗龛　鼓岬

图 41-17　探查镫骨完整活动好,锤骨完整活动良好。

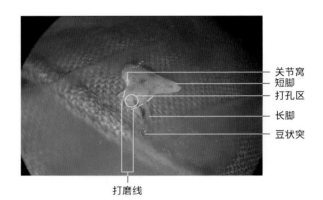

关节窝
短脚
打孔区
长脚
豆状突

打磨线

图 41-18　如图所示,打磨线磨除多余的骨质,使用 2 mm 磨钻,少量滴水磨除,在图示圆圈位置使用 1 mm 钻头打孔,打孔角度与砧骨短脚上表面垂直。

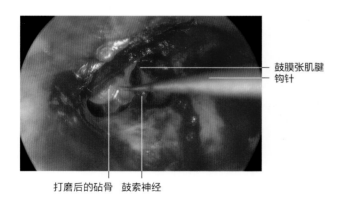

鼓膜张肌腱
钩针

打磨后的砧骨　鼓索神经

图 41-19　将打磨后的砧骨重新移入中鼓室。

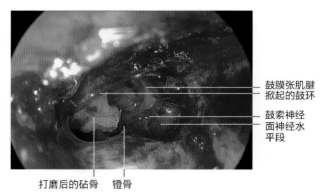

鼓膜张肌腱
掀起的鼓环

鼓索神经
面神经水平段

打磨后的砧骨　镫骨

图 41-20　打磨后的砧骨移入中鼓室,调整方向,砧骨短脚上表面朝向鼓膜面。

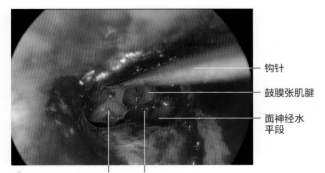

钩针

鼓膜张肌腱

面神经水
平段

打磨的砧骨　鼓索神经

图 41‑21 使用钩针小心移动，由于是单手操作，移动过程中注意借助周围结构旋转砧骨到合适的位置，将打孔朝着镫骨头，先将孔套到镫骨头上，再以镫骨头为支点，调整整个砧骨位置，注意用力合适，不要过度活动镫骨。

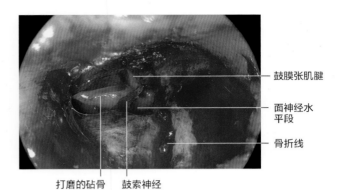

鼓膜张肌腱

面神经水
平段

骨折线

打磨的砧骨　鼓索神经

图 41‑22 镫骨摆放位置如图所示，砧骨短脚表面对着鼓膜面。避免砧骨与周围接触，影响传音。

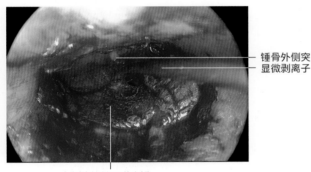

锤骨外侧突
显微剥离子

复位的鼓耳道皮瓣

图 41‑23 复位鼓耳道皮瓣，该过程要注意砧骨可能发生移位，需要用剥离子探查砧骨位置是否良好。

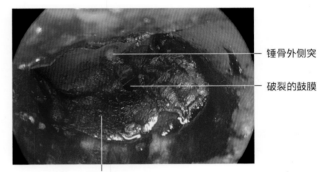

锤骨外侧突

破裂的鼓膜

复位的鼓耳道皮瓣

图 41‑24 探查复位的鼓膜和鼓耳道皮瓣，可以看到锤骨后方鼓膜有局部缺损。

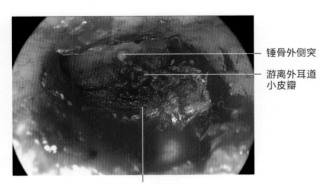

锤骨外侧突

游离外耳道
小皮瓣

复位的鼓耳道皮瓣

图 41‑25 取外耳道皮瓣游离的皮下组织填充鼓膜小缺损。

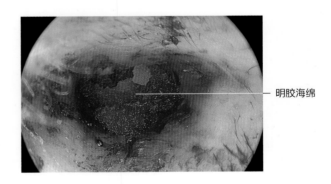

明胶海绵

图 41‑26 鼓膜外侧和外耳道填塞半干的明胶海绵，以固定鼓耳道皮瓣和用于修补破损鼓膜的皮下组织。

手术视频

左侧内镜外伤听骨链自体
重建术（病例 41）

扫描右方二维码可见手术过程。

分析

本例患者为外伤性颞骨骨折导致砧骨移位，致传导性听力下降，采用内镜手术或显微镜下手术均可。内镜操作优势是切口少，视野好，显微镜操作的优势是双手操作。本例使用内镜下操作，较好地完成了手术，术后听力恢复良好。同时我们也发现这种术前的混合型听力下降，术后骨导也可恢复正常，说明听骨移位可导致可逆的感音神经性听力异常。

手术后随访

见图 41 - 27。

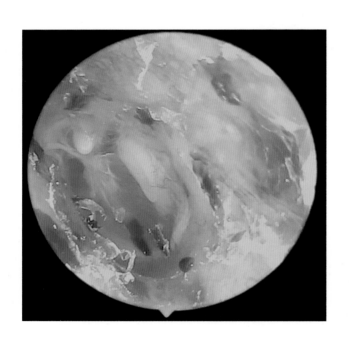

图 41 - 27 术后 1 个月内镜检查示外耳道少许干痂皮，鼓膜完整，透过鼓膜可见重建的砧骨体。术后纯音听阈测试，左耳：125 Hz B - A25；250 Hz B5 A25；500 Hz B5 A20；1 kHz B10 A30；2 kHz B15 A20；4 kHz B30 A35；8 kHz B - A45。

外伤性听小骨移位自体砧骨并软骨加高听骨链重建术

诊断 颞骨纵行骨折，听骨链移位。 | **手术方式** 内镜下听骨链探查＋自体砧骨重建听骨链。

病史和术前检查

患者 女，29 岁，主诉车祸后左耳听力下降半年，伴双侧耳鸣、左侧面瘫。面瘫经过保守治疗好转。外伤后曾出现过眩晕症状。术前相关检查见图 42－1～图 42－10。

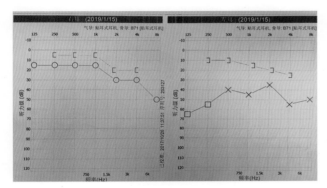

图 42－1 纯音听阈测试右耳高频感音神经性听力下降，左耳传导为主的混合型听力下降。

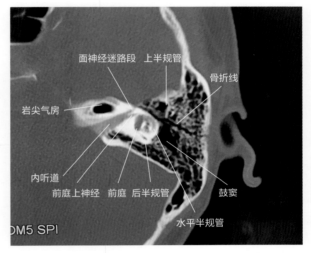

图 42－2 横断面 CT 显示左侧颞骨纵行骨折，可见骨折线。

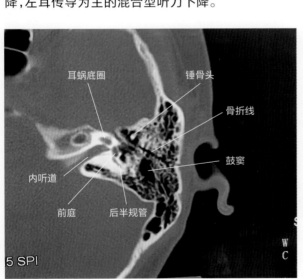

图 42－3 横断面 CT 显示左侧颞骨纵行骨折，骨折线横穿上鼓室累及面神经水平段，听骨移位，上鼓室少许软组织影。

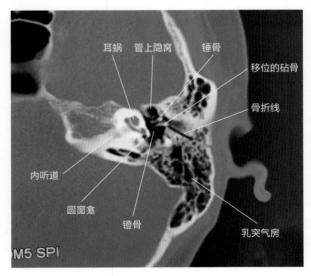

图 42－4 横断面 CT 显示颞骨纵行骨折线横贯中鼓室，锤砧关节位置异常，砧骨翻转。

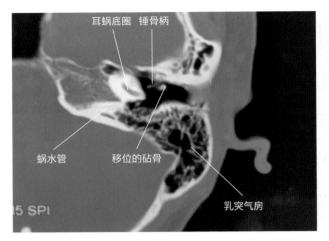

图 42-5 横断面 CT 显示砧骨移位

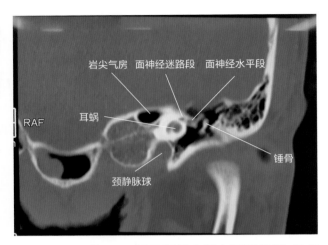

图 42-6 冠状面 CT 显示锤骨内侧有可疑骨质,考虑为断裂的骨片。

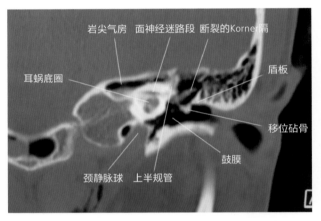

图 42-7 冠状面 CT 显示上鼓室有断裂移位的骨片,砧骨位置异常突出到盾板以外。

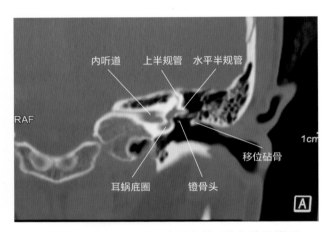

图 42-8 冠状面 CT 显示砧骨移位,乳突黏膜增厚。

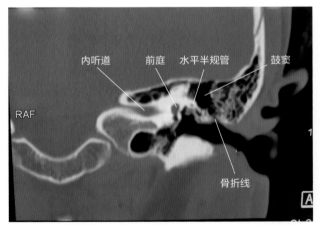

图 42-9 冠状面 CT 显示乳突黏膜增厚,可见累及外耳道上壁的骨折线。

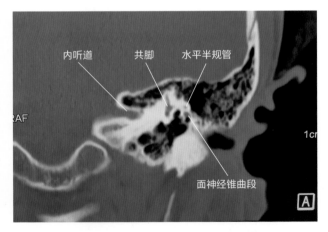

图 42-10 冠状面 CT 显示乳突气房黏膜增厚。

见图 42-11～图 42-24。

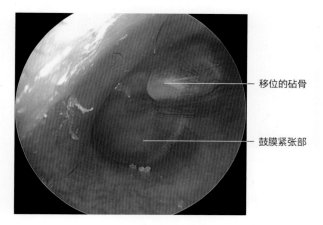

图 42-11 内镜下可见鼓膜紧张部完整,松弛部有异常外突的骨质,隐约显示为砧骨短脚,周围皮肤可见血管纹。

标注:移位的砧骨、鼓膜紧张部

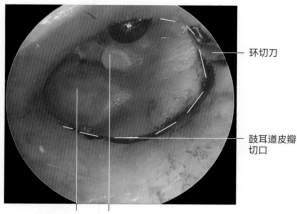

图 42-12 使用环切刀自11点至18点位置做舌形鼓耳道皮瓣切口,如图虚线所示,深达骨质。

标注:环切刀、鼓耳道皮瓣切口、鼓膜紧张部、移位的砧骨

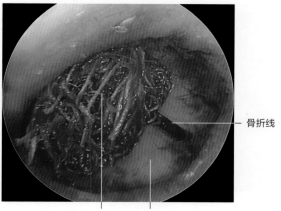

图 42-13 使用浸润肾上腺素的小纱条保护鼓耳道皮瓣和止血,沿着骨面前推鼓耳道皮瓣,可以清晰看到骨折线。

标注:骨折线、肾上腺素小纱条、骨性外耳道

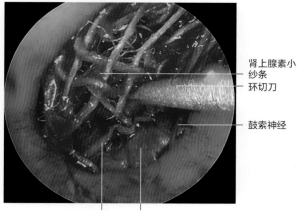

图 42-14 使用环切刀将鼓耳道皮瓣前推至鼓环位置,自18点位置抬起鼓环前推显露后鼓室黏膜,注意保护骨缘下方行走的鼓索神经。

标注:肾上腺素小纱条、环切刀、鼓索神经、掀起的鼓环、后鼓室黏膜

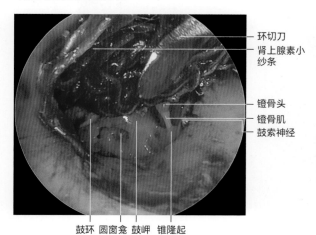

图 42-15 切断后鼓室黏膜进入鼓室,可以清晰看到鼓室的结构。

标注:环切刀、肾上腺素小纱条、镫骨头、镫骨肌、鼓索神经、鼓环、圆窗龛、鼓岬、锥隆起

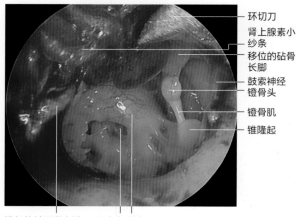

图 42-16 进一步将鼓膜连同鼓耳道皮瓣前掀,充分暴露鼓室,可以清晰地看到砧骨长脚和镫骨头有软组织相连,砧骨位置也发生变化。

标注:环切刀、肾上腺素小纱条、移位的砧骨长脚、鼓索神经、镫骨头、镫骨肌、锥隆起、掀起的鼓耳道皮瓣、圆窗龛、鼓岬

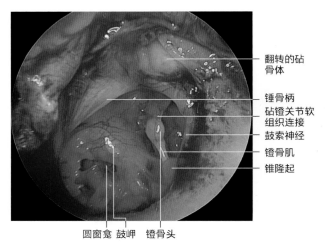

翻转的砧骨体
锤骨柄
砧镫关节软组织连接
鼓索神经
镫骨肌
锥隆起

圆窗龛　鼓岬　镫骨头

图 42-17 分离松弛部鼓膜暴露移位的砧骨,发现砧骨短脚完全离开位于上鼓室的砧骨窝,向前翻转。

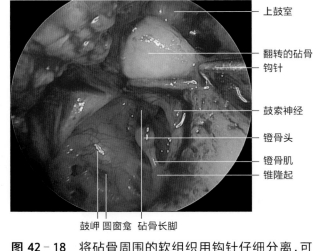

上鼓室
翻转的砧骨
钩针
鼓索神经
镫骨头
镫骨肌
锥隆起

鼓岬　圆窗龛　砧骨长脚

图 42-18 将砧骨周围的软组织用钩针仔细分离,可以更加清楚地看到砧骨的位置。砧骨与锤骨处于分离状态。

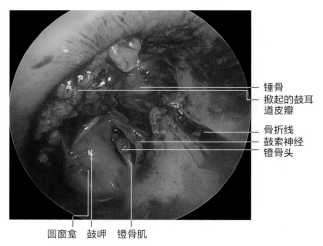

锤骨
掀起的鼓耳道皮瓣
骨折线
鼓索神经
镫骨头

圆窗龛　鼓岬　镫骨肌

图 42-19 取出移位的砧骨,可以看到骨折线的方向,锤骨位置正常,但是周围有瘢痕组织包绕。

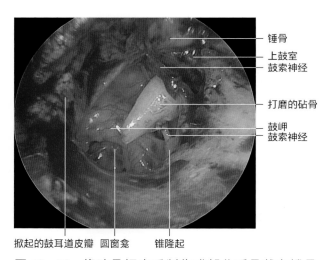

锤骨
上鼓室
鼓索神经
打磨的砧骨
鼓岬
鼓索神经

掀起的鼓耳道皮瓣　圆窗龛　锥隆起

图 42-20 将砧骨打磨后制作成部分听骨戴在镫骨头上重建听骨链,如图所示。

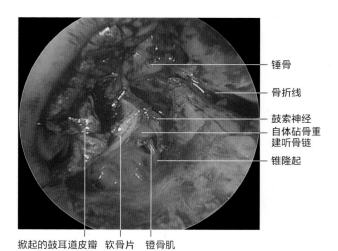

锤骨
骨折线
鼓索神经
自体砧骨重建听骨链
锥隆起

掀起的鼓耳道皮瓣　软骨片　镫骨肌

图 42-21 由于自体砧骨高度不够,取耳屏软骨片垫于鼓膜与砧骨之间。

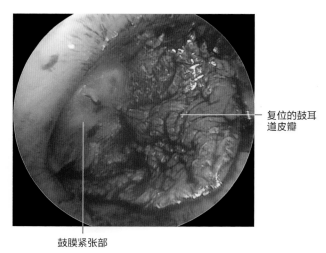

复位的鼓耳道皮瓣

鼓膜紧张部

图 42-22 复位鼓耳道皮瓣,该过程中注意避免重建的听骨链移位。

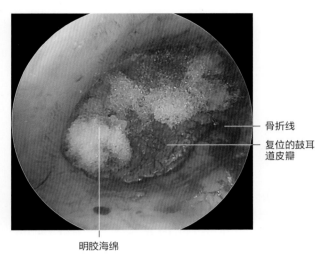

骨折线

复位的鼓耳道皮瓣

明胶海绵

图 42 - 23 使用半干的明胶海绵填塞鼓膜外侧,固定鼓耳道皮瓣的位置,防止重建的听骨链移位。

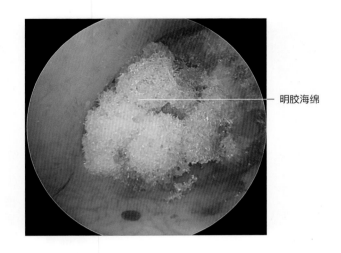

明胶海绵

图 42 - 24 外耳道完成填塞。

手术视频

扫描右方二维码可见手术过程。

 手术视频

外伤后自体听骨链重建术（病例 42）

分析

本例患者为外伤性颞骨骨折引起的传导性耳聋,考虑听骨链连接异常所致,CT 显示砧骨翻转移位,术中发现患者自体砧骨结构良好,无病变,经过打磨也可以作为重建材料,因此我们选择在内镜下用自体砧骨打磨重建听骨链,由于高度不够,遂取耳屏软骨加高。本例亦可采用显微镜下手术,内镜手术虽只需要做鼓耳道切口,但单手操作重建听骨链有困难,而显微镜虽然需增加耳前切口用以暴露视野,但是双手操作优势明显,医生可以根据自身条件综合考虑。本例亦可用人工听骨重建听骨链。

手术后随访

术后 1 个半月复诊见图 42 - 25。

术后 5 个月复诊,左耳净,仍有耳鸣。纯音听阈测试:左耳 125 Hz B－A25;250 Hz B15 A25;500 Hz B15 A30;1 kHz B20 A30;2 kHz B40 A50;4 kHz B40 A55;8 kHz B－A60。

术后 8 个月复诊,纯音听阈测试:左耳 125 Hz B－A25;250 Hz B10 A25;500 Hz B10 A30;1 kHz B15 A35;2 kHz B25 A45;4 kHz B30 A50;8 kHz B－A60。

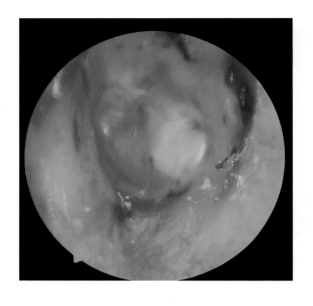

图 42-25 术后 1 个半月复诊,耳鸣好转,左耳清理痂皮后,内镜下透过鼓膜可见软骨片,位置良好。纯音听阈测试:左耳 125 Hz B－A20;250 Hz B5 A20;500 Hz B5 A20;1 kHz B15 A30;2 kHz B20 A30;4 kHz B25 A55;8 kHz B－A55。说明术后 1 个半月听力基本稳定。

病例 43

外伤性听小骨移位自体砧骨听骨链重建术

诊断 颞骨横行骨折,传导性耳聋,砧骨移位。

手术方式 内镜下听骨链探查+自体砧骨重建听骨链。

病史和术前检查

患者 女,56 岁,主诉右耳听力下降半年。半年前摔倒后出现右耳疼痛,伴流血,耳闷及耳鸣,保守治疗无改善,CT 显示右侧颞骨骨折,累及乳突、外耳道和中耳,右侧听小骨脱位,遂以"右侧传导性耳聋"收入院。术前相关检查见图 43-1～图 43-6。

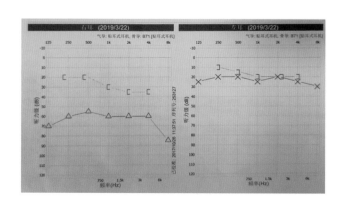

图 43-1 纯音听阈测试显示右侧传导性成分为主的混合型听力下降。

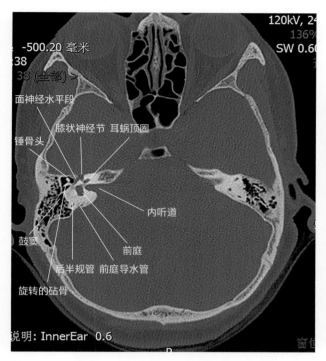

图43-2 横断面 CT 显示右侧锤砧骨关系异常，失去正常的锤砧关节结构。

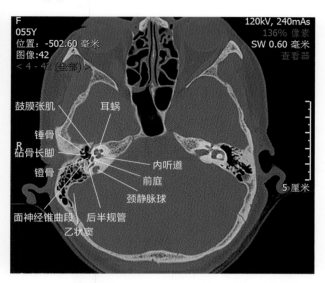

图43-3 横断面 CT 显示右侧砧镫关节不相连。

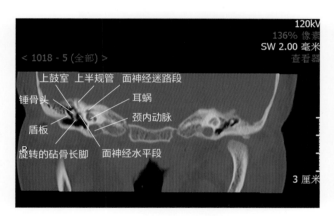

图43-4 冠状面 CT 显示右侧砧骨位置异常。

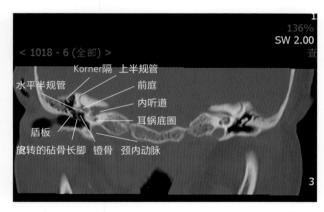

图43-5 冠状面 CT 显示右侧砧骨长脚移向外侧，与镫骨分离。

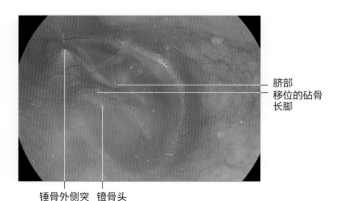

图43-6 内镜检查显示鼓膜紧张部完整，锤骨柄后方有平行的血管纹理，可以隐约看到移位的锤骨柄和砧骨长脚。

见图 43 - 7～图 43 - 24。

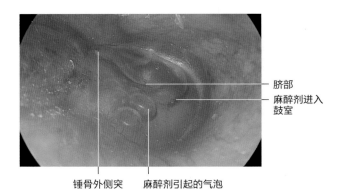

图 43 - 7　平行外耳道后上壁皮下注射麻醉剂后,麻醉剂沿着皮下进入鼓室,可见液平和气泡。

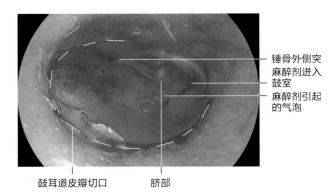

图 43 - 8　使用环切刀做自 6 点至 13 点位置舌形鼓耳道皮瓣,如图虚线所示,深达骨质。

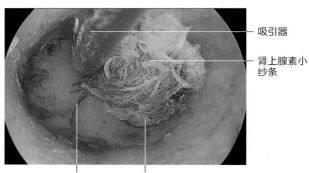

图 43 - 9　使用浸润肾上腺素的小纱条保护鼓耳道皮瓣和止血,使用小吸引器沿着骨面平行前推鼓耳道皮瓣,保持鼓耳道皮瓣的完整性,可以看到位于外耳道后上壁的骨折线。

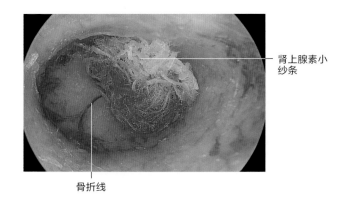

图 43 - 10　将鼓耳道皮瓣前推至鼓环位置。

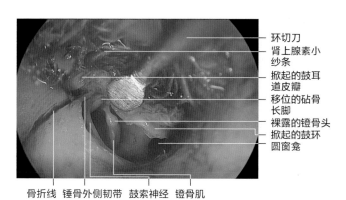

图 43 - 11　使用小环切刀自 6 点位置掀起鼓环,暴露后鼓室黏膜,进入鼓室,顺势自下而上分离掀起鼓环至锤骨外侧韧带位置,注意保护鼓索神经,可以看到镫骨头有软组织与移位的砧骨相连。

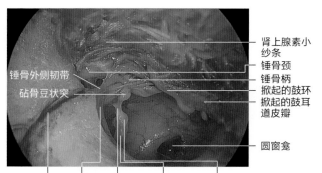

图 43 - 12　钩针分离 Prussak 间隙暴露上鼓室,可以清晰地看到砧骨长脚向外向前移位与镫骨头只有软组织相连,锤骨和镫骨位置良好。

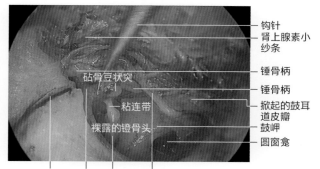

标注（图 43-13）：
钩针
肾上腺素小纱条
锤骨柄
锤骨柄
掀起的鼓耳道皮瓣
鼓岬
圆窗龛
砧骨豆状突
粘连带
裸露的镫骨头
骨折线　鼓索神经　镫骨肌　鼓环

图 43‑13　用钩针自骨缘将锤骨外侧韧带离断，注意保护其下方的鼓索神经，可以看到砧骨长脚与鼓索神经粘连在一起。

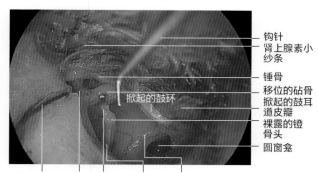

标注（图 43-14）：
钩针
肾上腺素小纱条
锤骨
移位的砧骨
掀起的鼓耳道皮瓣
裸露的镫骨头
圆窗龛
掀起的鼓环
骨折线　鼓索神经　粘连带　镫骨肌　鼓岬

图 43‑14　使用钩针先将移位的砧骨长脚与锤骨柄分离，探查其活动度。

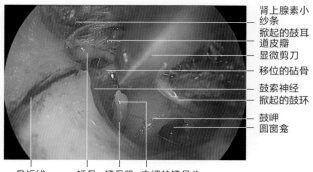

标注（图 43-15）：
肾上腺素小纱条
掀起的鼓耳道皮瓣
显微剪刀
移位的砧骨
鼓索神经
掀起的鼓环
鼓岬
圆窗龛
骨折线　锤骨　镫骨肌　赤裸的镫骨头

图 43‑15　使用显微剪刀剪断移位砧骨与镫骨头之间的软组织。

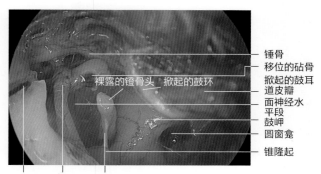

标注（图 43-16）：
锤骨
移位的砧骨
掀起的鼓耳道皮瓣
面神经水平段
鼓岬
圆窗龛
锥隆起
裸露的镫骨头　掀起的鼓环
骨折线　鼓索神经　锤骨肌

图 43‑16　用钩针仔细将鼓索神经与砧骨之间的粘连分离，沿着砧骨长脚骨面进行。

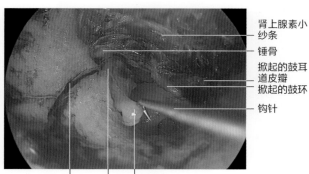

标注（图 43-17）：
肾上腺素小纱条
锤骨
掀起的鼓耳道皮瓣
掀起的鼓环
钩针
骨折线　鼓索神经　游离的砧骨

图 43‑17　用钩针将砧骨游离，保护鼓索神经

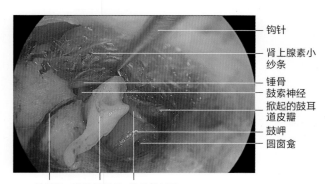

标注（图 43-18）：
钩针
肾上腺素小纱条
锤骨
鼓索神经
掀起的鼓耳道皮瓣
鼓岬
圆窗龛
骨折线　移位的砧骨　掀起的鼓环

图 43‑18　完全游离砧骨，灵活使用钩针，使砧骨绕着鼓索神经旋转离开上鼓室。

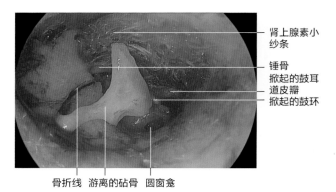

肾上腺素小
纱条

锤骨
掀起的鼓耳
道皮瓣
掀起的鼓环

骨折线　游离的砧骨　圆窗龛

图 43 - 19　完全游离移出鼓室的砧骨，可以看到砧骨结构完整。

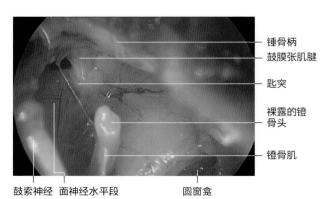

锤骨柄
鼓膜张肌腱
匙突
裸露的镫
骨头
镫骨肌

鼓索神经　面神经水平段　　　圆窗龛

图 43 - 20　内镜探入鼓室探查镫骨周围和鼓膜张肌腱周围的情况。

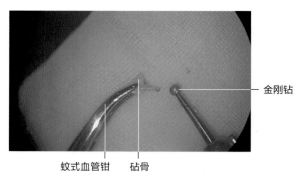

金刚钻

蚊式血管钳　砧骨

图 43 - 21　使用蚊式钳如图夹持砧骨关节处，使用 2 mm 金刚钻磨除部分砧骨长脚。

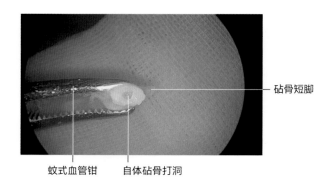

砧骨短脚

蚊式血管钳　自体砧骨打洞

图 43 - 22　在砧骨长脚磨除的平面使用 1 mm 切割钻头打孔如图，做容纳镫骨头的凹槽。

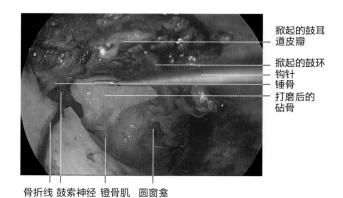

掀起的鼓耳
道皮瓣
掀起的鼓环
钩针
锤骨
打磨后的
砧骨

骨折线　鼓索神经　镫骨肌　　圆窗龛

图 43 - 23　将打磨好的砧骨戴帽于镫骨头上如图，重建听骨链，复位鼓耳道皮瓣，注意保持重建听骨链的位置不要发生移动。

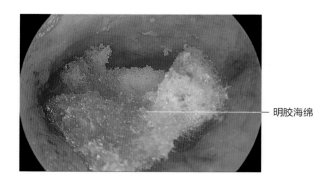

明胶海绵

图 43 - 24　鼓膜外侧和外耳道填塞半干的明胶海绵以固定鼓耳道皮瓣和防止听骨链移位。

手术视频

扫描右方二维码可见手术过程。

 手术视频

外伤传导性耳聋自体 PORP（病例 43）

分析

该例患者术前明确诊断为外伤引起听小骨脱位，既往多采用显微镜手术，耳内切口，类似耳硬化症的手术方式，现逐渐被内镜手术替代，内镜视野更好，且不需要额外的切口。但是对于单手操作取出听小骨、重建听骨链来说，需要手术医生具有较高的操作水平，尤其是采用自体听骨打磨后重建听骨链比使用人工材料需要更熟练的手术技巧，建议这类内镜手术由有经验的耳科医生操作。本例自体听骨打磨的方式也不同于一般的将砧骨长脚打磨掉，采用短脚与关节面连线为轴的方式，而是利用短脚整个侧面来接触鼓膜，尽管操作较困难，但是由于接触面大了，不容易移位，传音效果更好。

手术后随访

术后 1 个月复诊（图 43-25），右耳取痂皮，见鼓膜完整，纯音听阈测试：右耳 125 Hz B-A25；250 Hz B10 A25；500 Hz B15 A25；1 kHz B10 A25；2 kHz B15 A30；4 kHz B15 A45；8 kHz B-A55。

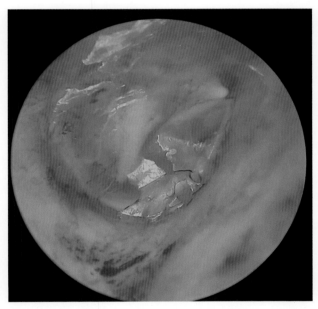

图 43-25 术后 1 个月内镜检查透过鼓膜可以见到用于重建听骨链的砧骨短脚。

先天性听骨链畸形篇

底板完好的听骨链畸形 TORP 植入听力重建术

诊断　先天性听骨链畸形。

手术方式　内镜下听骨链探查＋钛 TORP 听骨链重建术。

病史和术前检查

患者　男，36岁，主诉右耳听力下降10年。术前相关检查见图 44-1～图 44-3。

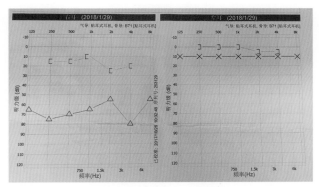

图 44-1　纯音听阈测试显示右侧传导性听力下降，气骨导差大于 50 dB。

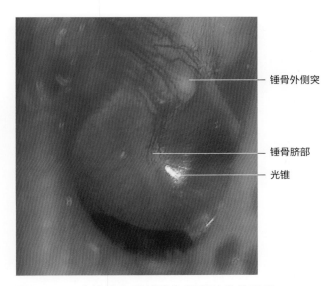

图 44-2　内镜检查见鼓膜色泽和结构均正常。

锤骨外侧突

锤骨脐部

光锥

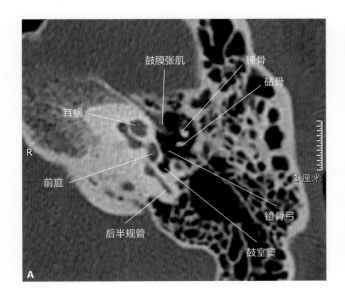

鼓膜张肌　　锤骨

砧骨

耳蜗

前庭

后半规管

镫骨弓

鼓室窦

1 厘米

R

A

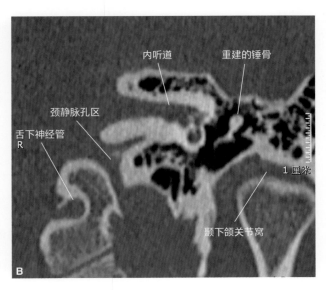

内听道　　重建的锤骨

颈静脉孔区

舌下神经管

颞下颌关节窝

1 厘米

R

B

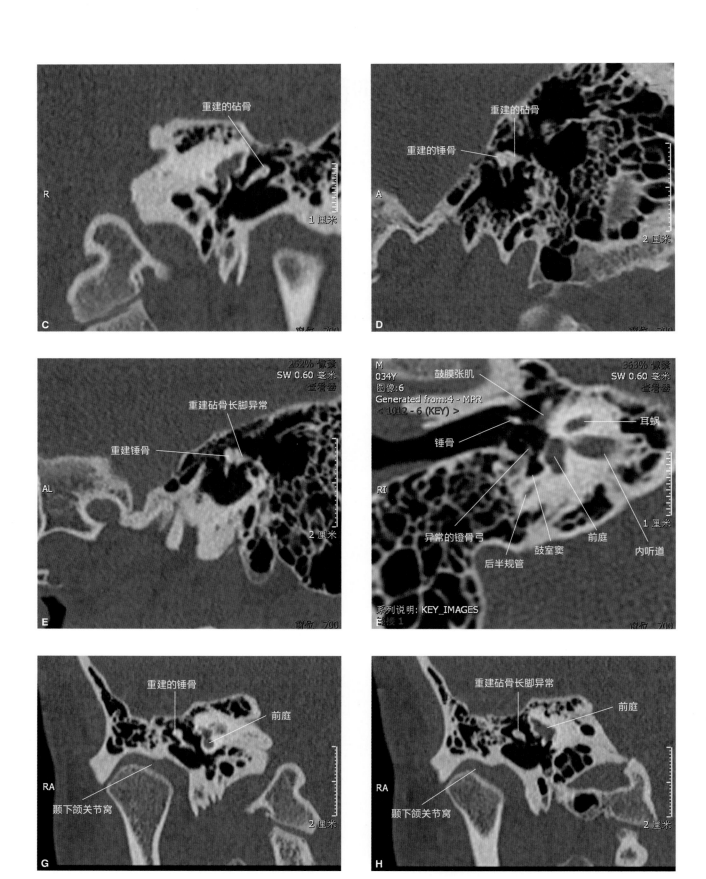

图 44－3 CT 重建听骨链来判断听小骨的异常,显示砧骨长脚异常,镫骨弓异常,锤骨良好(A～H)。

见图 44 - 4～图 44 - 30。

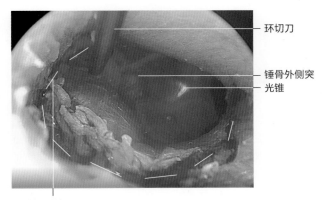

图 44 - 4　使用环切刀自 6 点至 13 点位置做舌形鼓耳道皮瓣,切口如图虚线所示,最远距离鼓环 5 mm,深达骨质。

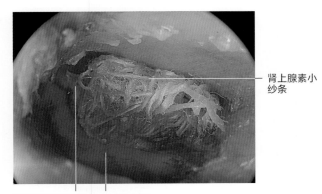

图 44 - 5　使用浸润肾上腺素的小纱条保护鼓耳道皮瓣和止血,使用吸引器沿着骨面平行前推至鼓环位置。

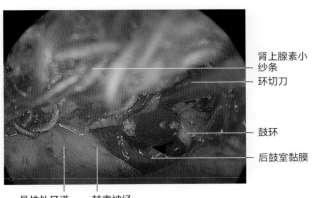

图 44 - 6　使用环切刀自 6 点位置掀起鼓环,显露后鼓室黏膜和鼓索神经,注意避免损伤鼓索神经。

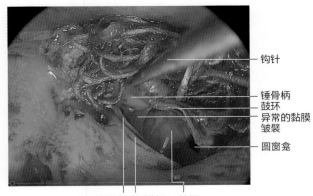

图 44 - 7　使用环切刀自 6 点位置切开后鼓室黏膜进入鼓室,顺势自下而上掀起后方的鼓环至锤骨外侧韧带位置,注意避免损伤鼓索神经。

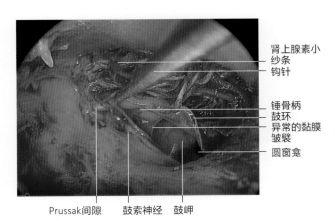

图 44 - 8　使用钩针离断锤骨外侧韧带开放 Prussak 间隙,进一步显露鼓室,可见锤骨柄与异常的黏膜皱襞连接。

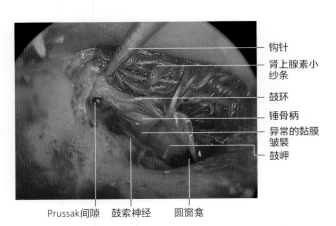

图 44 - 9　暴露 Prussak 间隙,可见前方的锤骨颈,锤骨柄下方有异常的黏膜皱襞。

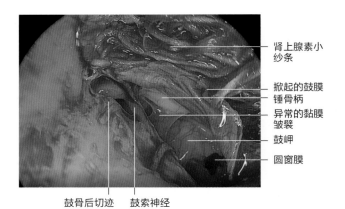

肾上腺素小
纱条

掀起的鼓膜
锤骨柄
异常的黏膜
皱襞
鼓岬
圆窗膜

鼓骨后切迹　　鼓索神经

图 44 - 10 进一步使用钩针前掀鼓耳道皮瓣和相连的鼓膜,开放 Prussak 间隙后方黏膜,见锤骨完整,锤骨柄下方的异常黏膜皱襞清晰可见。

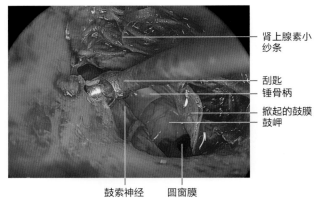

肾上腺素小
纱条

刮匙
锤骨柄
掀起的鼓膜
鼓岬

鼓索神经　　圆窗膜

图 44 - 11 为了进一步探查上鼓室和听骨链,使用刮匙在鼓索后方刮除上鼓室外侧壁的骨质,仔细操作避免损伤鼓索神经。

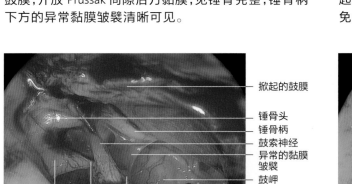

掀起的鼓膜

锤骨头
锤骨柄
鼓索神经
异常的黏膜
皱襞
鼓岬
圆窗膜

砧骨体　面神经水平段　纤细的砧骨长脚　砧镫关节

图 44 - 12 刮匙刮除上鼓室外侧壁骨质后,清楚显露上鼓室内容,可见砧骨长脚纤细,锤骨柄下方的异常黏膜皱襞与砧镫关节相连。

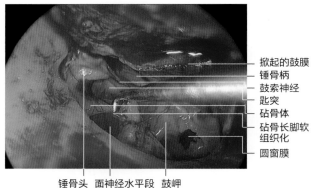

掀起的鼓膜
锤骨柄
鼓索神经
匙突
砧骨体
砧骨长脚软
组织化
圆窗膜

锤骨头　　面神经水平段　鼓岬

图 44 - 13 钩针将遮挡视线的鼓索神经向下移动,探查砧镫关节,可见砧骨长脚软组织化,与镫骨仅有软组织相连。

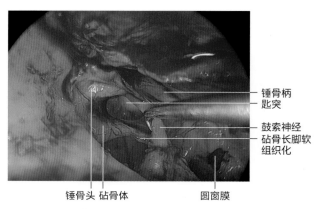

锤骨柄
匙突
鼓索神经
砧骨长脚软
组织化

锤骨头　砧骨体　　圆窗膜

图 44 - 14 进一步将鼓索用钩针轻轻下拉,充分暴露砧镫关节,可以清晰地看到砧骨豆状突和长脚末端只有软组织相连,并且与锤骨柄通过异常黏膜皱襞相连,判断是发育异常导致。

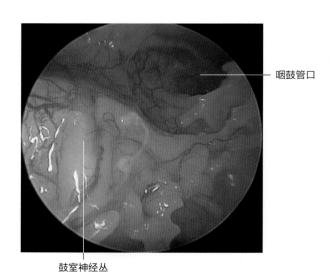

咽鼓管口

鼓室神经丛

图 44 - 15 更换细内镜进入鼓室,可以清晰地显示咽鼓管口周围的结构,咽鼓管良好。

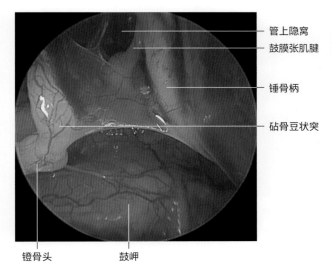

管上隐窝
鼓膜张肌腱
锤骨柄
砧骨豆状突
镫骨头
鼓岬

图 44-16 细内镜进入鼓室可以看到锤骨柄和砧骨长脚以及镫骨头的连接状态,深处可见鼓膜张肌腱和管上隐窝。

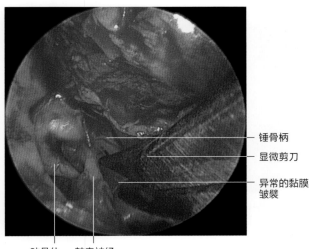

锤骨柄
显微剪刀
异常的黏膜皱襞
砧骨体　鼓索神经

图 44-17 使用显微剪刀剪断锤骨柄与砧镫关节之间异常的黏膜皱襞。

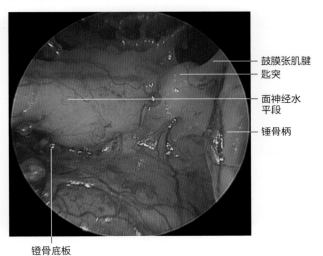

鼓膜张肌腱
匙突
面神经水平段
锤骨柄
镫骨底板

图 44-18 剪断锤骨柄下方的黏膜皱襞,进一步探查可以看到面神经水平段前部,匙突和鼓膜张肌腱,部分镫骨底板,镫骨弓异常。

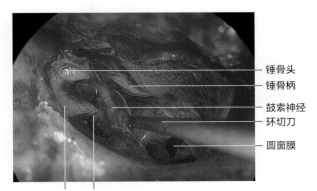

锤骨头
锤骨柄
鼓索神经
环切刀
圆窗膜
砧骨体　分离软组织化的砧骨长脚

图 44-19 环切刀切断软组织化的砧骨长脚,注意仔细操作,防止过度扰动镫骨。

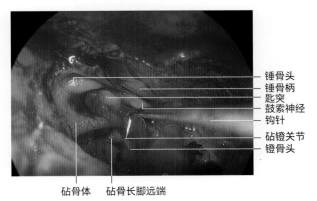

锤骨头
锤骨柄
匙突
鼓索神经
钩针
砧镫关节
镫骨头
砧骨体　砧骨长脚远端

图 44-20 继续使用钩针,分离砧骨豆状突与镫骨头。

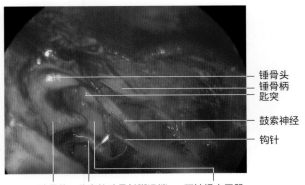

锤骨头
锤骨柄
匙突
鼓索神经
钩针
砧骨体　分离的砧骨长脚远端　面神经水平段

图 44-21 用细钩针找到砧镫关节间隙,由于豆状突软化,需要找到硬的镫骨头,自其表面从后向进入关节,将软化的豆状突自镫骨头分离开。同时,发现镫骨弓异常,软组织化。

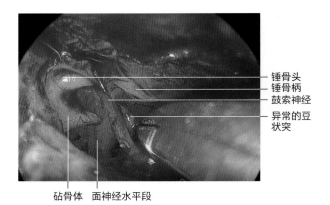

锤骨头
锤骨柄
鼓索神经
异常的豆
状突

砧骨体　面神经水平段

图 44‑22　然后使用小鳄鱼钳将软化的砧骨长脚、
豆状突和镫骨软化部分去除。

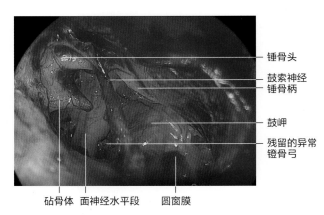

锤骨头
鼓索神经
锤骨柄

鼓岬

残留的异常
镫骨弓

砧骨体　面神经水平段　圆窗膜

图 44‑23　可见砧骨长脚缺失,镫骨弓残留部分。

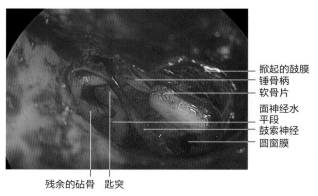

掀起的鼓膜
锤骨柄
软骨片

面神经水
平段
鼓索神经
圆窗膜

残余的砧骨　匙突

图 44‑24　取小块耳屏软骨移入鼓膜内侧,用来覆盖
钛 TORP 表面。

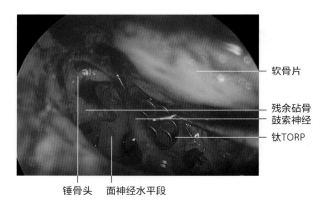

软骨片

残余砧骨
鼓索神经
钛TORP

锤骨头　面神经水平段

图 44‑25　将钛 TORP 小心移入鼓室,安置在镫骨底
板上,由于单手操作,该过程需要耐心仔细。

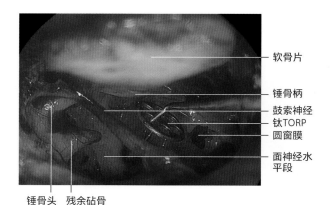

软骨片

锤骨柄
鼓索神经
钛TORP
圆窗膜

面神经水
平段

锤骨头　残余砧骨

图 44‑26　轻触钛 TORP,观察圆窗膜波动情况,判
断 TORP 的位置是否合适。

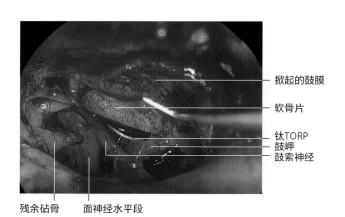

掀起的鼓膜

软骨片

钛TORP
鼓岬
鼓索神经

残余砧骨　面神经水平段

图 44‑27　将软骨片缓慢移到钛 TORP 与鼓膜之间,
同时注意钛 TORP 位置是否发生变化。

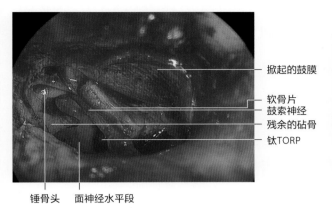

掀起的鼓膜

软骨片
鼓索神经
残余的砧骨
钛TORP

锤骨头　面神经水平段

图 44－28 听骨链重建完成，鼓索神经位置刚好起到一定的固定作用。

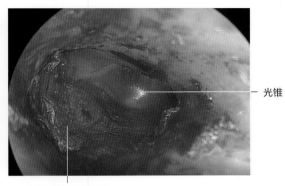

光锥

复位的鼓耳道皮瓣

图 44－29 轻柔复位鼓耳道皮瓣，注意避免引起软骨片和钛 TORP 位置移动。

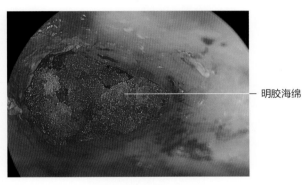

明胶海绵

图 44－30 鼓膜外侧及外耳道填塞半干的明胶海绵固定鼓耳道皮瓣和重建的听骨链。

 手术视频

先天性听骨链畸形内镜 TORP（病例 44）

手术视频

扫描上方二维码可见手术过程。

分析

该病例先天性听骨链发育异常诊断明确，之所以患者主诉听力下降的时间是某个时间点，是因为患者在这个时间点忽然发现自己的左、右耳听力不一样，其实该时间点并不是发病的时间。术中发现砧骨长脚，镫骨发育不完全，与锤骨柄有异常皱襞相连，而镫骨底板发育良好，可以印证听骨发生源的不同。本例采用内镜和显微镜操作均可，内镜的微创特性使得采用内镜成为首选，但单手操作需要医生经验丰富，显微镜双手操作降低手术操作难度。

术后随访

手术后 1 个半月复诊，右耳道狭窄，见霉菌痂皮，清理后见鼓膜完整，纯音听阈测试：右耳

125 Hz B－A20；250 Hz B5 A20；500 Hz B5 A20；1 kHz B15 A25；2 kHz B20 A30；4 kHz B40 A55；

8 kHz B－A55。

手术后 4 个月复诊，纯音听阈测试，右耳
125 Hz B－A35；250 Hz B10 A35；500 Hz B10

A30；1 kHz B10 A25；2 kHz B15 A30；4 kHz B30
A55；8 kHz B－A55。

病例 45

砧镫骨缺失合并鼓室新生骨形成的听力重建术

诊断	先天性听骨链发育异常（砧镫骨被异常骨组织取代）。	**手术方式**	内镜下上鼓室开放+新生骨切除+TORP 听骨链重建术。

病史和术前检查

患者 男，30 岁，主诉右侧听力下降 20 年，查体：右侧外耳道，鼓膜基本正常。术前检查见图 45－1～图 45－4。

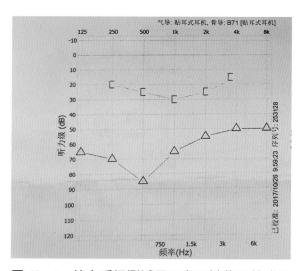

图 45－1 纯音听阈测试显示右耳以传导性成分为主的混合型听力下降。

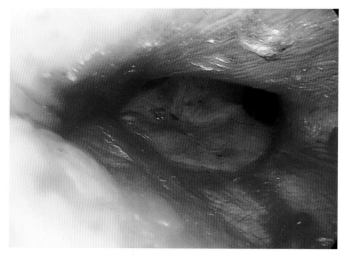

图 45－2 内镜检查显示鼓膜完整，结构良好。

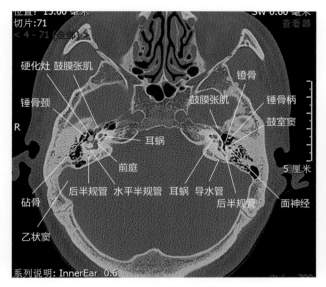

图 45 - 3　横断面 CT 显示镫骨、砧镫关节区斑片状钙化灶，砧骨长脚部分吸收。

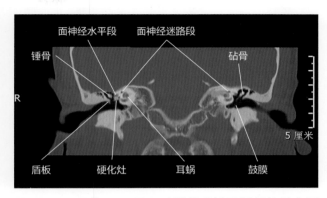

图 45 - 4　冠状面 CT 显示砧镫关节以及镫骨位置大团硬化灶。

手术步骤

见图 45 - 5～图 45 - 25。

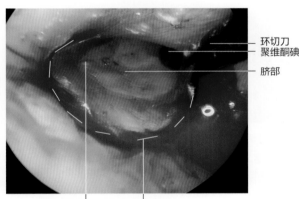

图 45 - 5　使用环切刀做自 6 点至 13 点位置舌形鼓耳道皮瓣，切口如图虚线所示，深达骨质。

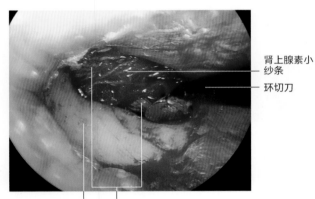

图 45 - 6　使用浸润肾上腺素的小纱条保护鼓耳道皮瓣和止血，环切刀或吸引器沿着骨面前推鼓耳道皮瓣至鼓环位置，从 6 点位置抬起鼓环切开后鼓室黏膜暴露鼓室。

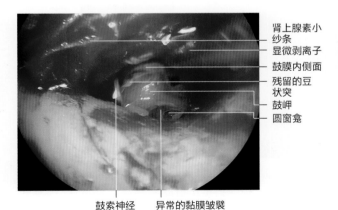

图 45 - 7　从 6 点位置进入鼓室后自下而上沿着骨缘分离，注意保护位于骨缘下方自下向上走行的鼓索神经，掀起鼓环后部，至锤骨外侧韧带处，可以看到鼓室内有异常的黏膜皱襞。

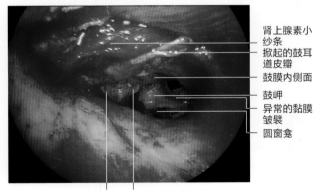

图 45 - 8　砧骨长脚缺失，被硬化灶取代，残留豆状突被软组织包裹。

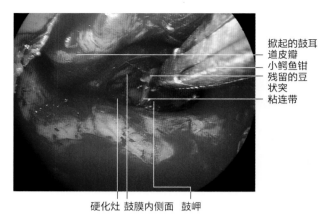

掀起的鼓耳道皮瓣
小鳄鱼钳
残留的豆状突
粘连带

硬化灶　鼓膜内侧面　鼓岬

图 45‑9 使用小鳄鱼钳将残留的豆状突和周围的粘连组织去除。

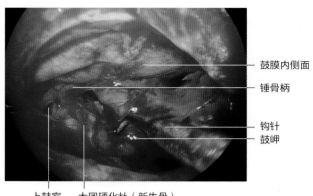

鼓膜内侧面
锤骨柄
钩针
鼓岬

上鼓室　大团硬化灶（新生骨）

图 45‑10 继续前掀与鼓耳道皮瓣相连的鼓膜后部，充分显露鼓室，原砧镫关节位置见大团硬化灶。

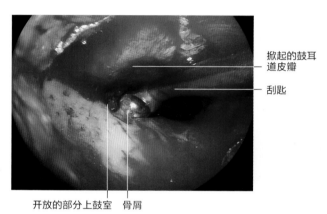

掀起的鼓耳道皮瓣
刮匙

开放的部分上鼓室　骨屑

图 45‑11 刮匙去除上鼓室外侧壁骨质，进一步显露上鼓室，鼓索神经被硬化灶包裹，无法保留，予以切断。

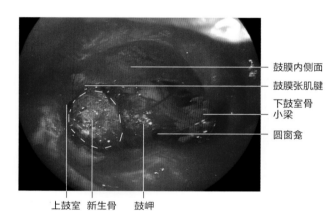

鼓膜内侧面
鼓膜张肌腱
下鼓室骨
小梁
圆窗龛

上鼓室　新生骨　鼓岬

图 45‑12 切除上鼓室外侧壁骨质后暴露硬化灶缘，如图虚线所示。

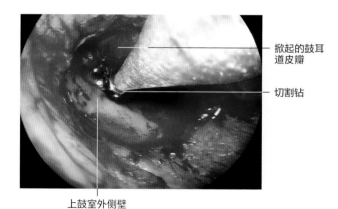

掀起的鼓耳道皮瓣
切割钻

上鼓室外侧壁

图 45‑13 此时因无法判断硬化灶与面神经等结构的关系，两者之间缺乏清晰的界限，继续用电钻磨除上鼓室外侧壁的骨质。

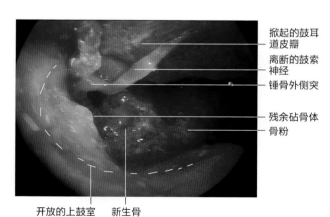

掀起的鼓耳道皮瓣
离断的鼓索神经
锤骨外侧突
残余砧骨体
骨粉

开放的上鼓室　新生骨

图 45‑14 视野扩大后见残余的部分砧骨体，锤骨完整，硬化灶的上界还是不清楚，离断鼓索神经，推向前方。

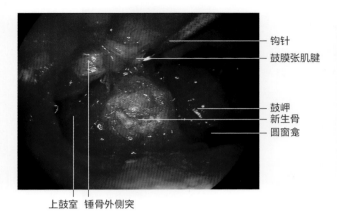

钩针
鼓膜张肌腱

鼓岬
新生骨
圆窗龛

上鼓室　锤骨外侧突

图 45‑15　进一步去除上鼓室外侧壁的骨质,直至看清硬化灶全貌,硬化灶实则是新生骨,质地坚硬,与面神经水平段相连,覆盖镫骨底板。

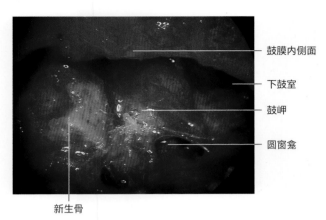

鼓膜内侧面

下鼓室

鼓岬

圆窗龛

新生骨

图 45‑16　内镜深入鼓室观察,新生骨与鼓岬仍存留部分缝隙。

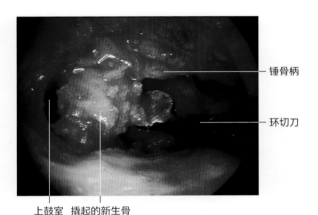

锤骨柄

环切刀

上鼓室　撬起的新生骨

图 45‑17　使用环切刀沿着新生骨与鼓岬之间的缝隙撬起新生骨。

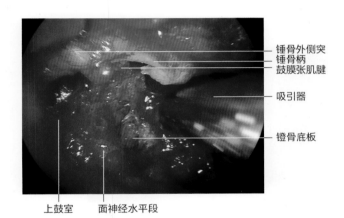

锤骨外侧突
锤骨柄
鼓膜张肌腱

吸引器

镫骨底板

上鼓室　　面神经水平段

图 45‑18　去除新生骨,见镫骨底板完整,板上结构消失,面神经水平段裸露,鼓膜张肌腱完整。

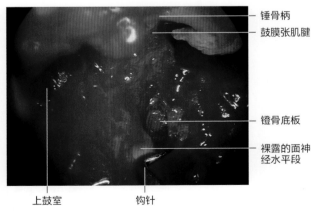

锤骨柄
鼓膜张肌腱

镫骨底板

裸露的面神经水平段

上鼓室　　　钩针

图 45‑19　用钩针探查镫骨底板活动良好,面神经水平段裸露。

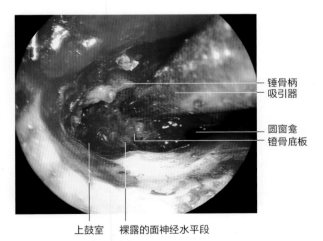

锤骨柄
吸引器

圆窗龛
镫骨底板

上鼓室　裸露的面神经水平段

图 45‑20　继续清理鼓膜张肌腱前下的硬化灶。

先天性听骨链畸形篇　　285

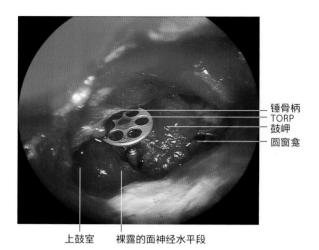

锤骨柄
TORP
鼓岬
圆窗龛

上鼓室　裸露的面神经水平段

图 45－21　使用小钩针将钛 TORP 移入术腔,安置在镫骨底板上,锤骨柄角度合适,刚好加在听骨表面,用钩针轻触听骨,观察圆窗龛液面波动,判断位置是否合适。

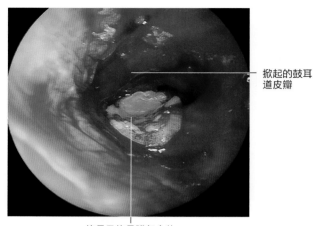

掀起的鼓耳道皮瓣

软骨及软骨膜复合体

图 45－22　取小块软骨及软骨膜复合体覆盖在听骨表面,防止脱出。

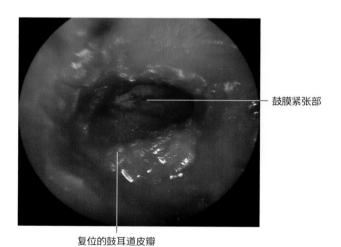

鼓膜紧张部

复位的鼓耳道皮瓣

图 45－23　复位鼓耳道皮瓣和鼓膜,该过程注意避免听骨移位。

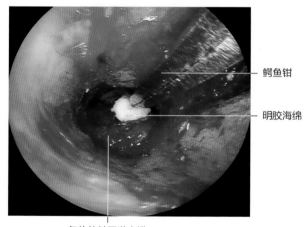

鳄鱼钳

明胶海绵

复位的鼓耳道皮瓣

图 45－24　鼓膜外侧和外耳道填塞半干的明胶海绵固定听骨链和鼓耳道皮瓣。

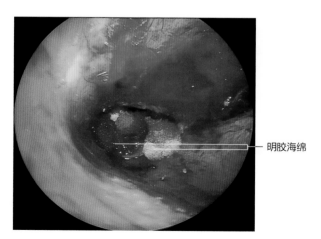

明胶海绵

图 45－25　外耳道完成明胶海绵填塞。

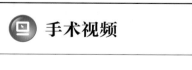

手术视频

先天性传导性耳聋内镜 TORP（病例 45）

手术视频

扫描上页二维码可见手术过程。

分析

综合患者的病史、查体、听力检查和 CT 检查结果,考虑先天性听骨链发育畸形。术前评估面神经水平段和镫骨底板上新生骨形成,但 CT 显示镫骨底板与新生骨之间仍有间隙,理论上耳发育过程中镫骨底板一般很少受累,正常底板仍有可能正常,因此考虑内镜下探查加听骨链重建。尽管对患者来说内镜手术属于微创手术,但是术中发现操作难度确实很大,对于新手来说我们还是建议显微镜下手术。

手术后随访

2 个月后复诊(图 45-26),患者听力检查接近正常,方位感恢复,但是患者主诉自觉右耳无听觉,可能和大脑重塑有关。查体:清理痂皮后见鼓膜正常,Web 测试居中。纯音听阈测试,右耳 125 Hz B - A25;250 Hz B5 A25;500 Hz B10 A25;1 kHz B10 A20;2 kHz B10 A10;4 kHz B10 A15;8 kHz B - A10。

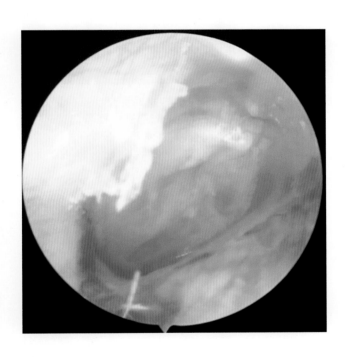

图 45-26 术后 2 个月内镜检查显示鼓膜良好,通过鼓膜隐约可见覆盖人工听骨表面的软骨片。

慢性中耳炎听骨链发育不良鼓膜修补听力重建术

诊断 慢性中耳炎,先天性砧镫骨发育不良湿耳。

手术方式 内镜下上鼓室开放+钛 TORP 听骨链重建+鼓膜修补术。

病史和术前检查

患者 女,61 岁,主诉左耳听力下降伴反复流脓多年。术前检查见图 46-1～图 46-4。

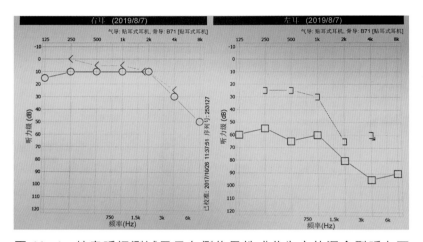

图 46-1 纯音听阈测试显示左侧传导性成分为主的混合型听力下降,右侧高频感音神经性听力下降。

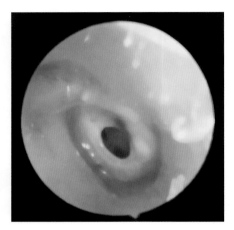

图 46-2 内镜检查显示左侧鼓膜中央中等穿孔,鼓膜钙化显著,有黏性分泌物。

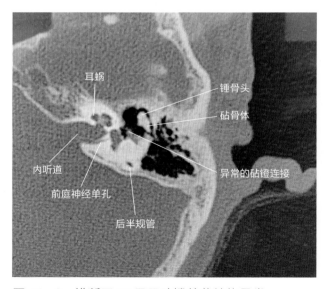

图 46-3 横断面 CT 显示砧镫关节结构异常。

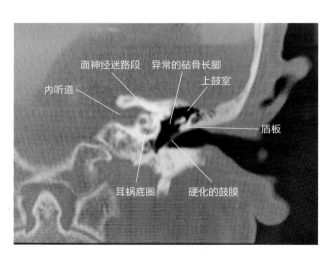

图 46-4 冠状面 CT 显示鼓膜增厚钙化,砧骨长脚缺失。

见图 46-5～图 46-22。

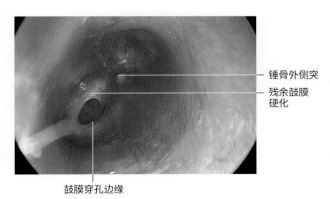

图 46-5　内镜下见鼓膜中央穿孔,残余鼓膜钙化明显。

右侧标注：锤骨外侧突、残余鼓膜硬化、鼓膜穿孔边缘

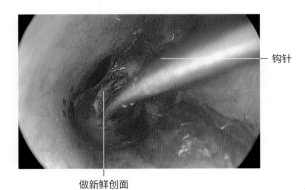

图 46-6　弯钩针处理穿孔边缘,去除残边的上皮组织,制造新鲜创面。

右侧标注：钩针、做新鲜创面

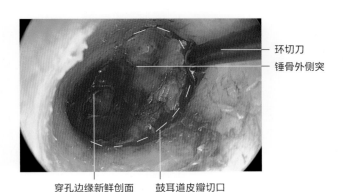

图 46-7　使用环切刀自 11 点至 18 点位置做舌形鼓耳道皮瓣,切口如图虚线所示,深达骨质。

标注：环切刀、锤骨外侧突、穿孔边缘新鲜创面、鼓耳道皮瓣切口

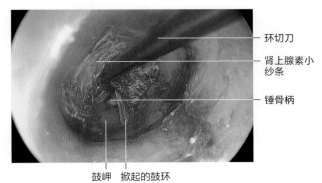

图 46-8　使用浸润肾上腺素的小纱条保护鼓耳道皮瓣和止血,使用环切刀沿着骨面将鼓耳道皮瓣推向前方至鼓环位置,自 18 点位置掀起鼓环,切开后鼓室黏膜进入鼓室,顺势自下而上沿着骨缘抬起后部鼓环至锤骨外侧韧带,由于鼓膜钙化,鼓环与骨缘结合密切,仔细操作,避免损伤鼓索神经。

标注：环切刀、肾上腺素小纱条、锤骨柄、鼓岬、掀起的鼓环

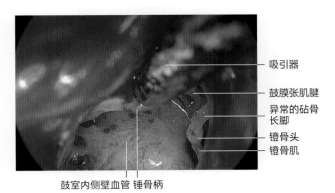

图 46-9　进一步前掀鼓耳道皮瓣及其相连的鼓膜后部,充分暴露中鼓室,探查听骨链,可以看到砧骨长脚纤细,软组织化,镫骨头尚好,但是镫骨弓软组织化。

标注：吸引器、鼓膜张肌腱、异常的砧骨长脚、镫骨头、镫骨肌、鼓室内侧壁血管、锤骨柄

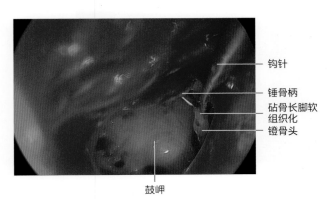

图 46-10　用特殊钩针触探软骨长脚,柔软,镫骨头活动度大。

标注：钩针、锤骨柄、砧骨长脚软组织化、镫骨头、鼓岬

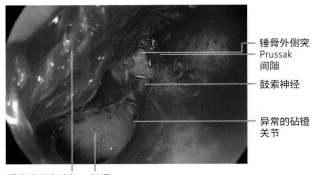

锤骨外侧突
Prussak间隙
鼓索神经
异常的砧镫关节

肾上腺素小纱条　鼓岬

图46-11　使用钩针离断锤骨外侧韧带,开放部分Prussak间隙,可以看到锤骨形态良好,上鼓室正常。

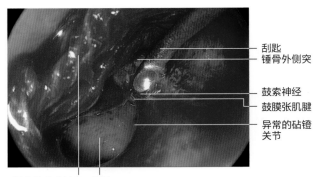

刮匙
锤骨外侧突
鼓索神经
鼓膜张肌腱
异常的砧镫关节

肾上腺素小纱条　鼓岬

图46-12　为进一步探查砧骨和镫骨状态,使用刮匙去除部分上鼓室外侧壁骨质,注意保护鼓索神经。

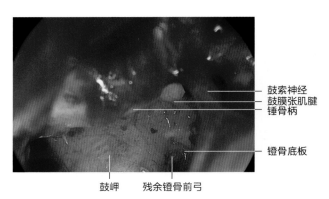

鼓索神经
鼓膜张肌腱
锤骨柄

镫骨底板

鼓岬　残余镫骨前弓

图46-13　可以看到,砧骨长脚软组织化,镫骨前后弓大部分为软组织替代,紧靠底板残留少许骨质,底板活动良好。

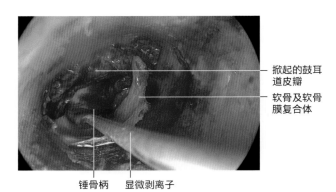

掀起的鼓耳道皮瓣
软骨及软骨膜复合体

锤骨柄　显微剥离子

图46-14　采用耳屏软骨及软骨膜复合体内置法修补鼓膜,位于锤骨柄下方,软骨膜面朝外。

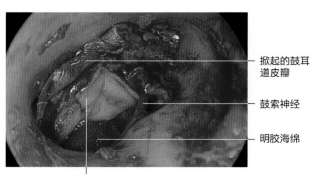

掀起的鼓耳道皮瓣
鼓索神经
明胶海绵

软骨及软骨膜复合体

图46-15　鼓室内填塞半干的小块明胶海绵,将软骨及软骨膜复合体与穿孔边缘贴合紧密。

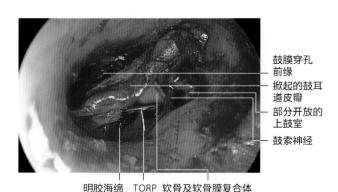

鼓膜穿孔前缘
掀起的鼓耳道皮瓣
部分开放的上鼓室
鼓索神经

明胶海绵　TORP　软骨及软骨膜复合体

图46-16　将钛TORP小心移入中鼓室,过程中注意避免碰撞周边结构,以免听骨变形。

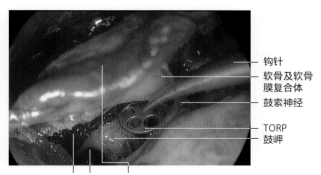

钩针
软骨及软骨膜复合体
鼓索神经
TORP
鼓岬

明胶海绵　圆窗龛　掀起的鼓耳道皮瓣

图 46‑17　将钛 TORP 安置在镫骨底板上,用钩针轻触钛听骨,观察圆窗膜处液体的波动,判断听骨位置是否合适。

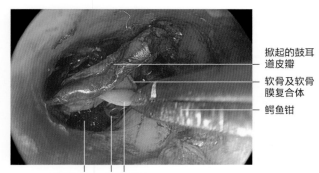

掀起的鼓耳道皮瓣
软骨及软骨膜复合体
鳄鱼钳

明胶海绵　TORP　软骨片

图 46‑18　为防止听骨脱出,在听骨表面加一小块软骨片。

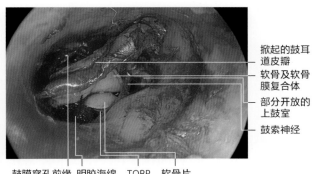

掀起的鼓耳道皮瓣
软骨及软骨膜复合体
部分开放的上鼓室
鼓索神经

鼓膜穿孔前缘　明胶海绵　TORP　软骨片

图 46‑19　软骨片覆盖钛 TORP,周围继续填塞半干的明胶海绵,注意防止听骨位置发生移动。

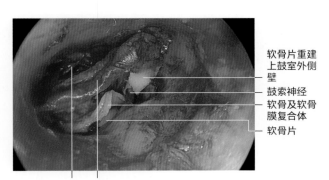

软骨片重建上鼓室外侧壁
鼓索神经
软骨及软骨膜复合体
软骨片

鼓膜穿孔前缘　掀起的鼓耳道皮瓣

图 46‑20　复位鼓耳道皮瓣和鼓膜,使用软骨片重建开放的上鼓室外侧壁。

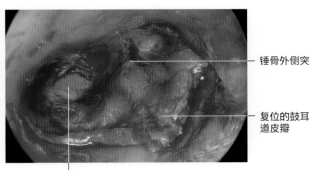

锤骨外侧突
复位的鼓耳道皮瓣

软骨及软骨膜复合体

图 46‑21　复位鼓耳道皮瓣,确保软骨及软骨膜复合体和鼓膜穿孔边缘贴合紧密无裂隙。

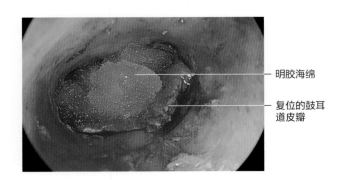

明胶海绵
复位的鼓耳道皮瓣

图 46‑22　鼓膜外侧和外耳道填塞半干的明胶海绵以固定鼓耳道皮瓣和防止听骨链移位。

手术视频

扫描右方二维码可见手术过程。

 手术视频

鼓膜穿孔先天性听骨畸形
内镜 TORP（病例 46）

分析

本例患者单从病史，查体和听力检查来看，只需要做个鼓膜修补术。CT 显示听骨链有破坏，所以我们选择内镜下鼓膜修补加听骨链重建术。术中发现镫骨前后弓纤细，砧骨长脚缺乏骨质，仅有软组织与豆状突相连，因此，考虑先天性听骨链畸形合并慢性中耳炎。术中使用全听骨重建听骨链，内镜下单手操作重建听骨链对术者的要求较高，因此建议选择显微镜手术，虽多一个切口，但是双手操作行听骨链重建会相对容易很多。具体采用内镜还是显微镜需根据患者的诉求和医生的自身条件决定。

手术后随访

术后 20 d 随访，术后耳鸣无变化，听力无变化。左耳清理痂皮，鼓膜完整，术后一直塞棉球，鼓膜潮湿。纯音听阈测试：左耳 125 Hz B－A25；250 Hz B15 A30；500 Hz B20 A45；1 kHz B30 A55；2 kHz B60 A70；4 kHz B－A90；8 kHz B－A－；

术后 3 个月复诊，左耳鼓膜完整，干净。纯音听阈测试：左耳 125 Hz B－A40；250 Hz B5 A35；500 Hz B10 A35；1 kHz B15 A35；2 kHz B55 A60；4 kHz B－A80；8 kHz B－A－。

耳后入路手术篇

显微镜以处理范围较广的胆脂瘤为主。如果中耳胆脂瘤病变范围广泛，以侵袭性为主，在气房内广泛蔓延，无论是否伴面神经裸露，是否存在半规管漏，均需要在显微镜下充分磨骨，开放乳突腔和上鼓室空间，清除胆脂瘤主体病变。当然目前也有用内镜操作的，但与显微镜相比，内镜不占优势。对于一个手术选用何种工具，显微镜还是内镜，除了术者的擅长之外，因病制宜的选择是基本要求，恰当的结合两者也是必要的。本篇一例先天性胆脂瘤即需要在术中借助显微镜和内镜的协同才能完成病变的清除，这也充分说明了两种工具协同的必要性。

中耳胆脂瘤开放式乳突切除鼓室成形听力重建术

| **诊断** 中耳胆脂瘤。 | **手术方式** 显微镜开放术式乳突切除+钛PORP植入+鼓室成形术+外耳道成形术。 |

病史和术前检查

患者 男，49岁，主诉右耳听力下降5年，加重伴流脓2个月，查体见右侧鼓膜紧张部完整，松弛部脓痂皮覆盖。术前相关检查见图47-1～图47-3。

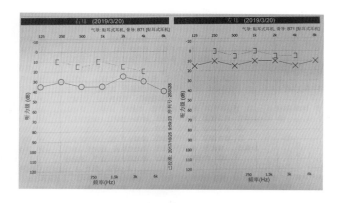

图 47-1 纯音听阈测试显示右耳传导性听力下降。

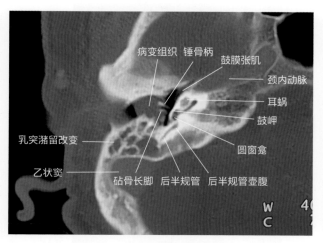

图 47-2 横断面CT显示外耳道及中、上鼓室软组织影，包绕听骨链，伴周围骨质破坏，乳突区气房软组织影。

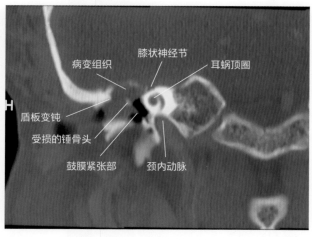

图 47-3 冠状面CT显示上鼓室病变破坏锤骨头和盾板，累及外耳道，脑板部分吸收破坏。

手术步骤

见图 47 – 4～图 47 – 31。

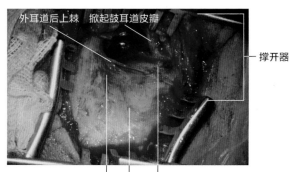

图 47 – 4 常规耳后切口,使用 3 把撑开器,两把带关节的撑开器前后放置,不带关节的撑开器上下放置,暴露乳突区,做蒂在下方的门型瓣,翻向前下方固定在撑开器下方,暴露外耳道后壁。

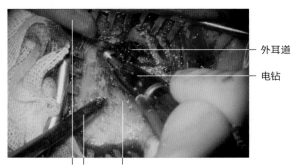

图 47 – 5 使用 5 mm 切割钻头磨除乳突骨皮质,采用助手滴水模式,便于收集磨除的骨粉。

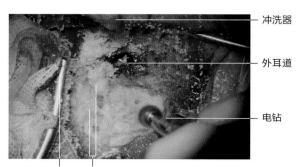

图 47 – 6 磨除骨皮质至接近气房,磨除范围根据乳突气化的范围决定。

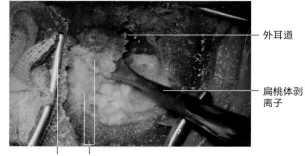

图 47 – 7 使用扁桃体剥离子收集术腔的骨粉,干纱布挤干备用。

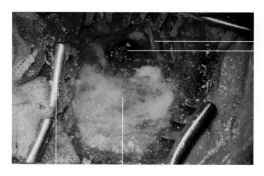

图 47 – 8 收集骨粉完毕,可见大体磨除的范围在外耳道上壁上 0.5 cm,下与外耳道下壁平齐,后方至乙状窦前缘。

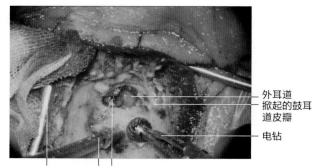

图 47 – 9 继续磨除骨皮质和气房,磨除外耳道后壁的深度以距离鼓环 2 mm,平行于鼓膜平面的延长线为宜,显露乳突鼓窦气房。

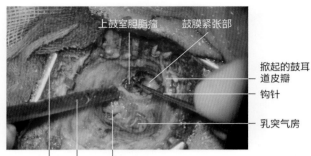

上鼓室胆脂瘤　鼓膜紧张部

掀起的鼓耳道皮瓣
钩针
乳突气房

自持撑开器　吸引器　鼓索胆脂瘤

图 47-10 此时可以看到深入鼓窦的胆脂瘤,尽量保持胆脂瘤壁的完整性,使用环切刀探查上鼓室胆脂瘤的范围。

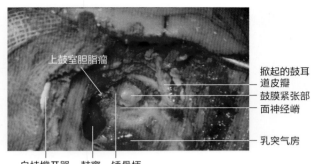

上鼓室胆脂瘤

掀起的鼓耳道皮瓣
鼓膜紧张部
面神经嵴
乳突气房

自持撑开器　鼓窦　锤骨柄

图 47-11 磨断骨桥,开放上鼓室,上方骨质与外耳道上壁平齐,显露上鼓室胆脂瘤,自鼓窦开始自后向前清理胆脂瘤。

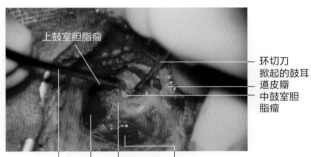

上鼓室胆脂瘤

环切刀
掀起的鼓耳道皮瓣
中鼓室胆脂瘤

吸引器　鼓窦　面神经嵴　乳突气房

图 47-12 将鼓窦、上鼓室内可见胆脂瘤清理干净后,使用环切刀将外耳道后壁残余皮肤与骨面分离,至鼓环处,自 6 点位置掀起鼓环,进入鼓室,自下而上沿着骨缘掀起后部鼓环,直至上鼓室,避免损伤鼓索神经。同时可见中鼓室有胆脂瘤,保持胆脂瘤壁完整,将鼓膜与胆脂瘤仔细分离。

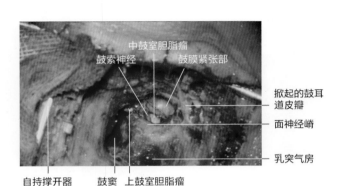

中鼓室胆脂瘤
鼓索神经　　鼓膜紧张部

掀起的鼓耳道皮瓣
面神经嵴
乳突气房

自持撑开器　鼓窦　上鼓室胆脂瘤

图 47-13 将鼓膜紧张部连同外耳道皮瓣前掀,暴露中鼓室胆脂瘤边缘,保护鼓索神经。

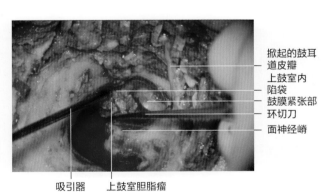

掀起的鼓耳道皮瓣
上鼓室内陷袋
鼓膜紧张部
环切刀
面神经嵴

吸引器　上鼓室胆脂瘤

图 47-14 使用环切刀从上鼓室残留胆脂瘤边缘轻轻自骨面分离,注意用力位置在胆脂瘤壁,边分离边前推,平行前进,保持胆脂瘤壁完整,注意膜迷路瘘可能。

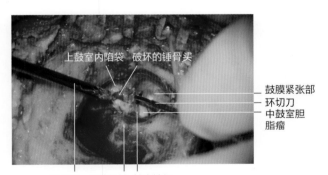

上鼓室内陷袋　破坏的锤骨头

鼓膜紧张部
环切刀
中鼓室胆脂瘤

吸引器　面神经嵴　鼓索神经

图 47-15 清理干净上鼓室胆脂瘤,确保内陷袋胆脂瘤彻底清理干净,随后处理中鼓室胆脂瘤,注意避免过度扰动听骨链。本例患者可以看到被胆脂瘤破坏的锤骨头。

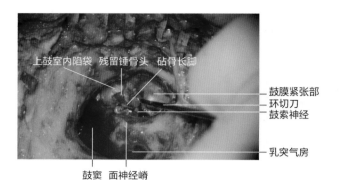

图 47‑16 清理中鼓室胆脂瘤后,可见砧骨体破坏,仅剩砧骨长脚与镫骨头相连。

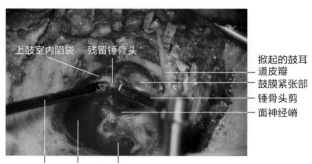

图 47‑17 使用锤骨头剪刀将残余的锤骨头去除,充分暴露前上鼓室。

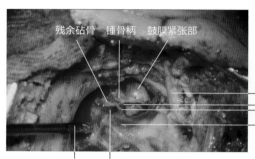

图 47‑18 将上鼓室,前上鼓室内陷袋彻底清理,此时可以看清楚砧镫关节,面神经水平段。

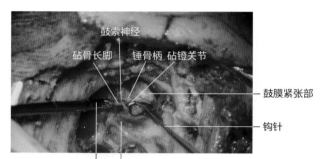

图 47‑19 吸引器固定砧骨长脚,使用小钩针分离砧镫关节,去除残余砧骨。

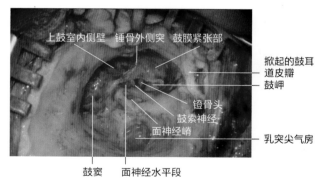

图 47‑20 彻底清理干净胆脂瘤,使用大量生理盐水冲洗术腔,将乳突残余气房可能残留的胆脂瘤上皮去除。

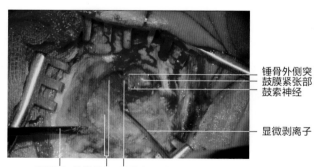

图 47‑21 使用挤干的骨粉填塞上鼓室,鼓窦、乳突,形成一个大的外耳道腔。

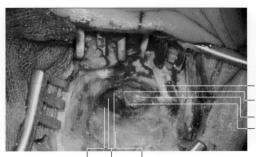

筋膜　软骨片　骨粉

掀起的鼓耳
道皮瓣
锤骨外侧突
鼓膜紧张部
鼓索神经

图 47 - 22 骨粉重建上鼓室后,取外耳道下壁的软骨修剪成小片和小筋膜,将其覆盖在填塞骨粉的中鼓室面和外侧面,防止游离骨粉进入鼓室。

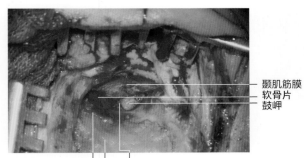

筋膜　骨粉　镫骨

颞肌筋膜
软骨片
鼓岬

图 47 - 23 取干燥的颞肌筋膜置入锤骨柄下方,重建缺损的鼓膜松弛部。

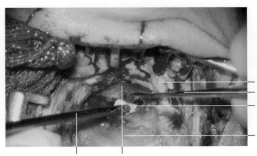

吸引器　颞肌筋膜

掀起的鼓耳
道皮瓣
显微剥离子
明胶海绵
骨粉

图 47 - 24 使用小块明胶海绵填塞鼓室,颞肌筋膜与鼓膜内面贴合紧密。

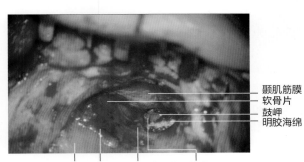

骨粉　筋膜　面神经水平段　镫骨

颞肌筋膜
软骨片
鼓岬
明胶海绵

图 47 - 25 明胶海绵填塞完毕,暴露镫骨头,准备重建听骨链。

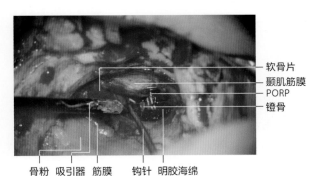

骨粉　吸引器　筋膜　钩针　明胶海绵

软骨片
颞肌筋膜
PORP
镫骨

图 47 - 26 将钛 PORP 小心移入鼓室,避免与周围发生力量碰撞导致变形。

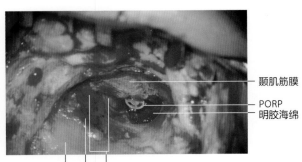

骨粉　筋膜　软骨片

颞肌筋膜
PORP
明胶海绵

图 47 - 27 将钛 PORP 戴帽于镫骨头上,完成听骨链重建,继续填塞明胶海绵。

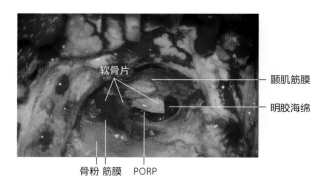

图 47－28 取小软骨片覆盖在听骨表面，防止听骨脱出。

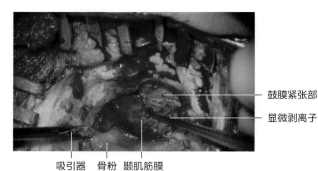

图 47－29 将颞肌筋膜覆盖软骨片、重建的上鼓室和乳突区骨粉表面。

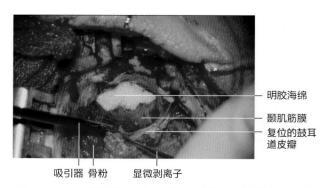

图 47－30 明胶海绵小块填塞鼓膜外侧保持颞肌筋膜与鼓膜的紧密接触，复位门型瓣，覆盖在颞肌筋膜外面。

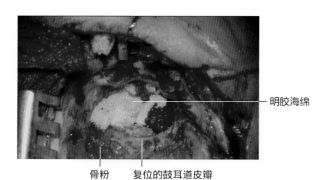

图 47－31 外耳道填塞明胶海绵用于固定复位的门型瓣和颞肌筋膜以及裸露的骨粉。

手术视频

扫描右方二维码可见手术过程。

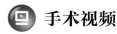

手术视频

右侧中耳胆脂瘤显微镜（病例 47）

分析

本例术前依据 CT 和听力图结果诊断为胆脂瘤。胆脂瘤从松弛部内陷袋进入上鼓室、中鼓室和鼓窦，是否进入乳突尚不能明确，通过进一步 MRI＋DWI 检查可以判断胆脂瘤是否侵入乳突气房。手术入路选择方面，目前认为如果胆脂瘤内陷袋进入鼓窦不深，不超过鼓窦深度的一半，可以考虑内镜下手术。当然即使胆脂瘤进入乳突也可

以采用内镜下手术，但操作比较困难，不容易将胆脂瘤彻底清理干净，复发概率高。本例患者因为缺乏 MRI＋DWI 检查结果，因此我们采用显微镜耳后入路手术，术中发现胆脂瘤深入鼓窦较深，所以采用内镜下手术有一定难度，而显微镜下则可以比较容易地清理干净胆脂瘤后，去除锤骨头和残留的砧骨，PORP 重建听骨链，最后骨粉封闭上

鼓室,避免内陷袋再次形成,并缩小乳突腔,形成一个宽敞而合理大小的外耳道。本例患者尽管听骨链破坏,但是听力下降不显著,原因可能是胆脂瘤取代了听骨链的功能,这种现象在临床上也比较常见,胆脂瘤的存在往往可以保持听力在较好的水平,即使听骨链已经破坏。

手术后随访

术后 10 d 取出外耳道纱条,外耳道填塞明胶固态,清理后,鼓膜完整,上鼓室位置有肉芽生长,未予处理。术后 2 周随访见图 47 - 32。术后 2 个月随访,右耳清理痂皮后,见外耳道上皮化,鼓膜良好。纯音听阈测试,右耳:125 Hz B - A40;250 Hz B15 A35;500 Hz B10 A30;1 kHz B10 A30;2 kHz B25 A35;4 kHz B15 A25;8 kHz B - A35。

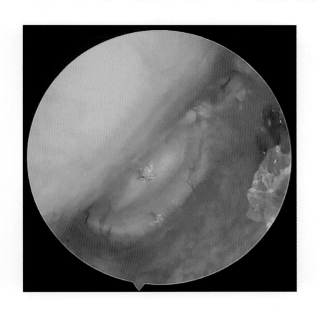

图 47 - 32 术后 2 周内镜检查显示重建的外耳道上皮化,宽敞。

病例 48

双镜联合先天性胆脂瘤切除 TORP 听骨链重建术

诊断 先天性胆脂瘤(左)。

手术方式 显微镜完壁式乳突颞骨外侧切除+胆脂瘤切除+钛 TORP 听骨链重建术。

病史和术前检查

患者 女,38 岁,主诉发现左耳新生物 1 年余。患者 1 年前感冒后出现左耳不适,当地医院就诊行 CT 检查考虑中耳胆脂瘤。术前相关检查见图 48 - 1～图 48 - 5。

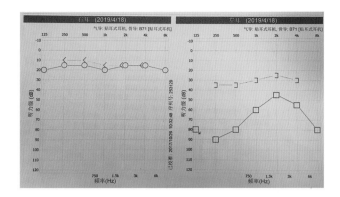

图 48 - 1 术前纯音听阈测试显示左耳传导成分为主的混合型听力下降。

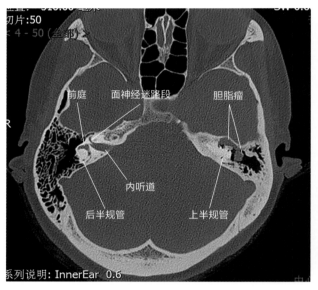

图 48 - 2 横断面 CT 显示左侧鼓窦、上鼓室、岩尖软组织影,位置与重力方向无关。左侧乳突气房气化较右侧差。

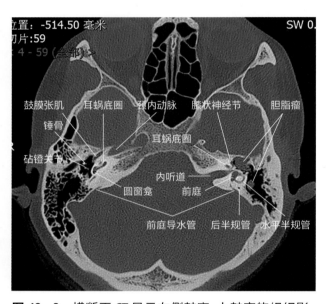

图 48 - 3 横断面 CT 显示左侧鼓窦、上鼓室软组织影,乳突气化较右侧差。

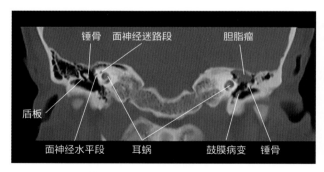

图 48 - 4 冠状面 CT 显示左侧上鼓室软组织影,位于锤骨内侧,鼓膜增厚显著。

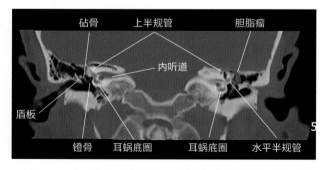

图 48 - 5 冠状面 CT 显示中鼓室、上鼓室软组织影。砧骨显影不明显。

手术步骤

见图 48-6～图 48-41。

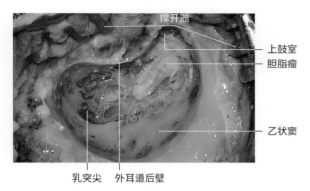

图 48-6 耳后入路完壁式开放乳突,可以看到鼓窦内有淡黄色条索样的胆脂瘤组织。

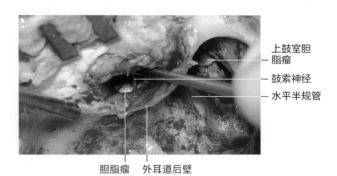

图 48-7 从外耳道掀起鼓膜,可以看到位于中后鼓室的胆脂瘤组织。

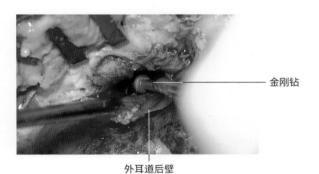

图 48-8 使用金刚钻磨除部分外耳道后壁,扩大视野。

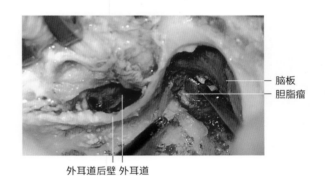

图 48-9 清理上鼓室胆脂瘤组织,未见砧骨,其解剖位置被胆脂瘤占据。

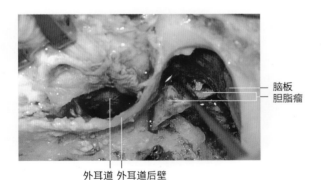

图 48-10 上鼓室被胆脂瘤占据,胆脂瘤无包囊,呈自由生长趋势。表面纹理突出。

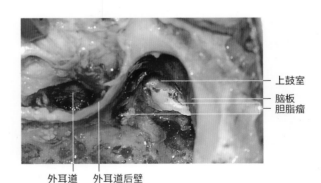

图 48-11 胆脂瘤破坏后拱柱和上鼓室内侧壁。

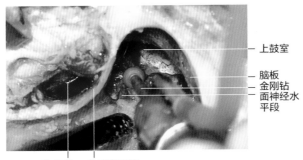

图 48-12 金刚钻磨除上鼓室内侧壁被胆脂瘤浸润的骨质。

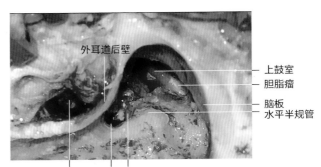

图 48-13 继续向下开放后鼓室,清理镫骨周围和上鼓室、后鼓室的胆脂瘤。

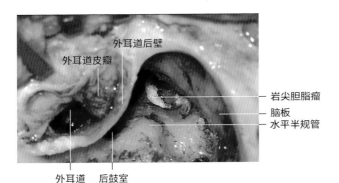

图 48-14 上鼓室胆脂瘤向岩尖方向生长。

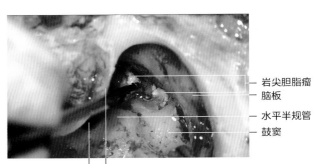

图 48-15 向岩尖生长的胆脂瘤沿着骨质的缝隙生长,需要磨除部分骨质才能彻底清理干净。

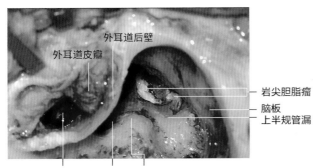

图 48-16 可以看到上骨半规管前上骨质已经被胆脂瘤破坏,露出膜迷路。

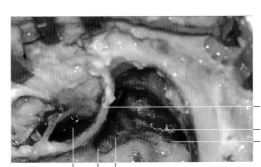

图 48-17 清理岩尖位于膝状神经节内侧的胆脂瘤。

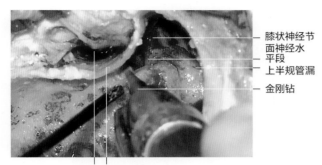

膝状神经节
面神经水
平段
上半规管漏
金刚钻

外耳道　外耳道后壁

图 48‑18　使用金刚钻继续向下开放后鼓室，扩大视野利于清理膝状神经节前内侧的胆脂瘤。

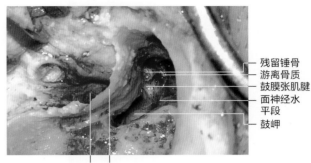

残留锤骨
游离骨质
鼓膜张肌腱
面神经水
平段
鼓岬

外耳道　外耳道后壁

图 48‑19　可以看到锤骨头被破坏，鼓膜张肌腱上方的骨质因胆脂瘤包绕侵蚀而成为游离骨质。

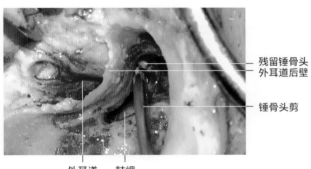

残留锤骨头
外耳道后壁
锤骨头剪

外耳道　　鼓岬

图 48‑20　使用锤骨头剪刀剪断残留的锤骨头，暴露管上隐窝。

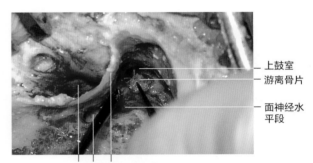

上鼓室
游离骨片
面神经水
平段

外耳道　鼓岬　外耳道后壁

图 48‑21　清理锤骨头内侧的游离骨片。

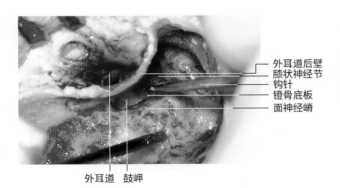

外耳道后壁
膝状神经节
钩针
镫骨底板
面神经嵴

外耳道　　鼓岬

图 48‑22　见镫骨仅残留板上结构，视野下上鼓室胆脂瘤已经清理干净。

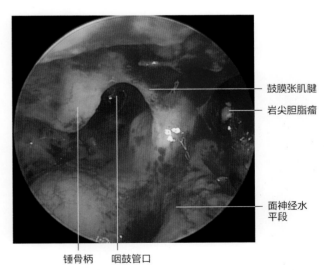

鼓膜张肌腱
岩尖胆脂瘤
面神经水
平段

锤骨柄　咽鼓管口

图 48‑23　由于显微镜视野受限，改为内镜探查，可以看到锤骨柄，鼓膜张肌腱，咽鼓管口，鼓膜张肌腱上方残留胆脂瘤上皮。

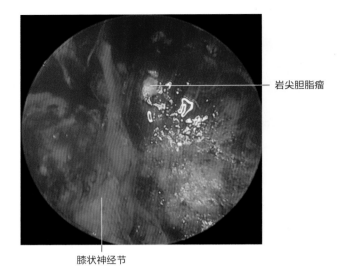

岩尖胆脂瘤

膝状神经节

图 48-24 调整内镜角度,可以看膝状神经节内侧的胆脂瘤。

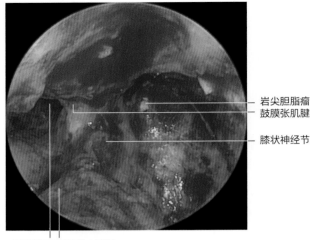

岩尖胆脂瘤
鼓膜张肌腱

膝状神经节

咽鼓管口 面神经水平段

图 48-25 后退内镜,清晰可见残留胆脂瘤位于岩浅大神经上内侧,膝状神经节前方。

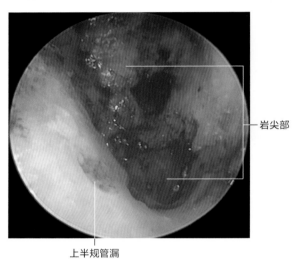

岩尖部

上半规管漏

图 48-26 内镜下显示上鼓室上半规管漏,内侧岩尖胆脂瘤已清理。

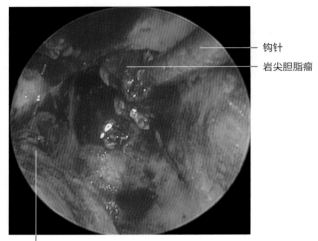

钩针
岩尖胆脂瘤

膝状神经节

图 48-27 使用特殊钩针清理岩浅大神经上内方的胆脂瘤。

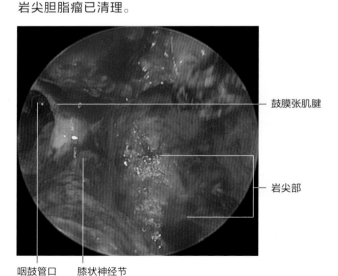

鼓膜张肌腱

岩尖部

咽鼓管口 膝状神经节

图 48-28 岩浅大神经上内侧胆脂瘤清理干净,上外侧有悬骨,悬骨后方显示不清。

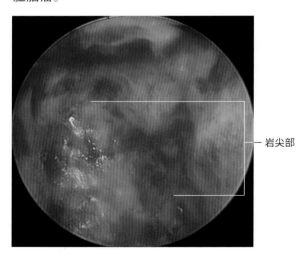

岩尖部

图 48-29 内镜抵近观察,在悬骨内侧,视野上方仍残留白色胆脂瘤组织。

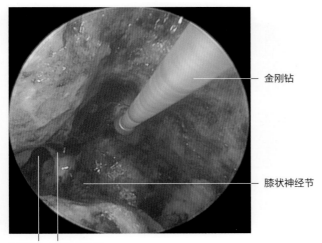

金刚钻

膝状神经节

咽鼓管口　鼓膜张肌腱

图 48－30　由于角度原因,器械无法达到这个位置,金刚钻磨除该部位骨质。

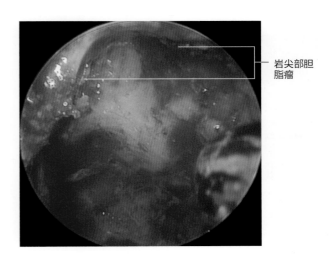

岩尖部胆脂瘤

图 48－31　可见骨质后方的骨缝中残留的胆脂瘤上皮。

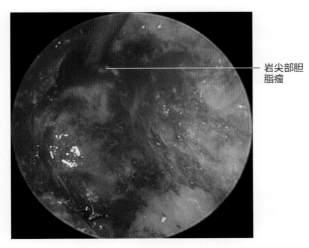

岩尖部胆脂瘤

图 48－32　继续磨除骨质,钩针和吸引器清理残留的胆脂瘤上皮。

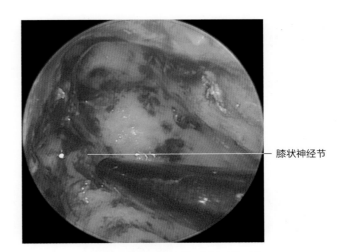

膝状神经节

图 48－33　将悬骨后面的胆脂瘤清理干净。

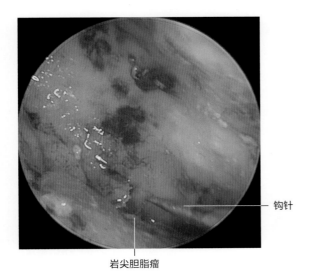

钩针

岩尖胆脂瘤

图 48－34　检查岩尖发现迷路段面神经前方骨缝中仍有少许胆脂瘤上皮,使用钩针去除。

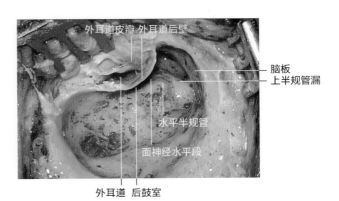

外耳道皮瓣　外耳道后壁

脑板
上半规管漏

水平半规管

面神经水平段

外耳道　后鼓室

图 48－35　大量生理盐水冲洗术腔,消除残留的胆脂瘤碎屑,为重建做准备。

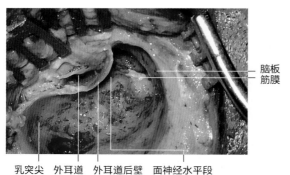

乳突尖　外耳道　外耳道后壁　面神经水平段

图 48 - 36 使用小块筋膜修补上半规管瘘。

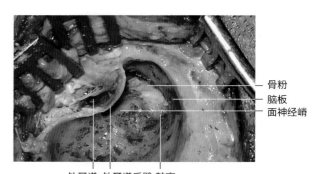

骨粉
脑板
面神经嵴

外耳道　外耳道后壁　鼓窦

图 48 - 37 使用骨粉填塞上鼓室内侧壁的空腔。

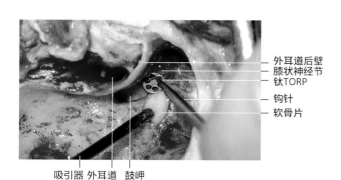

外耳道后壁
膝状神经节
钛TORP
钩针
软骨片

吸引器　外耳道　鼓岬

图 48 - 38 使用钛 TORP 重建听骨链。

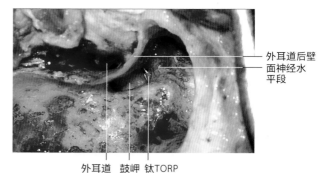

外耳道后壁
面神经水平段

外耳道　鼓岬　钛TORP

图 48 - 39 钛 TORP 表面覆盖软骨片防止外脱，调整钛 TORP 至合适角度。

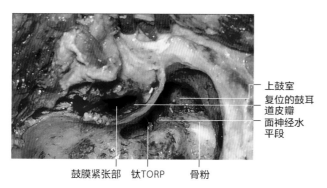

上鼓室
复位的鼓耳道皮瓣
面神经水平段

鼓膜紧张部　钛TORP　骨粉

图 48 - 40 复位鼓膜和鼓耳道皮瓣覆盖在钛 TORP 表面的软骨上，固定钛 TORP。

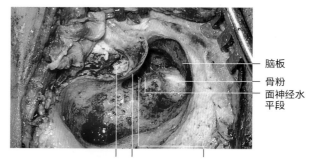

脑板
骨粉
面神经水平段

明胶海绵　外耳道后壁　钛TORP

图 48 - 41 外耳道填塞明胶海绵固定鼓耳道皮瓣，保持听骨位置固定。按照完壁式乳突开放分层缝合。外耳道填塞油纱条。

手术视频

扫描右方二维码可见手术过程。

 手术视频

双镜联合先天性胆脂瘤切除术（病例 48）

分析

　　患者既往无反复耳流脓史,术前 CT 显示胆脂瘤深入岩尖,无明显膨胀性破坏表现,左侧乳突气化较右侧差,考虑先天性胆脂瘤可能性大。该患者由于胆脂瘤没有破坏乳突,外耳道后壁完整,因此不考虑开放式乳突切除术,但是完壁式术式处理岩尖胆脂瘤视野受限,而结合内镜手术就使得完壁式手术成为可能。术中也证实如不借助内镜,则很难在保留内耳功能的前提下彻底清理干净位于上半规管前内,膝状神经节前内下的胆脂瘤。如果单纯采用显微镜下手术,则需选择开放术式,或者去除更广范围的外耳道上方骨质并将锤骨柄移位,才能彻底清理位于岩浅大神经上内侧和鼓膜张肌前上悬骨后的胆脂瘤,且由于视野受限,极有可能残留部分胆脂瘤上皮导致复发概率增大。本例是显微镜联合内镜手术的完美病例。

手术后随访

　　术后 2 个月复诊,左耳取痂皮,见鼓膜完整。纯音听阈测试:左耳 125 Hz B－A30;250 Hz B10 A30;500 Hz B5 A25;1 kHz B10 A20;2 kHz B10 A20;4 kHz B10 A30;8 kHz B－A65。

　　术后半年复诊,听力好,左耳清理痂皮见鼓膜完好。

　　术后 1 年 3 个月复诊,CT 显示良好,无复发。纯音听阈测试:左耳 125 Hz B－A40。250 Hz B0 A35;500 Hz B0 A35;1 kHz B10 A25;2 kHz B10 A10;4 kHz B10 A25;8 kHz B－A75。

　　术后 2 年复诊(图 48－42～图 48－45),左耳道清理痂皮后,见鼓膜完好,CT 无复发。纯音听阈测试:左耳 125 Hz B－A45;250 Hz B10 A45;500 Hz B10 A40;1 kHz B5 A25;2 kHz B10 A10;4 kHz B15 A30;8 kHz B－A65。

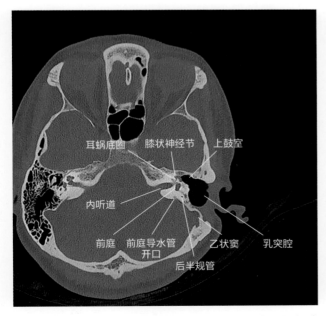

图 48－42　术后 2 年横断面 CT 显示上鼓室,乳突腔净,无胆脂瘤复发痕迹。

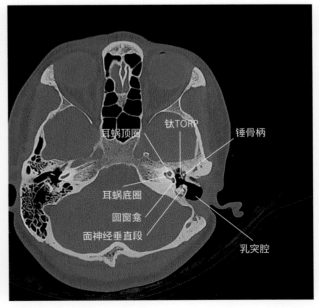

图 48－43　术后 2 年横断面 CT 显示左侧中鼓室,乳突腔净,钛 TORP 位置良好,无胆脂瘤复发痕迹。

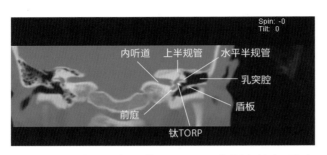

图 48-44 术后 2 年冠状面 CT 显示左侧中鼓室,乳突腔净,钛 TORP 位置良好,无胆脂瘤复发痕迹。

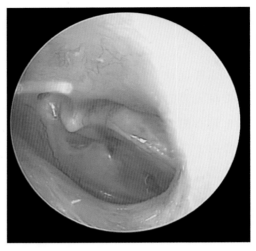

图 48-45 术后 2 年内镜检查显示鼓膜完整,透过鼓膜可以看到听骨表面的软骨片。

病例 49

中耳胆脂瘤合并感染开放式乳突切除鼓室成形术

诊断 中耳胆脂瘤,中耳感染。	**手术方式** 显微镜开放术式乳突切除术+钛 PORP 听骨链重建+鼓室成形+耳甲腔成形+外耳道成形术。

病史和术前检查

患者 女,24 岁,主诉间断左耳疼痛伴流血性分泌物 3 个月,查体:左侧外耳道大量脓性分泌物,其余窥视不清。术前相关检查见图 49-1~图 49-5。

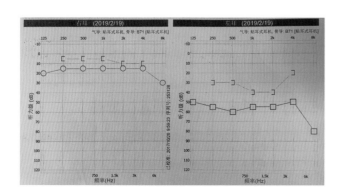

图 49-1 纯音听阈测试显示左耳混合型听力下降。

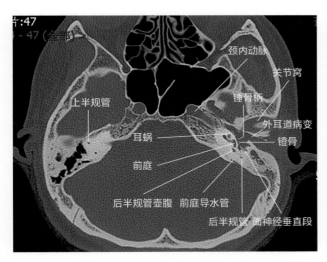

图 49-2 横断面 CT 显示左侧中鼓室、乳突、外耳道软组织影。

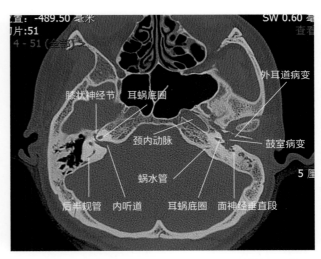

图 49-3 横断面 CT 显示左侧下鼓室咽鼓管口、外耳道、乳突气房软组织影。

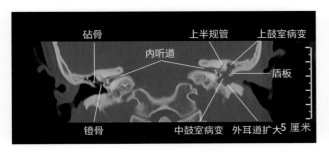

图 49-4 冠状面 CT 显示左侧上鼓室、中鼓室、外耳道阴影,外耳道下壁骨质有破坏扩大。

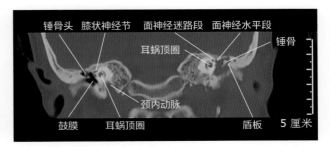

图 49-5 冠状面 CT 显示左侧上鼓室、中鼓室、外耳道软组织影。

手术步骤

见图 49-6~图 49-58。

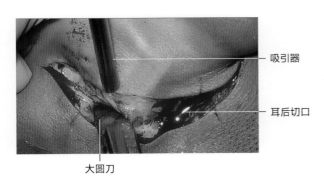

图 49-6 做距离耳后沟 0.5 mm 的耳后皮肤切口,下方至耳垂后陷窝,恰好为乳突尖位置,上方至耳郭根部上方 0.5 mm 处深达耳后肌肉,止血,切断耳后肌,进入乳突筋膜表面。

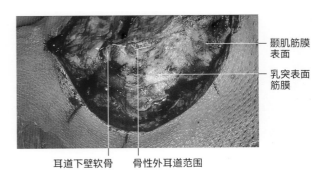

图 49-7 沿着乳突筋膜浅面向前钝性分离,可以使用纱布保护组织,使用粗吸引器头进行分离。

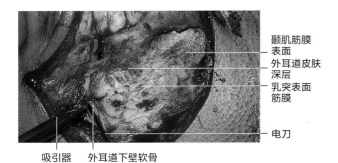

图 49-8 向前分离至外耳道皮肤深层,向上暴露颞肌筋膜表面,向下止于外耳道下壁软骨位置。

标注:
颞肌筋膜表面
外耳道皮肤深层
乳突表面筋膜
电刀
吸引器
外耳道下壁软骨

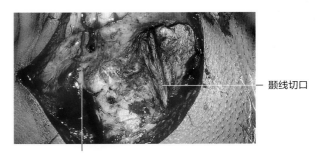

图 49-9 在颞肌筋膜表面可以看清颞肌下缘,其对应深处的颞线,使用电刀沿着颞线切开,深达骨质表面,前至骨性外耳道前缘,向后至耳后切口深处。

标注:
颞线切口
外耳道下壁软骨

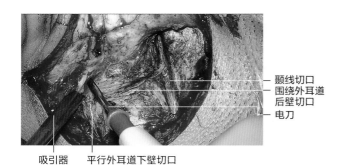

图 49-10 使用电刀沿着外耳道下壁软骨上方切开,深达骨质,向后至耳后切口深处,然后沿着骨性外耳道后缘切开将上下两个切口相连。

标注:
颞线切口
围绕外耳道后壁切口
电刀
吸引器
平行外耳道下壁切口

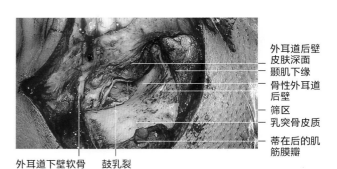

图 49-11 使用骨剥离子沿着骨面分离颞肌区域,将肌骨膜瓣向后分离,将外耳道后壁皮肤从骨性外耳道分离开,充分暴露乳突骨质和外耳道后壁骨质。

标注:
外耳道后壁皮肤深面
颞肌下缘
骨性外耳道后壁
筛区
乳突骨皮质
蒂在后的肌筋膜瓣
外耳道下壁软骨
鼓乳裂

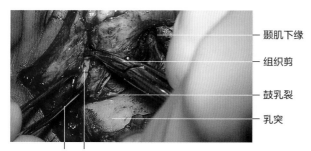

图 49-12 使用组织剪刀获取外耳道下壁软骨,留做后面听骨链和上鼓室重建的材料。

标注:
颞肌下缘
组织剪
鼓乳裂
乳突
多齿镊
外耳道下壁软骨

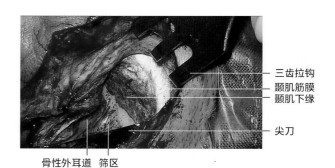

图 49-13 使用三齿拉钩拉起颞肌筋膜表面的皮瓣,然后使用剪刀剪开拉起的筋膜组织,刀片平行于颞肌表面,这样不会切到肌肉,就可以到达颞肌筋膜表面。

标注:
三齿拉钩
颞肌筋膜
颞肌下缘
尖刀
骨性外耳道
筛区

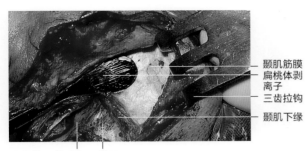

骨性外耳道后壁　筛区

颞肌筋膜
扁桃体剥离子
三齿拉钩
颞肌下缘

图 49-14　将三齿拉钩连同切开的筋膜组织一起拉起,使用扁桃体剥离子分离颞肌筋膜表面,范围视所需修补组织的大小而定。

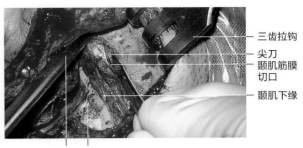

吸引管　筛区

三齿拉钩
尖刀
颞肌筋膜切口
颞肌下缘

图 49-15　使用尖刀距离颞线切口上方 1～2 mm,切开颞肌筋膜,深达颞肌表面,注意尽量避免切到肌肉组织,否则容易出血,影响操作。

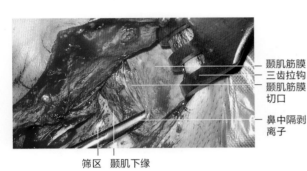

筛区　颞肌下缘

颞肌筋膜
三齿拉钩
颞肌筋膜切口
鼻中隔剥离子

图 49-16　使用鼻中隔剥离子自颞肌筋膜切口进入,在颞肌表面,紧靠颞肌筋膜将颞肌与颞肌筋膜分开。

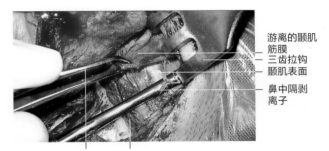

多齿镊　颞肌下缘

游离的颞肌筋膜
三齿拉钩
颞肌表面
鼻中隔剥离子

图 49-17　使用多齿镊夹持颞肌筋膜,组织剪刀做垂直于颞肌筋膜切口的前后两个切口,获取大小合适的筋膜组织。

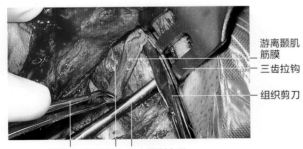

多齿镊　颞肌表面　鼻中隔剥离子

游离颞肌筋膜
三齿拉钩
组织剪刀

图 49-18　使用组织剪刀将筋膜根部剪断,此时尽量将剪刀远离颞肌表面操作,这样可以避免剪断颞肌表面丰富的血管,引起出血。

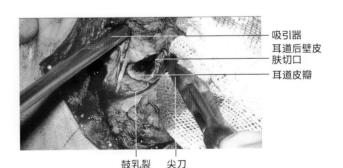

鼓乳裂　尖刀

吸引器
耳道后壁皮肤切口
耳道皮瓣

图 49-19　使用双极电凝处理取颞肌筋膜时的出血,然后使用干纱布填塞取筋膜的腔隙,目的有两个,第一压迫止血,第二防止磨骨和胆脂瘤碎屑进入,减少术后感染机会。使用剪刀平行于骨性外耳道口切开外耳道皮肤后半周,尽量避免切到外耳道前壁皮肤。

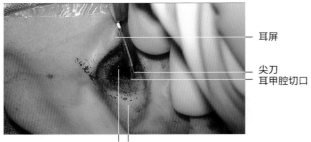

耳屏

尖刀

耳甲腔切口

外耳道　耳甲腔

图 49－20　向后复位耳廓,自外耳道原有切口做平行于外耳道轴朝向后上的皮肤切口,切透皮肤全层,向外止于耳甲腔软骨内缘,将鼻中隔剥离子探入切开的皮肤。

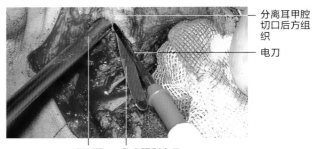

分离耳甲腔切口后方组织

电刀

吸引器　鼻中隔剥离子

图 49－21　向前牵拉耳郭,显露鼻中隔剥离子,以剥离子为导引,使用电刀将耳甲腔软骨后面的软组织切开,直到接近耳甲腔软骨后表面。由于使用骨粉缩小乳突腔,耳甲腔成形已经不需要切除部分耳甲腔软骨就可以达到我们所需要的大小。如果乳突腔过大,需要大的耳甲腔,可以切除部分内侧缘的耳甲腔软骨及前后的软组织。

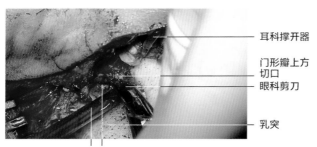

耳科撑开器

门形瓣上方切口

眼科剪刀

乳突

吸引器　外耳道

图 49－22　术腔前后方向采用两个带关节的乳突撑开器撑开,上下方向使用不带关节的乳突撑开器撑开,充分暴露外耳道和乳突区。眼科直剪刀沿着骨性外耳道前缘剪开外耳道门形瓣上缘,深处距离鼓膜边缘 2～3 mm。

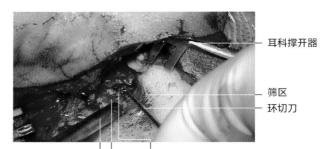

耳科撑开器

筛区

环切刀

吸引器　门形瓣　门形瓣内侧切口

图 49－23　使用环切刀,距离鼓环 2～3 mm,将门形瓣的内侧缘切开,形成蒂在外耳道下壁的门形瓣和靠近鼓膜的鼓耳道皮瓣。

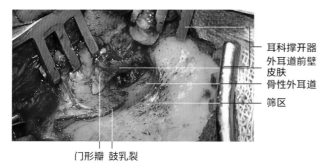

耳科撑开器

外耳道前壁皮肤

骨性外耳道

筛区

门形瓣　鼓乳裂

图 49－24　将蒂在下方的门形瓣固定于术腔下方的乳突撑开器上,如图将骨性外耳道上壁,后壁,下壁和乳突表面充分暴露。

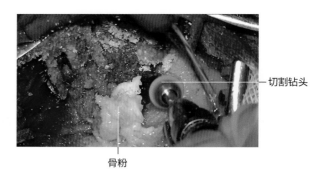

切割钻头

骨粉

图 49－25　使用 5 mm 切割钻头磨除外耳道后壁及乳突表面的骨质,收集骨粉,注意尽量避免收集与胆脂瘤或感染创面接触的骨粉。

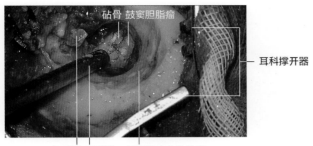

砧骨 鼓窦胆脂瘤

耳科撑开器

门形瓣 吸引器 部分轮廓化的乳突

图 49 - 26 收集骨粉后,将鼓耳道皮瓣及相连的鼓膜掀起,探查中鼓室和听骨链,使用不同大小的切割和金刚钻将乳突轮廓化,削低面神经嵴,开放上鼓室,暴露病变组织和听骨。

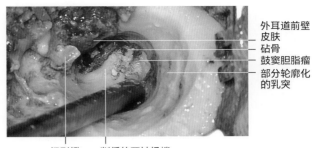

外耳道前壁皮肤
砧骨
鼓窦胆脂瘤
部分轮廓化的乳突

门形瓣 削低的面神经嵴

图 49 - 27 为了清理干净胆脂瘤,将胆脂瘤外侧的悬骨彻底磨除,整个术腔形成一个盆形。

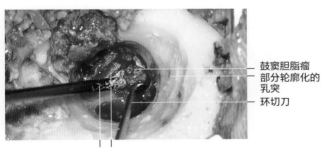

鼓窦胆脂瘤
部分轮廓化的乳突
环切刀

吸引器 削低的面神经嵴

图 49 - 28 使用环切刀自后向前,沿着骨面仔细剥离胆脂瘤组织。

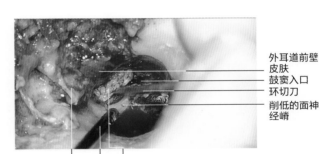

外耳道前壁皮肤
鼓窦入口
环切刀
削低的面神经嵴

门形瓣 吸引道 外耳道胆脂瘤

图 49 - 29 外耳道有大量胆脂瘤,切除外耳道胆脂瘤,保护鼓索神经情况。

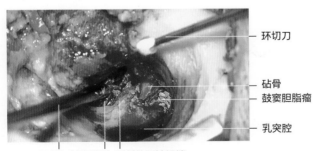

环切刀
砧骨
鼓窦胆脂瘤
乳突腔

吸引器 鼓索神经 削低的面神经嵴

图 49 - 30 接着听骨链周围的胆脂瘤。探查砧镫关节,明确是否需去除砧骨。

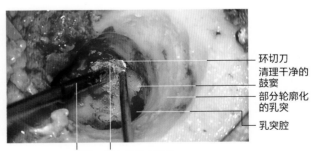

环切刀
清理干净的鼓窦
部分轮廓化的乳突
乳突腔

吸引器 肾上腺素小纱条

图 49 - 31 使用浸润肾上腺素的小纱条止血,明确砧镫关节已破坏,遂去除砧骨体。

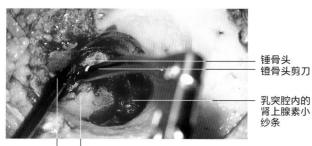

锤骨头
镫骨头剪刀

乳突腔内的
肾上腺素小
纱条

吸引器　削低的面神经嵴

图 49‑32　锤骨头剪剪断锤骨头，显露管上隐窝，彻底清理上鼓室的胆脂瘤。

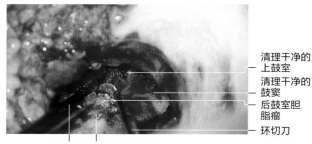

清理干净的
上鼓室
清理干净的
鼓窦
后鼓室胆
脂瘤

环切刀

吸引器　削低的面神经嵴

图 49‑33　清理后鼓室胆脂瘤。注意避免损伤面神经，由于面神经嵴已削低，多数情况下无法保留鼓索神经。

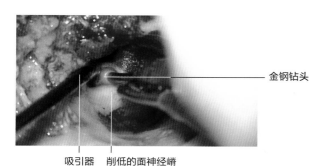

金钢钻头

吸引器　削低的面神经嵴

图 49‑34　由于后鼓室显露不充分使用金刚钻磨除后鼓室外侧壁骨质，便于清理后鼓室胆脂瘤。

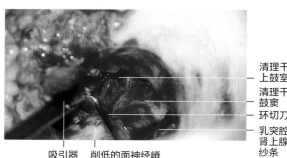

清理干净的
上鼓室
清理干净的
鼓窦
环切刀
乳突腔内的
肾上腺素小
纱条

吸引器　削低的面神经嵴

图 49‑35　清理后鼓室胆脂瘤。注意避免损伤和过度扰动镫骨，面神经水平段和可能表浅的圆窗膜。

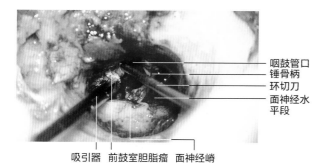

咽鼓管口
锤骨柄
环切刀
面神经水平段

吸引器　前鼓室胆脂瘤　面神经嵴

图 49‑36　继续清理前鼓室及咽鼓管口的胆脂瘤。

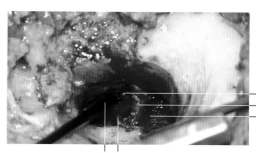

咽鼓管口内
的胆脂瘤
锤骨柄
面神经水平段

吸引器　镫骨

图 49‑37　该例患者胆脂瘤长入咽鼓管口，需要仔细清除。

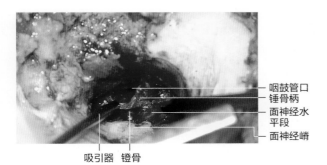

咽鼓管口
锤骨柄
面神经水平段
面神经嵴

吸引器　镫骨

图 49－38　病变彻底清理干净,鼓膜几乎无残缘,清理锤骨柄表面上皮。

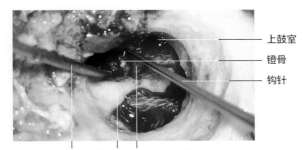

上鼓室
镫骨
钩针

吸引器　面神经嵴　面神经水平段

图 49－39　清理镫骨周围的胆脂瘤,探查镫骨的完整性和活动度,为听骨链重建做准备。大量生理盐水冲洗术腔,清理残留的胆脂瘤上皮碎屑,降低术后感染风险。

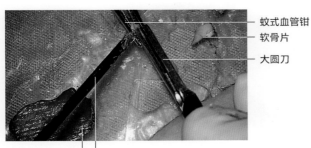

蚊式血管钳
软骨片
大圆刀

游离的颞肌筋膜　吸引器

图 49－40　在助手使用血管钳的帮助下,使用大圆刀将之前取出的软骨修剪削成薄片备用。

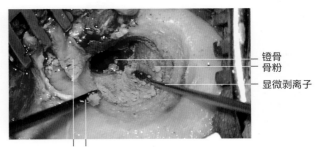

镫骨
骨粉
显微剥离子

门形瓣　吸引器

图 49－41　使用骨粉缩小乳突腔,填塞鼓窦、上鼓室。

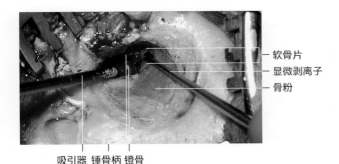

软骨片
显微剥离子
骨粉

吸引器　锤骨柄　镫骨

图 49－42　显微剥离子压紧骨粉,形成一个和外耳道融合在一起的平滑术腔。使用修剪好的软骨片覆盖上鼓室骨粉的外侧面,防止骨粉移位。

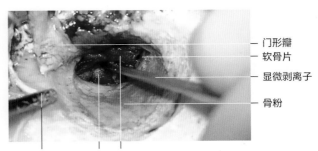

门形瓣
软骨片
显微剥离子
骨粉

吸引器　明胶海绵　颞肌筋膜

图 49－43　使用颞肌筋膜内置法修补鼓膜,位于锤骨柄内侧,鼓室填塞明胶海绵使筋膜保持在原来鼓膜的位置,边缘与残余鼓膜边缘贴合紧密。

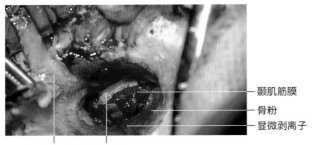

颞肌筋膜
骨粉
显微剥离子

门形瓣　外耳道明胶海绵

图 49 - 44　复位颞肌筋膜,在外耳道侧填塞明胶海绵,夹心法固定筋膜。

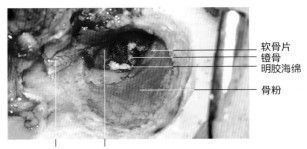

软骨片
镫骨
明胶海绵
骨粉

门形瓣　颞肌筋膜

图 49 - 45　掀起筋膜,继续填塞鼓室,保留镫骨裸露。

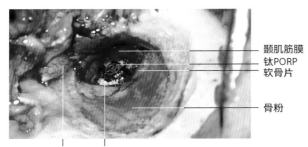

颞肌筋膜
钛PORP
软骨片
骨粉

门形瓣　明胶海绵

图 49 - 46　使用钛 PORP 戴帽于镫骨头上重建听骨链。

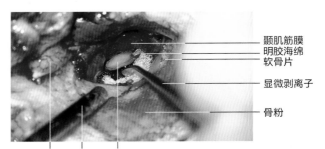

颞肌筋膜
明胶海绵
软骨片
显微剥离子
骨粉

门形瓣　吸引器　软骨片

图 49 - 47　削薄的软骨片覆盖钛 PORP 表面,防止听骨外脱。

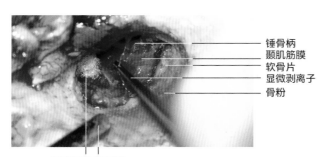

锤骨柄
颞肌筋膜
软骨片
显微剥离子
骨粉

明胶海绵　吸引器

图 49 - 48　将颞肌筋膜覆盖听小骨,封闭中鼓室。

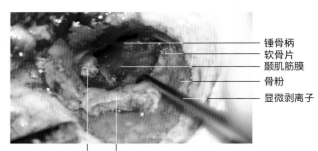

锤骨柄
软骨片
颞肌筋膜
骨粉
显微剥离子

明胶海绵　门形瓣

图 49 - 49　复位门形瓣,覆盖在颞肌筋膜后份和骨粉表面。

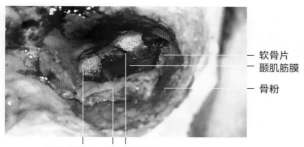

软骨片
颞肌筋膜
骨粉

明胶海绵 门形瓣 锤骨柄

图 49 - 50 筋膜表面继续填塞明胶海绵固定。

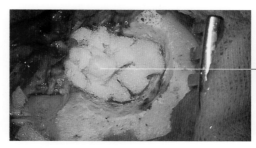

术腔填塞明胶海绵

图 49 - 51 术腔外耳道填塞明胶海绵完毕。

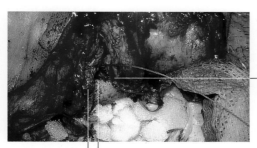

耳甲腔切口上切缘

耳甲腔切口下切缘 外耳道前壁皮肤

图 49 - 52 去掉撑开器,助手向前牵拉耳郭,暴露已做好的耳甲腔切口后面,使用 3 - 0 丝线从后面沿着切口下缘平行皮下进针,如图所示。

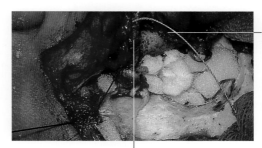

耳甲腔切口上切缘

耳甲腔切口下切缘

图 49 - 53 与耳后切口下方皮下组织缝合。

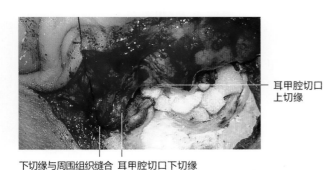

耳甲腔切口上切缘

下切缘与周围组织缝合 耳甲腔切口下切缘

图 49 - 54 这样将耳甲腔切口下缘向下拉开,向下扩大耳甲腔。

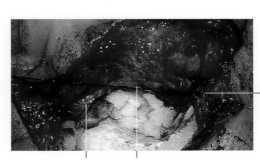

耳甲腔切口上切缘与颞肌下缘缝合

耳甲腔切口下切缘 耳甲腔切口上切缘

图 49 - 55 同理平行于耳甲腔切口上缘皮下进针,与颞肌下缘筋膜缝合在一起,向上扩大耳甲腔。

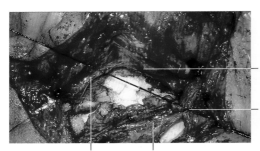

耳甲腔切口
上切缘

肌筋膜瓣与
颞肌下缘缝
合

耳甲腔切口下切缘　肌筋膜瓣

图 49-56 将蒂在后的肌筋膜瓣复位,与周围缝合,目的是减少耳后皮肤内陷的可能。

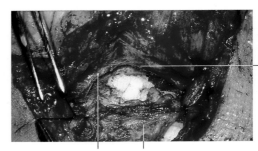

耳甲腔切口
上切缘

耳甲腔切口下切缘　肌筋膜瓣

图 49-57 蒂在后的肌筋膜瓣缝合完毕。分层缝合耳后切口。

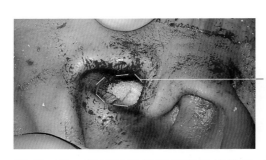

扩大的外耳
道口

图 49-58 前面观耳甲腔成形后的样子,外耳道口扩大。

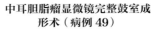 手术视频

中耳胆脂瘤显微镜完整鼓室成
形术(病例49)

手术视频

扫描上方二维码可见手术过程。

分析

尽管患者术前 CT 显示上鼓室外侧壁完整,但鼓室软组织影有膨胀趋势,结合外耳道大量脓性分泌物,考虑胆脂瘤可能。因乳突发育不良,部分气房距离鼓窦较远,内镜下彻底清理胆脂瘤比较困难,因此我们采用显微镜耳后入路手术。术中证实胆脂瘤侵入乳突、鼓窦、鼓室,范围广。该患者也可以用内镜手术,但是操作会比显微镜复杂,耗时。从术后切口愈合和恢复状态可以看出,即使采用耳后切口,也做到了微创的效果。

手术后随访

术后 1 个月随访见图 49-59、图 49-60。术后 4 个月复诊,清理痂皮,见鼓膜完整。纯音听阈测试:左侧 125 Hz B-A25;250 Hz B10 A25;500 Hz B10 A20;1 kHz B15 A25;2 kHz B10 A20;4 kHz B15 A25;8 kHz B-A25。

术后 9 个月复诊,左耳道清理痂皮,鼓膜良好,CT 显示鼓室含气良好,无复发。

随访 2 年无复发。

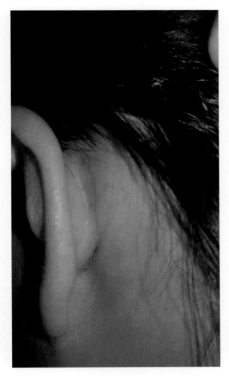

图 49－59 术后 1 个月耳后几乎看
不出手术痕迹。

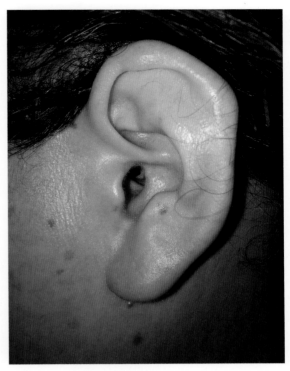

图 49－60 术后耳甲腔大小适中,既可以完成外
耳道的探查清理,也不影响美观。